中国中药协会　编

麝香临证成方举隅

高学敏　主编

中医古籍出版社
Publishing House of Ancient Chinese Medical Books

图书在版编目（CIP）数据

麝香临证成方举隅 / 高学敏主编 . —北京：中医
古籍出版社，2022.12

ISBN 978-7-5152-2581-4

Ⅰ.①麝… Ⅱ.①高… Ⅲ.①麝香—成方—汇编

Ⅳ.① R289.2

中国版本图书馆 CIP 数据核字（2022）第 186759 号

麝香临证成方举隅

高学敏　主编

策划编辑	李　淳
责任编辑	吴　顿
封面设计	艺点锦秀
出版发行	中医古籍出版社
社　　址	北京市东城区东直门内南小街 16 号（100700）
电　　话	010-64089446（总编室）010-64002949（发行部）
网　　址	www.zhongyiguji.com.cn
印　　刷	北京市泰锐印刷有限责任公司
开　　本	710mm×1000mm　1/16
印　　张	21　彩插：0.5
字　　数	300 千字
版　　次	2022 年 12 月第 1 版　2022 年 12 月第 1 次印刷
书　　号	ISBN 978-7-5152-2581-4
定　　价	88.00 元

前　言

　　麝香是吸取天地之精华，禀受日月之光辉，由麝的香囊凝集而成的我国珍稀动物药材，这是大自然对中华民族的馈赠，是我国民族医药宝库中一颗璀璨的明珠。

　　麝香首载于东汉时期的《神农本草经》，距今已有 2000 多年的药用历史。麝香既可用于心、脑、肿瘤等重大疾病的救治，还可广泛用治内科、外科、妇科、儿科、骨伤科等多种杂症，是救命治病的良药，传承至今，历久弥新，长盛不衰。

　　中华人民共和国成立以来，随着人口的增加，产业的发展，麝香的需求也日益增多，同时为了保护麝类野生动物，天然麝香的临床应用、成药生产和新药研发都受到了严重的限制。为了解决麝香药源紧缺所造成的临床用药困扰，缓解成药生产的供需矛盾，保护生态平衡，1972 年，我国商业部（今国内贸易部）和卫生部（今卫健委）药政局组织立项并下达人工麝香科研任务。由中国医学科学院药物研究所为技术牵头，几代科学家历经数十年，终于研制成功了具有我国自主知识产权、安全、有效、与天然麝香疗效相似、质量稳定可控的人工麝香，作为天然麝香代用品的中药（新药）于 1994 年投放市场。卫生部（今卫健委）同时印发《关于人工麝香试生产管理有关问题的通知》（卫药发（1994）第 17 号）中明确：人工麝香"与天然麝香等同配方使用"。其科研成果 1997 年获国家中医药管理局科技进步奖一等奖，2015 年获国家科学技术进步奖一等奖。人工麝香的研制成功及其实现产业化，使得天然麝香这一民族瑰宝得以传承，成为传承经典，改革创新的典范。

人工麝香解决了天然麝香阙如影响中成药发展的瓶颈，进一步促进了我国中成药行业的发展。人工麝香在上市 20 多年的使用中多是用于中成药的生产，影响了人工麝香在汤剂中的推广和应用，但回顾历史，前人既在成药中使用麝香，也在汤剂中使用麝香。所以，为了使人工麝香更好地为患者服务，做好麝香的传承和发展工作，中国中药协会组织相关专家编写《麝香临证成方举隅》，对麝香的基原、药用历史、独特的性能功效、含有麝香的名方名药等进行了系统的梳理和总结，搜集了含有麝香的 136 首古方和当代常用的 46 首中成药配方，借鉴古今，分析组方配伍特点，明确功能主治，主要介绍运用汤剂的用法用量、加减化裁、使用宜忌，同时也介绍了少数散剂冲服的配方。临床医生可以参考书中的方例，借鉴古今含有麝香的方剂的配伍规律，结合自己的临床经验，圆机活法，加减化裁，举一反三，合理使用人工麝香进行遣药组方，使更多的患者受益，并进一步挖掘人工麝香的临床价值，创造出更多更好的当代经验名方和创新药物，全面地促进人工麝香的临床应用，为落实习近平总书记把中医药"继承好、发展好、利用好"的伟大指示，为实现"健康中国"贡献力量。

编写说明

全书分上篇、下篇、附录三个部分。

上篇共分十章，第一章系统地介绍了麝香的基原、采收加工、药材性状；第二章全面梳理并总结了从东汉时期到当代的本草文献对麝香性味归经、功效主治、宜忌、用法用量等相关内容；第三章对历代医家关于麝香药性特点和作用机理的论述进行了诠解；第四章对国内专业信息研究所检索得到的含有麝香的4952首处方的文献来源、编著年代、用药形式等进行了简要的分析和介绍；第五章按照麝香的主要功效简要介绍了被历代传承、长盛不衰的含有麝香的经典名方名药；第六章介绍了天然麝香化学成分和药理作用；第七章分析了麝香供不应求的现状及原因；第八章介绍人工麝香的研究过程，研究成果以及推广应用的现实意义和广阔前景；第九章介绍人工麝香在中西医融合发展，防治重大疾病中的作用；第十章介绍麝香入汤新征程。

下篇按照科学、严谨、简明、实用的原则，对含有麝香的4952首处方进行遴选，选择主要适合汤剂使用的配方（包括少数散剂冲服的配方），通过分析组方配伍特点，进行汤剂的临床用法用量、加减化裁、宜忌的推荐。筛选原则如下：①删除含有十八反、十九畏药物的处方；②删除含有藜芦、斑蝥、芫菁、樗鸡、亭长、红娘子、鬼臼、射罔、踯躅、水银、砒霜、黑锡、铅粉、铅丹、密陀僧等剧毒药物的处方；③删除含有难以获取或确定来源的药物的处方；④删除含有源于濒危物种药物的处方；⑤方名不同但处方组成相同的处方，进行年代溯源，保留来源更早的处方；⑥删除主治病证与当代存在争议的处方；⑦删除处方药味超过 25 个的处方等。最终筛选出含有麝香的古方 136 首。同时按照以上原则，对当代临床常用的含有麝香的中成药配方进行筛选，最终获得含有麝香的中成药配方 46 首。分别按照科系、病证分类，每个处方按照以下体例进行撰写：

（1）【处方来源】介绍该古方所出自的书名、卷次。中成药配方介绍药品标准出处。

（2）【原文药物组成】按照原文中药物名称（炮制方法）、顺序、用量进行撰写。中成药配方按照药品标准撰写【药物组成】。

（3）【原文用法】按照原文介绍制剂（方）方法，服用剂量和服用方法。中成药配方按照药品标准撰写【用法用量】。

（4）【原文主治】按照原文撰写该处方的主治病证。中成药配方按照药品标准撰写【功能主治】。

（5）【处方解析】紧扣病机，根据君、臣、佐、使的制方之法，结合药物的具体作用，精炼地分析方剂配伍。处方药味组成超过 25 味的，难以按君、臣、佐、使分析的品种，按功效分类简述其配伍用药的目的，以充分体现理法方药有机结合的遣药组方规律。

（6）【推荐用量用法】依据原处方，参照《方剂学》历代剂量折算方法，结合药典规定的用量标准和临床用药习惯，以 "g" 为单位，标定入汤剂（少数为散剂）的具体药物的用药剂量，以及使用方法。药名也按《中华人民共和国药典》名称予以规范，如：破故纸改为补骨脂。

（7）【临床应用】认真分析古方及中成药配方的主治病证、病因病机、药物组成、配伍规律，结合以方测证的原则，撰写现代临床主治病证、主要的临床表现，并与相应的西医病名做对照，把中医辨证和西医辨病有机地结合起来，便于指导临床的实际应用。并以该处方为基础，结合主治病症的证候特点，介绍随证加减用药规律。

（8）【禁忌】主要介绍孕妇、过敏体质等特殊人群禁用的情况。中成药配方参考药品标准和说明书撰写。

（9）【使用注意】主要说明中医病证、服药期间饮食、特殊人群如哺乳期妇女、老年人、儿童、运动员不宜用或慎用的情况。中药配伍禁忌中，十八反的药物包括甘草反大戟、芫花、海藻、甘遂；藜芦反人参、西洋参、党参、丹参、南沙参、北沙参、玄参、苦参、太子参、细辛、白芍、赤芍；乌头反半夏、瓜蒌、川贝母、浙贝母、白蔹、白及。十九畏药包括硫黄畏朴硝，水银畏砒霜，巴豆畏牵牛子，丁香畏郁金，牙硝畏三棱，川乌、草乌畏犀角，人参畏五灵脂，肉桂畏赤石脂。凡是含有上述十八反、十九畏药物的处方，在使用过程中，须注意配伍禁忌。

附录包括4个部分：①中医病证名处方索引；②西医病症名处方索引；③麝香功能主治的历代本草文献记载；④历代古籍收载含有麝香处方数量统计表。

本书可能仍存在一些不当之处，希望广大读者提出意见和建议，以便不断提高本书的质量。

本书编写过程中，北京联馨药业有限公司提供了古方检索及人工麝香研制过程的相关资料，给予了大力的支持，在此一并表示感谢。

目 录

上 篇

下 篇

上篇

第一章　麝鹿凝香靠三雄

麝香是成熟雄麝香囊中的干燥分泌物。《本草纲目》云"麝之香气远射，故谓之麝"，因其香气远射四方故而得名。麝香又有别名：当门子、脐香（《雷公炮炙论》），麝脐香（《本草纲目》），四味臭（《东医宝鉴》），臭子、腊子（《中药志》），香脐子（《中药材手册》）。

麝，又名香獐、獐子、林獐、麝鹿等，属偶蹄目鹿总科麝科麝属，共有5种，包括原麝（*M.moschiferus*）、马麝（*M.sifanicus*）、林麝（*M.berezovskii*）、黑麝（*M.fuscus*）和喜马拉雅麝（*M.leucogaster*）。麝是高山动物，它们多栖息于海拔 1000 ~ 4000 米寒冷山区的阔叶林、针阔叶混合林、针叶林和森林草原等地区。成年雄麝腹下有一个位于生殖器前面的腺体囊，即香囊，野生雄麝在出生一年半达性成熟后，开始分泌麝香。麝香具有浓厚而奇异的香味，这种香味是麝类彼此相互辨认、增加交往，以及减少同竞争对手遭遇的联系手段，在繁殖期间则具有吸引异性的强烈作用。

一、麝香的基原

我国是世界麝类动物的主要分布国，但是对麝种的研究不平衡，有关林麝的研究较为深入，其次是原麝和马麝，而喜马拉雅麝与黑麝的研究极为少见。因此，我国现行的 2020 版《中国药典》只收载了 3 种麝香的药用基原，即：麝香为鹿科动物林麝 *Moschus berezovskii* Flerov、马麝 *Moschus sifanicus* Przewalski 或原麝 *Moschus moschiferus* Linnaeus 成熟雄体香囊中的干燥分泌物。下面对这 3 种基原分别进行介绍。

（1）林麝：又名香獐、林獐、麝鹿、黑獐子、线牙獐等。

林麝是麝属中体型最小的一种，体长 70 ~ 80cm、身高 45 ~ 50cm、体重 6 ~ 7kg。毛色较深，深褐色或灰褐色，成体身上一般无显著肉桂黄或土黄点状斑纹。耳背色多为褐色或黑褐色；耳缘、耳端多为黑褐色或棕褐色，耳内白色，眼的下部有两条白色或黄白色毛带延伸至颈和胸部。四肢前面似体色较淡，后面多为黑褐色或黑色。前肢短，后肢长，弓腰似兔，后肢为蹠行性，雌雄均无角。成年雄麝有 1 对上犬齿外露，称为獠牙，腹下有 1 个能分泌麝香的腺体囊，开口于生殖孔相近的前面。雌麝无腺囊和獠牙。尾短小，掩藏于臀毛中。

林麝主要栖息于针阔混交林中，也适于在针叶林的生境生活，栖息高度可达 2000～3800m，但低海拔环境也能生存。在我国主要分布于北抵宁夏六盘山、陕西秦岭山脉，东至安徽大别山、湖南西部，西至四川、西藏波密和察隅、云南北部，南至贵州、广东及广西北部山区。

（2）马麝：又名香獐、马獐、贡拉（藏）等。

马麝体长 75～90cm、身高 50～60cm、体重 10～15kg。全身沙黄褐色或灰褐色，后部棕褐色较强。鼻端无毛、黑色，面、颊、额青灰色，眼上淡黄，眼下黄棕色。耳背端部及周缘黄棕色、耳内周缘、耳基沙黄色或黄棕色。颈背有栗色块斑，上有土黄色或肉桂黄色毛丛形成 4～6 个斑点排成两行。颈下白色带纹不显，因有棕褐色和白毛混杂而形成黄白区。腹面为土黄色或棕黄色，雌雄均无角。后腿比前腿约长 1/3，故臀高大于肩高。雄体具发达的月牙状上犬齿，向下伸出唇外；腹部具特殊的麝香腺囊；尾短而粗，裸露，其上腺体发达，仅尖端有束毛。雌体腹部无腺囊，有一对乳头；上犬齿小，未露出唇外；尾纤细；无腺体。

马麝多生活在海拔 2000～4000m 以上的高山、草原、灌丛或密林中，主要分布在青藏高原及青海、宁夏、甘肃、四川、云南和西藏等地。

（3）原麝：又名北麝、香獐、獐子、香子等。

原麝体长 80～95cm、身高 56～61cm、体重 8～13kg。耳长直立，上部圆形，鼻端裸出无毛。通体为棕黄褐色、黑褐色等，嘴、面颊灰褐色，两颊有白毛形成的两个白道直连颔下。耳背、耳尖棕褐色或黑褐色，耳内白色。从颈下两侧各有白毛延至腋下成两条白色宽带纹，颈背、体背有土黄色或肉桂黄色斑点，排成 4～6 纵行。腹面毛色较淡，多为黄白色或黄棕色。四肢内侧呈浅棕灰色，外侧深棕或棕褐色，尾浅棕色，雌雄均无角。四肢细长，后肢比前肢长，臀部比背部高，尾短隐于臀毛内，雄性上犬齿发达，露出唇外，向后弯曲成獠牙。雌性上犬齿小，不露出唇外。雄性脐部与阴囊之间有麝腺，成囊状，即香囊，外部略隆起，香囊外及中央有二小口，前为麝香囊口，后为尿道口。

原麝在我国主要分布于黑龙江伊春、内蒙古大兴安岭、吉林长白山和敦化，及北京、河北、山西吕梁山、安徽大别山、新疆阿尔泰山等地。

二、麝香的采收及药材性状

（一）天然麝香的采收

历史上麝香的采集多采取"猎麝取香"的传统方式，捕到野生成年雄麝后，将腺囊连皮割下，将毛剪短，阴干，习称"毛壳麝香""毛香"；剖开香囊，除去囊壳，习称"麝香仁"。由于滥捕乱猎的过度捕杀，致使我国野生种麝处于濒危状态，野生麝香来源枯竭。2003年2月，国家将麝科的所有种类调整为一级保护野生动物，全面禁止猎捕野麝行为，因此，"猎麝取香"这种竭泽而渔的方法已被杜绝。

我国自20世纪60年代起开始建立麝类养殖场，进行野麝人工驯化养殖试验研究。由于麝的野性较强，对环境、饲草的要求比较特殊，以及人们对麝的致死率高的疾病的防治和麝的人工繁育技术还不成熟，研究经费较高，人工养麝的关键技术至今尚未完全突破等诸多因素，导致人工养麝投资大、成本高、风险大、效益不明显，因而大大限制了养殖规模的扩大。因此，人工养殖获取麝香也是非常困难的，是阻碍麝香广泛临床应用的瓶颈。

（二）天然麝香的性状

毛壳麝香：扁圆形或类椭圆形的囊状体，直径3～7cm，厚2～4cm。开口面的皮革质，棕褐色，略平，密生白色或灰棕色短毛，从两侧围绕中心排列，中间有1小囊孔。另一面为棕褐色略带紫色的皮膜，微皱缩，偶显肌肉纤维，略有弹性，剖开后可见中层皮膜呈棕褐色或灰褐色，半透明，内层皮膜呈棕色，内含颗粒状、粉末状的麝香仁和少量细毛及脱落的内层皮膜（习称"银皮"）。

麝香仁：野生者质柔，油润，疏松；其中颗粒状者习称"当门子"，呈不规则圆球形或颗粒状，表面多呈紫褐色，油润光亮，微有麻纹，断面深棕色或黄棕色；粉末状者多呈棕褐色或黄棕色，并有少量脱落的内层皮膜和细毛。饲养者呈颗粒状、短条状或不规则的团块；表面不平，紫黑色或深棕色，显油性，微有光泽，并有少量毛和脱落的内层皮膜。气香浓烈而特异，味微辣、微苦带咸。

第二章　千年本草话奇功

　　麝香是我国医药宝库中一颗璀璨的明珠，在我国有着 2000 多年的应用历史，成书于东汉时期的《神农本草经》中收载了麝香，这是麝香作为药物使用的最早记载，之后经过历代医家临床经验的不断总结和完善，使麝香的性味归经、功能主治，逐步发展日臻完备。本书追本溯源，对历代关于麝香功效主治、宜忌，应用方法的主要本草文献进行研究，梳理麝香的应用沿革，全面总结其功效主治，为指导合理使用人工麝香提供理论依据。详见附录 3。

　　麝香在《神农本草经》中被列为上品，记载其"主辟恶气，杀鬼精物，温疟，蛊毒，痫痓，去三虫。久服除邪，不梦寤魇寐"。南北朝时期《名医别录》增加"治诸凶邪鬼气，中恶，心腹暴痛胀急，痞满，风毒，妇人产难，堕胎，去面䵟，目中肤翳。久服通神仙"。《本草经集注》又增加了"治蛇毒""辟尸疰鬼气"。唐代的《药性论》明确提出麝香具有"镇心安神"的功效，并增加了麝香能"（除）小儿惊痫""止小便利""能蚀一切痈疮脓""疗鬼疰腹痛"。《食疗本草》增加了"辟诸毒热""除惊怪恍惚""除百病，治一切恶气疰病"。五代时期的《日华子本草》增加了治"沙虫，溪瘴毒""吐风痰""内子宫，暖水藏，止冷带疾"。宋金元时期的本草著作多宗《神农本草经》《名医别录》。明代时期的《本草品汇精要》不仅总结了明代以前麝香的功效主治，并提出了麝香"通关窍"的功效，以及麝香合治，"合乳汁调服疗中水气已服药未平除""合墨研书额上去邪魔治疟有效""合醋研服治中恶客忤垂死瘥"。《本草蒙筌》提出"点目疾去翳膜泪眵"，认为麝香治目疾要外用点眼。《本草原始》提出麝香"疗一切虚损恶病""疗鼻窒不闻香臭""解酒毒""消瓜果食积""治中风""积聚癥瘕"。清代时期，汪昂在其所著的《本草备要》增加了麝香有治"耳聋""阴冷"的作用。《本草求真》提出麝香"痘疮闻之则靥。服之即发"主张外用取效。清代时期的本草著作对于麝香的药物性能、功效主治的记载或宗《神农本草经》，或是对《本草纲目》中麝香综合论述进行摘要和精简。

综上所述，麝香的功效和治疗病症主要包括以下几个方面。

（1）"辟恶气""辟邪气""除百邪魅鬼疰""杀鬼精物""杀鬼毒蛊气""驱疫瘴""散诸恶浊气"。主要是指麝香可以祛除瘟疫时毒，山岚瘴气，用于治疗瘟疫、温疟、蛊毒、瘴毒、沙虱毒等多种疾病。

（2）"通关窍""通关利窍"。是指麝香具有开通心窍、脑窍，启闭回苏，苏醒神志的作用，用于治疗包括热病神昏、中风痰厥、气郁暴厥、中恶昏迷、外伤神昏等多种原因引起的闭证神昏。

（3）"除惊痫客忤""吐风痰"。是指麝香具有祛除风痰，止痫痉的作用，用于治疗风痰上扰、惊风抽搐、癫痫等病症。

（4）"镇心安神"。是指麝香具有安神的作用，用于治疗恍惚惊悸、心悸怔忡、梦寐厌寐、失眠健忘等病症。

（5）"通经络""除心腹暴痛胀急""消积聚癥痕""催生堕胎"。是指麝香能行血中之瘀滞，开经络之壅遏，具有活血化瘀、通经止痛的作用，可用于治疗瘀血阻滞、经络不通所致的胸痹心痛、脘腹暴痛、癥瘕痞块、血瘀经闭、产后瘀阻、胞衣不下、难产死胎等病症。

（6）"祛风止痛""逐风逐滞""搜风"。是指麝香具有活血祛风、通经止痛的作用，可用治风寒痰瘀阻络引起的关节肿胀疼痛、肌肉麻木酸胀、肢体屈伸不利等多种风湿痹症，以及偏正头痛。

（7）"内子宫，暖水脏，止冷带疾""治阴冷"。是指麝香外用纳子宫，暖水脏，有止带的作用，用于治寒湿带下；又可温通下元，用于治阴冷阳痿。

（8）"能蚀一切痈疮脓""蚀脓逐血""疗鼻窒不闻香臭""治耳聋""痘疮闻之则靥""疗蛇毒""愈鼠咬虫咬成疮""制蛇虫咬"，是指麝香具有解毒散结，消肿止痛的作用，可用于痈疽疮疡、痘疮、瘰疬痰核、喉痹、口疮、牙疳、鼻窒、耳聋、痔漏恶疮、虫蛇咬伤等病症。

（9）"开经络，透肌骨"。是指麝香尚能开经络、透肌骨，又有活血消肿、疗伤止痛之功，还可用治跌仆损伤、筋骨折伤等症。

（10）"去面䵟"。是指麝香能活血美容消斑，治疗面黑斑疹、雀斑等。

（11）"去目中肤翳""点目疾去翳膜泪眵"。是指麝香点眼，能明目去翳，治疗翳膜遮晶、多泪多眵。

（12）"消瓜果食积""消酒积"。是指麝香具有消积化滞，解除酒毒的作用，可用于饮食不节、嗳腐吞酸、脘腹痞满胀痛、酒精中毒、呕吐神昏等病症。

（13）"去三虫""杀脏腑虫""诛蛔虫""杀虫虱"。是指麝香具有驱杀寄生虫的作用，包括驱杀蛔虫、蛲虫、钩虫、绦虫等肠道寄生虫，以及阴道滴虫等。

以上引用的古籍本草内容从汉代到清末，跨越 2000 多年，从记载可以看出，古代医药学家在不断补充和完善麝香的功效主治，为后世医家使用麝香提供了很好的历史借鉴。

中华人民共和国成立之后，国内出版的中药新著数量繁多且种类齐全，从各个角度将本草学提高到崭新的水平。其中最能反映当代本草学术成就的有《中药大辞典》《全国中草药汇编》《中华本草》等。在这些中药学专著中都收载了麝香，对麝香的基原、品种、性味归经、功能主治进行了较为详细的记录。同时，为适应中医药高等教育的需要，多次编写修订中药学教材，在这些教材中也都收录了麝香。尤其是作为中药生产、供应、检验和使用依据的法典《中华人民共和国药典》也将麝香载入其中。当代中药学著作全面总结了麝香的性味归经，功能主治，概括而言，麝香辛，温，归心、肝、脾经。功能开窍醒神，活血通经，消肿止痛。主治病症包括用于热病神昏，中风痰厥，气郁暴厥，中恶昏迷，胸痹心痛，心腹暴痛，经闭，癥瘕，难产死胎，跌仆伤痛，痹痛麻木，痈肿瘰疬，咽喉肿痛，喉痹，口疮，牙疳，脓耳。

我们跨越千年，回顾历史，对古籍文献进行梳理挖掘，在穿越时空中，对话先贤，追寻麝香的药用价值，不难看出，我国历代医药学家对麝香的药性特点，功能主治，临床应用的认知是一脉相承的。追本溯源，继往开来，当代中医药工作者要在传承经典的基础上，改革创新，更好地指导麝香及其替代品人工麝香在临床的应用。

第三章 百家争鸣论药性

中医古籍中有药论，大约始于唐代《药性论》，之后历代本草古籍开始以本草经典论述为核心，对麝香的性味、功效、主治的原理进行探讨，并对配伍、宜忌、用法、用量、炮制等对临床具有指导意义的应用要点进行精辟的论述，摘录于此，稍加按语，以供参考。

（1）《本草纲目》："盖麝香走窜，能通诸窍之不利，开经络之壅遏。若诸风、诸气、诸血、诸痛、惊痫、癥瘕诸病，经络壅闭，孔窍不利者，安得不用为引导以开之、通之耶？非不可用也，但不可过耳。"

【按语】李氏进一步完善了麝香治疗诸风、气、血、痛、惊痫、癥瘕诸病，证属经络壅闭，孔窍不利者，皆可使用麝香治之，盖麝香能通诸窍之不利，开经络之壅遏，较为全面地介绍了麝香的治病原理，并醒示后人不可过用。

（2）《药性解》："麝香为诸香之最，其气透入骨髓，故于经络无所不入。然辛香之剂，必能耗损真元……凡使麝香勿近火日，磁钵中细研任用。"

【按语】李中梓宗李时珍之观点，继续论述麝香的药性特点是香窜，深入骨髓，透达经络，无处不到，然用之不当，会耗损真元，令医者诫之；同时提出使用麝香时，勿近火日，磁钵中细研，以供参考。

（3）《本草汇言》："开经络，通诸窍，透肌骨。李时珍：辟蛇蛊诸毒之药也。方益明曰：此药辛香走窜，能自内达外。凡毫毛肌肉、骨节诸窍，凡有风寒火气、痰涎血食、郁滞不通者，以此立开。故《农皇本经》主辟恶气，化虫积，散蛊毒，杀鬼精物血瘕鬼胎之类。如《圣惠方》入疡科用，彻脓血，去死肌；入眼科用，退翳障，散瘀血；入妇人科用，下难产，落胎孕；入婴儿科用，定镇痫，吐风痰。入方科用，通关窍，活痰结，解瓜果食积、酒积，痞块癥瘕诸证。盖取此辛香芳烈，借其气以达于病所，推陈而致新也。方氏曰：虽清气散邪之药，如中恶邪气，心腹暴病，痛胀痞急，痰闭气滞诸疾，一时暂以开通，开通之后，不可复用。凡气血两虚似中风证，小儿慢脾惊风，与夫阴阳虚竭，发热吐血，气虚眩晕，气虚痰结，血虚痿痹，血虚目翳，心虚惊悸，肝虚痫痉，胎前气厥，产后血晕，中虚痞胀诸证；或痈疽脓血已泄，新肉将长之时，麝香概勿轻用。"

【按语】倪氏论述了麝香辛香走窜，能自内达外，达于病所，推陈致新，凡有风、寒、火、气、痰、涎、血、食，郁滞毫毛肌肉骨节诸窍不通者，皆可用之，并阐述了麝香在疡科、眼科、妇科、儿科、内科等有关疾病的临床应用的规律，指出实证宜用，虚证戒之的使用宜忌，对指导临床使用麝香颇有启迪。

（4）《景岳全书·本草正》："欲辨真假，但置些须于火炭上，有油滚出而成焦黑炭者，肉类也，此即香之本体。若燃火而化白灰者，木类也，是即假搀。"

【按语】张氏介绍了辨别麝香真伪的方法。

（5）《神农本草经疏》："凡邪气着人，淹伏不起，则关窍闭塞。辛香走窜，自内达外，则毫毛骨节俱开，邪从此而出，故主辟恶气，杀鬼精物凶邪，蛊毒，温疟，中恶心腹暴痛，胀急痞满，风毒诸证也。其主痫痉者，借其气以达于病所也。苦辛能杀虫，故主去三虫。辛温主散，故能去面䵟，及目中肤翳。性能开窍，故主难产堕胎也。走窜之性，而云久服除邪。不梦寤魇寐，通神仙者，凡香皆能辟除恶气而通神明，故有是功能也。《日华子》云：纳子宫，暖水脏，止冷带疾。《药性论》：主小儿惊痫客忤，蚀一切痈疽脓水。今人又用以治中风、中气、中恶、痰厥猝仆。兼入膏药、敷药，皆取其通窍开经络、透肌骨之功耳。主治参互：同犀角、牛黄、琥珀、龙齿、远志、丹砂、铅丹、金箔、菖蒲、珍珠、茯神、天竺黄，治心气虚怯，惊邪癫痫；或梦寐纷纭，鬼交鬼疰，及小儿急惊，大人中恶等证。同白及、白蔹、红白药子、雄黄、乌鸡骨煅、乳香、没药、冰片，为末。敷一切痈疽疔肿，有神。"

"即如不得已欲借其开通关窍于一时，亦宜少少用之，勿令过剂，苏省开通之后，不可复用矣。孕妇不宜佩戴。劳怯人亦忌之。"

【按语】缪氏引用了《神农本草经》《药性论》《日华子本草》对麝香功能主治，作用机理，临床应用，用法等进行了系统的分析和论述。并在主治互参中提出，治心气虚怯，惊邪癫痫；或梦寐纷纭，鬼交鬼疰，及小儿急惊，大人中恶等证，一切痈疽疔肿等诸症的配伍用药规律。并警示本品用于开窍，只宜暂用、少用；孕妇、虚弱者禁用。在保证临床用药安全方面，有很强的指导意义。

（6）《本草乘雅》（卢之颐）："射主中的，的即中黄，香结于斯，当入脾脏；中黄，正脾主之宫位耳。气味辛温，性专宣发，一派生阳，全得甲力，脾之用药也。故辟恶气，杀鬼精物，去三虫蛊毒，梦寐魇寐。若开通窍穴，透达肌骨，以中黄建立，则八极洞彻，但发露殆尽，仅可施诸脾土之阳，不可投诸敦浓宁谧者耳。"

【按语】卢氏认为麝香结于脐部，位属脾脏，气味辛温，性专宣发，升举清阳，荣养脏腑经络，肢体官窍，故能辟恶气，杀鬼精物，去三虫蛊毒，梦寐魇寐诸疾，凭借其升举清阳，达到开通窍穴，透达肌骨，八极洞彻，神清气爽，思维敏捷的作用。

（7）《本草崇原》："凡香皆生于草木，而麝香独出于精血。香之神异者也，气味辛散温行。主辟恶气者，其臭馨香也。杀鬼精物，去三虫蛊毒者，辛温香窜，从内透发，而阴类自消也。温疟者，先热后寒，病藏于肾。麝则香生于肾，故治温疟。惊痫者，心气昏迷，痰涎壅滞。麝香辛温通窍，故治惊痫。久服则腑脏机关通利，故除邪，不梦寐魇寐。"

【按语】张氏明确提出诸香皆生于草木，而麝香是由精血化生，麝香之所以具有辟恶气，杀鬼精物，去三虫蛊毒，治温疟、惊痫、梦寐魇寐的作用，皆因其由精血化生，为血肉有情之品，具有神奇的功能。

（8）《本草述》（刘若金）："麝香之用，其要在能通诸窍一语。盖凡病于为壅为结为闭者，当责其本以疗之。然不开其壅，散其结，通其闭，则何处着手？即欲开壅散结通闭，不得其一窍而入之，别亦何处着手？如风中藏昏冒，投以至实丹、活命金丹，其用之为使者，实用之为开关夺路，其功更在龙脑、牛黄之先也。"

【按语】刘氏明确地指出麝香之用贵在通窍，凡病于为壅为结为闭者，皆可用之；如风中藏昏冒，以其开关夺路，开窍醒神之功功在龙脑（冰片）、牛黄之上。

（9）《本草备要》（汪昂）："宣，通窍，辛温香窜。开经络，通诸窍，透肌骨，暖水脏。治卒中诸风、诸气、诸血、诸痛，痰厥惊痫，癥瘕瘴疟，鼻窒耳聋，目翳阴冷。辟邪解毒，杀虫堕胎。坏果败酒，故治果积、酒积。"

【按语】汪氏简明扼要地概括了麝香的药性、功效和主治病症，切合实际，便于指导临床用药，且增加了麝香治阴冷阳痿的新的临床应用。

（10）《本经逢原》（张璐）："麝香辛温芳烈，为通关利窍之专药。凡邪气着人淹伏不起，则关窍闭塞，辛香走窜自内达外，则毫毛骨节俱开，从此而出。故《神农本草经》有辟恶气，杀鬼精物，去三虫蛊毒诸治也。其主温疟惊痫者，借其气以达病所也……惟中风表证未除而误用之，引邪入犯，如油入面莫之能出，致成痼疾，为之切戒。"

【按语】张氏提出"凡邪气着人，淹伏不起，则关窍闭塞。辛香走窜，自内达外，则毫毛骨节俱开，从此而出"。解释《神农本草经》麝香治诸症之理，重申了麝香辛香走窜，凡关窍闭塞诸症，皆可开之通之的道理，并告诫后人中分表证未除不能用，否则会引邪入犯，如油入面不能外出，导致痼疾。

（11）《神农本草经百种录》（徐大椿）"味辛温。主辟恶气，香气盛，则秽气除。杀鬼精物，香能胜邪。温疟，香散邪风。蛊毒，香能杀虫。痫，香通经络。去三虫。虫皆湿秽之所生，故亦能除之。久服，除邪，不梦寤魇寐。魇寐由心气闭塞而成，香气通达则无此患。此以气为治，麝喜食香草，其香气之精，结于脐内，为诸香之冠。香者气之正，正气盛，则自能除邪辟秽也"。

【按语】徐氏归纳麝香治病的机理，认为香能胜邪，主则辟恶气、除秽气、杀鬼精物；香能散风以疗温疟；香能杀虫以疗蛊毒；香通经络以疗痫证；香辟湿秽以杀三虫；香通达心窍，不梦寤魇寐；所以然者，盖因麝香为"诸香之冠"使然。

（12）《本草求真》（黄宫绣）："逐风逐滞，开关利窍（专入经络肌肉）。辛温芳烈，开关利窍，无处不到。如邪气着人淹闭不起，则关窍闭塞，登时眼翻手握，僵仆昏地，故必用此辛香自内达外，则毫毛骨节俱开，而邪始从外出。是以邪鬼精魅，三虫诸毒，皆能治也。诸风诸气闭之关窍，而不用此驱除，则病安祛。但不可过为用耳（麝香气味香窜，用以开关利窍，必其脉症俱实，方可用耳。如严用和所谓中风宜用，是为实中风邪者设法，若非中类中，宁堪用乎？东垣云，风在骨髓者宜用。若风在肌肉用之，为引风入骨，如油入面，故用自属不合耳。非云严氏是而李氏非也，总在临症能分虚实，及识病之浅深耳）。"

【按语】黄氏提出，气味香窜，开关利窍，主治诸症，盖"必其脉症俱实，方可用耳"，总结"临证当分虚实，及识病之浅深耳"，并进一步明确，使用麝香临证的宜忌之理。

（13）《神农本草经读》（陈修园）："麝食柏叶、香草及蛇虫，其香在脐，为诸香之冠。香者，天地之正气也，故能辟恶而杀毒。香能通达经络，故能逐心窍凝痰，而治惊痫；驱募原邪气，以治温疟。而魇寐之症，当熟寐之顷，心气闭塞而成。麝香之香气最盛，令闭者不闭，塞者不塞，则无此患矣。"

【按语】陈氏宗徐氏之说，进一步明确麝香治病的机理，悉因"麝喜食柏味、香草，及蛇虫，其香在脐，为诸香之冠"。并指出：香者，天地之正气也，能辟恶而解毒；香能通达经络，故能逐心窍凝痰，而治惊痫；逐募原邪气，以治温疟；通心窍之闭塞而医魇寐之症，言简意赅，契合临床。

明清时期，随着整个中医学理论体系的发展和完善，药学理论也空前蓬勃发展起来，医药学家们对麝香治病原理也进行了丰富、深入、细致的讨论，使得知其然，更知其所以然，对于后人在继承先贤经验，发掘麝香的新用，启迪临床使用麝香的思路，拓展麝香的新药研究，提高临床疗效都有重要意义。

第四章 历代方家有传承

中医临床是以复方配伍用药为主要形式，随着历代中药学著作对麝香药性特点、功效主治的认知不断加深，用药经验的不断积累，为中医临床遣药组方提供了借鉴。历代医家方家在麝香配伍应用方面，逐渐形成了一大批含有麝香的经典处方和著名成药，给我们展示了临床使用麝香治疗不同疾病的配伍用药规律。

中医方剂汗牛充栋，本书编写组委托中国中医科学院中医药信息研究所，对《中医古籍文献知识库》《国医典藏数据库》以及中国中医科学院图书馆馆藏中医古籍进行检索，以"麝香"为检索词，检索时间范围为：成书于1911年（含1911年）以前的中医古籍，共检索得到含有"麝香"的方剂4952首。编写组依据古籍原文整理出含有麝香的方剂，基本内容包括：方名、文献出处、炮制、组成、用法、主治。

含有麝香的方剂的文献出处涉及从东汉时期到清代的著作共350部，包括伤寒、金匮、本草、方书、临证各科、医案等类别，其中东汉时期1部，东晋时期1部，南北朝时期2部，唐朝时期8部，北宋时期17部，南宋时期38部，元朝时期20部，明朝时期74部，清朝时期190部。可以看出随着时代的推移和更迭，麝香被越来越多的医药学家所关注，并在临床广泛应用。

其中载方最多的是《太平圣惠方》1041首，其次是《圣济总录》671首，《普济方》448首，《幼幼新书》157首，《杨氏家藏方》108首，《医方类聚》91首，《卫生总微》79首，《御药院方》76首，《鸡峰普济方》69首，《证治准绳》59首，《太平惠民和剂局方》54首，《外台秘要》48首，《青囊秘传》47首，《千金要方》41首，《疡医大全》39首，《王氏博济方》38首，《仁斋直指方》38首，《永乐大典》38首，《古今医鉴》34首，《古今医统大全》32首等。另外还有《妇人大全良方》《丹溪心法》《景岳全书》《温病条辨》《松峰说疫》《医林改错》《类证治裁》等医书也含有多首。

4952 首含有麝香的方剂中丸剂 1816 首,散剂 1583 首,膏剂 496 首,丹剂 703 首,汤剂 112 首,饮剂 20 首,锭剂 71 首,煎剂 42 首,酒剂 7 首,饼子 34 首,灸 8 首,点眼药 11 首,坐药 2 首,香粉 2 首等。可见麝香入药有丸、散、膏、丹、汤、饮、酒、锭、灸剂等,用药形式多样,而入丸、散、丹剂则是麝香最常用的入药方式,麝香少用于膏剂和汤剂,如需使用,常研细后加入煎膏或用煎液兑服。麝香除了制成丸散来内服,也可以吹喉、搐鼻、点眼、擦牙、调涂或入膏药中敷贴外用,以及用灸法蒸肚脐使用。且麝香的剂型常根据用药目的进行选择,急症常采用散剂、汤剂、酒剂灌服或鼻部滴入;用于治疗疮疡肿痛、辟邪驱秽、中风后遗症等,需要久服的药方常采用丸、丹、膏等剂型。麝香单用可研细后直接用水送服,也可奶汁调服、醋调服、清油调服、熟水调服等。

这些古方为我们承袭麝香的临床应用经验,挖掘其临床价值,更好地发挥麝香及其替代品——人工麝香治疗疾病的作用,提供了宝贵的文献依据和历史借鉴。

第五章　名药名方旷世功

　　麝香作为名贵药材，在两千多年的应用过程中，形成了很多传世名药，在我国中药的发展历史上熠熠生辉，闪烁着中国人民智慧的光芒，为我国人民医疗保健事业做出了巨大的贡献，时至今日仍然被世人津津乐道。

　　被中医药学家称为"凉开三宝"的紫雪散、至宝丹和安宫牛黄丸，均是治疗温邪热毒内陷心包，热闭神昏的急救用药，具有开窍醒神、起死回生之功。紫雪散处方来源于唐代的《外台秘要》，在急救三宝里历史最悠久，它制成后如霜雪，呈紫色，又因其性大寒，犹如霜雪之性，故名。至宝丹处方来源于宋代的《和剂局方》，集众多名贵药材于一身，且功效卓著，得到它的人如获至宝，故得其名。安宫牛黄丸处方出自清代的《温病条辨》，因善清内陷心包之邪热，使心主能安居其宫，故而得名。三者各有所长，其中安宫牛黄丸长于清热解毒，适用于邪热偏盛而身热较重者；紫雪丹长于息风止痉，适用于兼有热动肝风而痉厥抽搐者；至宝丹长于芳香开窍，化痰辟秽，适用于痰浊偏盛而昏迷较重者。自 2020 年年初新冠肺炎疫情发生以来，"凉开三宝"在阻断新冠肺炎病情向重症和危重症进展方面起到积极的作用，安宫牛黄丸更是多次入选《新型冠状病毒感染的肺炎诊疗方案》，被推荐用于危重型内闭外脱症患者，"救急症于危时，挽垂危于顷刻"，将很多患者从死亡线上挽救回来，力挽狂澜，上演了起死回生的医学奇迹，不愧为中医治疗急症的典范。

　　再如出自《圣济总录》的麝香汤，功能行气活血，通脉止痛，是治疗厥心痛的有效方剂。出自《医林改错》的通窍活血汤，"通窍全凭好麝香，表里通经第一方"，在治疗胸痹心痛，瘀血头痛、癥瘕积聚、经闭痛经等病症方面，效如桴鼓，传延至今。出自《兰台轨范》的大活络丹，"治一切中风瘫痪、痿、痹、痰、厥、拘挛疼痛""顽痰恶风，热毒瘀血，入于经络，非此方不能透达。凡肢体大症，必备此药也"，重在祛风止痛，舒筋活络，时至当代，仍是临床治疗中风偏瘫、半身不遂的要药。出自《小儿药证直诀》的钩藤饮子，功能健脾益气、平肝息风，是治疗小儿脾虚肝旺，虚风内动所致的慢惊风的代表方剂。还有出自《良方集腋》的七厘散，治疗跌打损伤、筋骨折折、瘀血肿痛，外敷内服，量少效价，被奉为伤科圣药，至今仍深受医药大家之推崇。出自《外科全生集》的小金丹和西黄丸，一温一凉，在癌症肿瘤方面及防治化疗不良反应上的奇佳效果也是令人赞不绝口，被誉为中药抗癌的两颗明星。

另外，辟秽解毒的周氏回生丸、玉枢散、庆余辟瘟丹、行军散，镇惊化痰的珠珀惊风散、回春丹，化痞消积健胃的阿魏麝香化积膏、金衣至宝锭，清热明目退翳的八宝拨云散、拨云眼膏，还有广为人知的六神丸、云南白药、片仔癀等，享有灵丹妙药的口碑，远销东南亚各地，造福了万千大众。

这些经典名方名药，因含有麝香而功效卓越，麝香也因这些名方名药，而盛名远播，传誉八方，成为中医药献给世界的宝贵财富。经过时间的洗礼，历史的淬炼，麝香传延至今，依然展现着独特的魅力，有着不可替代的作用，散发着极强的生命力，值得我们很好地传承经典，改革创新，使这一国药瑰宝发挥更大的作用。

第六章　现代研究机理明

　　麝香药用历史悠久，功效广泛且临床疗效确切，不仅备受我国中医药学家的青睐，也受到国际上的高度关注。随着药物分析技术的进步，各种先进仪器的出现，为研究麝香提供了技术保证。目前，国内外的科学家对麝香的化学成分、药理作用、临床疗效等各方面进行了大量的研究工作，为我们认知麝香，掌握麝香，合理地利用麝香提供了科学的依据。

一、麝香的化学成分研究

　　麝香所含成分有以下几类。麝香大环化合物：麝香酮、降麝香酮、麝香醇、麝香吡喃、麝香吡啶等；甾类化合物：$3\alpha-$ 羟基 $-5-$ 雄甾烷 $-17-$ 酮、$5-\beta-$ 雄甾烷 $-3,17-$ 二酮、雄甾 $-4,6-$ 二烯 $-3,17-$ 二酮、睾酮、雌二醇、胆固醇、胆固醇酯等；长链化合物：$C_{14} \sim C_{40}$ 支链脂肪酸的胆固醇酯、三甘油酸酯、棕榈酸甲酯和油酸二甲酯等；蛋白质多肽氨基酸类：含蛋白质约 25%，并含有分子量为 1000 的多肽，以及分子量为 5000~6000 的多肽，其水解质检出多种氨基酸，其中以天门冬氨酸、丝氨酸、胱氨酸等含量最高；无机成分：钾、钠、钙、镁、铝、铅、氯、硫酸盐、磷酸盐和碳酸铵等；其他成分如尿囊素、尿素、纤维素、蛋白激酶激活剂等。麝香纯干燥品一般组成为：水溶性物质占 50% ～ 70%，乙醇溶性物质占 10% ～ 15%，水分占 10% ～ 15%。

　　麝香中的化学成分及含量决定其药用、经济价值，麝香化学成分的明确为我们评价其真伪优劣，探索其有效物质，药理作用及临床应用，人工麝香的合成，制剂工艺的确定，都有着重要的意义。

二、麝香的药理作用研究

　　麝香的药理作用研究较为广泛，据报道，麝香主要对中枢神经系统、心血管系统、抗炎免疫系统等具有生物活性。

麝香对中枢神经系统的作用：麝香对中枢神经系统具有双向调节作用，小剂量兴奋中枢，大剂量则抑制中枢。小鼠腹腔注射低剂量的麝香25~100mg/kg 或天然麝香酮 0.02~0.50mg/kg，可使戊巴比妥钠引起的小鼠的睡眠时间缩短，而天然麝香 1g/kg 或天然麝香酮 100~500mg/kg 可使戊巴比妥钠引起小鼠睡眠时间延长。在实验中，麝香酮能有效减少士的宁导致的小鼠惊厥次数，起抗惊厥作用。这种双向调节作用与麝香既用治"中风不省"又用治"惊痫"相符合。给小鼠注射麝香溶液，能明显延长小鼠在常压环境下的缺氧存活时间，麝香增强中枢神经系统的耐缺氧能力可能是其芳香开窍的理论依据。

麝香对心脑血管系统的作用：天然麝香具有明显的强心作用，能使离体蟾蜍心脏收缩振幅增加，收缩力增强，心排出量增加，麝香的活性成分Musclid-A，能激活蛋白激酶 C，具有更强的强心作用。麝香酮还具有抗心肌缺血，抑制血小板凝集，改善微循环障碍等作用。另外，国内学者和韩国学者均证明麝香对脑缺血引起的脑损伤有保护作用，其醒脑开窍作用可能与改善大脑血流作用有关。麝香全药、麝香的石油醚提取物以及麝香酮在生理状态下，对血脑屏障具有一定的开放作用，在病理状态下，如对于局灶性脑缺血模型，能降低血脑屏障的通透性，对大脑具有保护作用。麝香对冷冻引起的大鼠实验性脑水肿有保护作用，此外，麝香酮对缺血缺氧造成的大鼠实验性脑水肿也有减轻作用，麝香酮还可明显拮抗 D- 半乳糖所致痴呆小鼠的学习记忆功能减退，具有一定的抗痴呆作用。

麝香的抗炎作用：麝香水提物对小鼠巴豆油耳部炎症，大鼠琼脂性关节肿，酵母性关节肿，佐剂型关节炎均具有非常明显的抑制作用；对大鼠烫伤性血管渗透性增加，羧甲基纤维素引起的腹腔白细胞游走，亦具有非常明显的抑制作用。麝香对炎症的早、中、晚三期均有明显效果，麝香抗炎的机理可能与兴奋神经—垂体—肾上腺皮质系统、抑制环氧酶活性，影响花生四烯酸的代谢，抑制溶酶体的释放和中性白细胞趋化反应等有关。

第七章　麝香断流燃眉急

我国曾是世界上麝资源最为丰富的国家，蕴藏量一度占世界总量的 70% 以上，麝香产量也曾占全世界产量的 90%，20 世纪 50 年代我国麝资源的估计量为 300 万只左右。然而随着森林的砍伐、栖息地的破坏以及人类的乱捕滥猎，我国野麝种群数量急剧下降。到了 20 世纪 80 年代，我国野麝种群数量仅剩约 60 万只，据 1999—2001 年全国野生麝资源专项调查结果表明，我国麝资源储量仅剩下 6 万～ 7 万只左右，且呈零散的岛屿状分布，我国野生麝种群已极度濒危。

为了保护野麝物种资源，1981 年我国正式成为《濒临绝种野生动植物国际贸易公约》缔约国，1989 年我国发布施行《野生动物保护法》，野麝被列为国家二级重点保护野生动物，2003 年国家林业和草原局发布第 7 号令，将麝从二级保护动物提升为一级保护动物，明令禁止猎杀野麝和收购野生麝香，以全面加强麝资源保护。

自中华人民共和国成立以来，我国对中药产业高度重视，现代中成药得到快速发展，临床用药需求也逐年增加。《全国中成药处方集》中收载 2621 种，其中含麝香配伍的处方有 295 种，占 11% 以上。据国家药监局网站公布的数据显示，目前正在生产销售的含麝香或人工麝香的中成药有 400 种左右。除此之外，通常在中医院、有中医门诊的西医院和零售药店，以及民间中医诊所等，也需要一定数量麝香作为配方调剂使用。由于麝资源的严重不足，麝香可收购量日益减少，长期不能满足供给，麝香紧缺造成临床用药困扰。

有关养麝和麝香科研可追溯到 20 世纪 50 年代。1958 年国务院发出《关于发展中药材生产问题的指示》，明确提出开展野生动植物药材变为家养家种。行业主管部门先后组织开展了一系列科学研究，包括指导和扶持在四川、陕西、安徽等地建立养麝场，在野麝驯化和活麝取香方面取得成功并获国家科技发明奖，但截至目前，年产麝香量远不能满足临床用药需求。也开展过其他产香动物驯化饲养如灵猫香的人工饲养的实验研究，仅取得一定科研成果。

与此同时，开展对天然麝香替代品的研究与开发迫在眉睫。时至当今，2019 年 10 月 20 日《中共中央国务院关于促进中医药传承创新发展的意见》以及同年 11 月 23 日国务院中医药工作部际联席会议办公室发布《关于印发〈中共中央国务院关于促进中医药传承创新发展的意见〉重点任务分工方案的通知》（国中医药办发（2019）15 号）都明确提出"加强珍稀濒危野生药用动植物保护，支持珍稀濒危中药材替代品的研究和开发利用"。

第八章　人工麝香应运生

为解决麝香紧缺所造成的临床用药困扰，缓解中成药厂的原料供需矛盾，保护生态平衡，开展对天然麝香代用品的科学研究与开发就显得十分必要和紧迫，1972 年国家有关部门组织立项并下达人工麝香科研任务。

一、人工麝香研究的顶层设计

一是国家立题并提供资金，确定各时期研究内容与路径；二是组织保证，确定各时期主管部门、牵头单位和主要参与单位，确保研究工作落实到位。

人工麝香研究早在 1972 年由中华人民共和国商业部和中国人民解放军卫生部军事管理委员会联合立项。原卫生部药政局联合中国药材公司（当时属于商业部具备行业管理职能）组织攻关协作组，研究确定科研方向和协作模式，在科研经费和试验材料方面提供保障，由中国医学科学院药物研究所于德泉、朱秀媛的科研团队为技术牵头组成科研攻关协作组。得到国家科委"六·五"攻关项目支持，1993 年通过卫生部药政局组织新药审评，1994 年卫生部批准人工麝香试生产，2004 年由国家药品监督管理局批准正式生产。

本着有利于人工麝香科研成果转化，避免重复建设，实现规模化和集约化生产，在国家中医药管理局等部门的组织协调下，1999 年人工麝香科研协作单位按照现代企业组建北京联馨药业有限公司，2004 年正式生产人工麝香。

二、人工麝香组方原则及研制的创新点

人工麝香研究的总体设计思想是根据仿生学原理，在对天然麝香中各类化学成分和药理作用深入研究的基础上研制人工麝香。采用化学成分分析和药理作用研究紧密配合的技术路线，采用先进的物理化学研究实验手段和生物学研究方法。在对天然麝香拆分并对每种成分进行药理药效验证的基础

上，确定了替代品成分，并对其进行药理药效学验证，提出了人工麝香组方原则：人工麝香的化学成分和药理活性要最大限度保持与天然麝香的一致性，化学成分类同性、生物活性一致性、理化性质近似性、低毒性。同时保持人工麝香的化学成分组成，药理作用多样性，以及物理性状、色泽、气味均保持与天然麝香的基本一致。

人工麝香研制的创新点体现：①首次系统地阐明了天然麝香的主要化学成分及其相对含量，发现了麝香中关键药效物质；②首次应用19种药理学动物模型证实了天然麝香具有广泛的药理作用，特别是发现其具有显著的抗炎作用，用现代药理学方法诠释了天然麝香的科学内涵；③发现并创制了天然麝香中主要药效物质的替代品，证明了替代品应用的安全性、有效性和可替代性，获得多项国家新药证书，为人工麝香的研制奠定了物质基础；④创新提出人工麝香组方策略，设计出独特的人工麝香配制处方，成功研制出人工麝香，并经临床证实了人工麝香的可替代性，获得了一类新药证书；⑤确定了人工麝香生产工艺条件和关键技术参数，创新性地建立了人工麝香产业化核心技术及生产管理规范和质量内控体系，制订了首个人工麝香国家标准，成功实现人工麝香规模化生产。

三、人工麝香药理毒理研究

根据天然麝香开窍醒神、活血通经、消肿止痛三大功效，设计并建立了能反映天然麝香临床疗效，并呈良好量效关系的19种动物模型，攻克了用现代药理学方法表达天然麝香功效的难点。

其中，开窍醒神方面采用对戊四唑引起小鼠惊厥模型、大鼠血浆皮质酮含量测定等神经内分泌系统相关模型；活血通经方面采用小鼠缺血、缺氧等心脑血管系统相关模型；消肿止痛方面采用小鼠耳部巴豆油炎症模型、大鼠佐剂型关节炎模型、羧甲基纤维素钠引起小鼠腹腔白细胞游走等抗炎、免疫相关模型。

药理学研究发现，麝香中存在一类具有生物活性的多肽蛋白质类大分子成分，并从中获得一个抗炎活性较强的多肽，其抗炎效价为氢化可的松的500倍（物质的量的比），这是人工麝香研制迈进的关键一步。

通过19种动物模型、29种药理指标，现代药理学研究显示，人工麝香与天然麝香在对中枢神经系统、心脑血管系统、抗炎的影响等各主要方面都具有相同的药理作用。

人工麝香安全性评价是用小鼠、大鼠及狗做急性、慢性毒理观察，发现毒性小，无致突及致畸作用，安全可靠。

四、人工麝香临床研究

人工麝香临床研究始于 1987 年，按照当时《新药审批办法》，临床试验只有上市前的 I 期、II 期临床和上市后的 III 期临床。人工麝香临床方案的设计、起草、论证、审定由当时卫生部药政局和新审办负责人组织全国著名老中医、临床专家、中医药专家、药理毒理专家共同参与完成，史料记载有王绵之、李连达、路志正、姚达木、吉良晨、高益民等人。临床医院是卫生部指定的临床试验基地，包括北京中医药大学东直门医院、中国中医研究院西苑医院、北京中医医院、上海中医药大学附属龙华医院、上海中医药大学附属曙光医院、广州中医药大学附属第一、广州中医药大学附属第二医院、广州中医医院、山东中医药大学附属医院、长春中医学院附属医院等。当时卫生部药政局能够举全国之力，聚集国内顶尖院校和研究人员，反映了当时人工麝香临床研究的最高水平。作为濒危动物药材替代品的中药材如何进行临床试验本身也是一项具有开创性的试验工作。卫生部药政局曾多次召开论证会，根据麝香的开窍醒神、活血通经、消炎止痛三大主要功效，用能充分反映三大功能主治的经典方选为临床试验用药，如安宫牛黄、苏合香、西黄丸、七厘散等。用天然麝香和人工麝香分别制成中成药，采用双盲对照研究，指定各地临床试验基地按照统一方案进行临床试验，并统一组织临床的总结和评审工作。I 期、II 期、III 期临床试验证实了人工麝香与天然麝香的一致性和安全性，审评结论是人工麝香与天然麝香疗效相似，功能基本与天然麝香相同。

人工麝香上市后，继续对其安全性、有效性和质量可控性等多方面进一步深入研究，按照现代科技手段进行再评价。

五、人工麝香的应用

人工麝香（国药准字 Z20040042）现有包装规格 3 种，即：1000g/ 袋、200g/ 袋、0.3g/ 瓶。其中 1000g/ 袋、200g/ 袋主要应用于中成药和蒙药、藏药、维药等民族药的生产，目前全国 31 个省市，常年用户近 400 家，剂型涵盖丸、散、膏、丹等传统中药剂型和片剂、胶囊、喷雾剂、注射剂等现代制剂。0.3g/瓶（国家医保药品中药饮片代码T111606178）则主要应用于医院或诊所的处方调剂。

六、人工麝香研究成果的意义

人工麝香是我国珍稀动物药材替代品研究的重大突破，不仅能缓解甚至能解决同时期也在开展的人工养殖研究等路线尚不能解决的供需矛盾，是解决中医临床用药不可或缺的濒危动物药材麝香最有效途径之一。人工麝香与天然麝香等同使用，使得老的含麝香品种满足供给、新品种得以推广、在研品种提供保障，因此是对含麝香中成药、民族药的传承与发展。目前投放市场总量累计已相当于保护6000多万头野麝资源，为我国麝资源恢复和生态环境可持续发展做出巨大贡献，具有显著的生态效益。

"人工麝香研究"获国家中医药管理局1997年科技进步奖一等奖，"人工麝香研制及其产业化"获2015年度国家科学技术进步奖一等奖。

第九章　中西融合谱华章

人工麝香的发明解决了天然麝香阙如影响中成药发展的瓶颈，其广泛用于创新药物的研发和应用，并成功研发了如醒脑静注射液、麝香保心丸等优秀品种，使得人工麝香在心脑危重急症的治疗中发挥了重要的作用，还进一步促进了我国中成药行业的发展，成为传承经典，改革创新的典范。

醒脑静注射液（以下简称"醒脑静"）的药物组成是源于清代著名医家吴鞠通的《温病条辨》，由经典急救方剂安宫牛黄丸拆方而来，剔除了安全性风险较大的朱砂、雄黄等药材，精选麝香、栀子、郁金和冰片四味药，经现代制药技术精制而成的水溶性静脉注射液。注射剂型给药方便、起效迅速，解决了传统丸剂对危重、昏迷患者给药难的问题。自 1978 年生产上市以来，已有逾千万人次从醒脑静的治疗中获益。醒脑静获得了国家科技重大专项"重大新药创制"、国家"十二五"科技支撑计划和国家中药标准化专项等国家重大科技专项的支持，并列入了《全国中医医院急诊必备中成药目录》《优质优价中成药品种》和《国家中药保护品种目录》及《国家临床路径释义·神经内科分册》，被《中国脑梗死中西医结合诊治指南（2017）》《中国严重脓毒症 / 脓毒症休克治疗指南（2014）》《急性酒精中毒诊治共识》及《高血压性脑出血急性期中西医结合诊疗专家共识》等多个指南共识所推荐。

麝香保心丸的药物组成是源于宋代《太平惠民和剂局方》的苏合香丸，运用现代化药理研究方法，去除了青木香、朱砂等毒性成分，增加人参等补益成分，经过系列动物试验和临床研究，最终确定由人工麝香、人参提取物、人工牛黄、肉桂、苏合香、蟾酥、冰片组方而成，采用独特的微粒丸技术精制而成。麝香保心丸单独用药对冠心病、胸闷、心绞痛、心肌梗死、慢性心力衰竭、急性脑梗死、高血压、眩晕急性发作、顽固性高血压、脑血管性痴呆、慢性支气管炎、哮喘、急腹痛、偏头痛、慢性胃炎、室性早搏、面瘫、妇女更年期综合征等均有良好的治疗作用。麝香保心丸获得国家重大新药创制科技专项支持，被收入国家基本药物目录，为国家基本医疗保险甲类品种，获得《急性心肌梗死中西医结合诊疗指南》《冠心病合理用药指南（第2版）》《心力衰竭合理用药指南（第2版）》《中成药治疗冠心病临床应用指南（2020版）》《慢性心力衰竭中医诊疗专家共识》《动脉粥样硬化中西医结合诊疗专家共识》《中成药治疗冠心病临床应用指南（2021）》等多个指南与共识的推荐，为医生临床实践带来一定的指导意义。

人工麝香的研制，使得这些经典古方焕发新生，我们要积极推动和充分发挥人工麝香在中西医融合发展中的作用，让人工麝香在"健康中国"时代大背景下发挥更大的价值，让我们的国药瑰宝长盛不衰，继续为我国以及世界人民的医疗保健卫生事业保驾护航！

第十章　麝香入汤新征程

纵观历史，麝香入药有丸、散、膏、丹、锭、汤、饮、酒剂等多种多样的形式，不仅内服，也可以吹喉、搐鼻、点眼、擦牙、调涂或入膏药中敷贴外用。麝香单用可研细后直接用水送服，也可奶汁调服、醋调服、清油调服、熟水调服，麝香也可入复方使用。但是由于天然麝香药源珍贵，获取困难，储藏条件苛刻，制剂配制困难，使麝香的应用从多种传统剂型逐步向丸、散等单一剂型上转移，因此在当代的《中华人民共和国药典》和中药学著作中提出麝香多入丸散的主张，然而这极大地限制了临床医生在汤剂中麝香的使用。而人工麝香的成功研制为麝香饮片入汤剂使用提供了药源保证，在人工麝香被批准为中药一类新药时，卫生部同时印发《关于人工麝香试生产管理有关问题的通知》（卫药发（1994）第17号）中明确：人工麝香"与天然麝香等同配方使用"。

编者通过中医科学院信息研究所对中医药古籍文献进行检索，获得从东汉时期到清朝时期含有麝香的处方共4943首，这些古方是历代医药学家根据自己的临床经验凝练而成，包含着医药学家对麝香药性特点、功效作用，以及临床治疗各种疾病的认识，对我们当代安全、合理、有效使用麝香及其替代品——人工麝香有着重要的参考价值。另外，麝香当代的应用多以成药的形式出现，成药或源于古代的经典名方名药，或根据当代临床用药经验创制的新药，其剂型既有丸、散、膏、丹等传统剂型，又有片剂、胶囊、颗粒剂、针剂等现代剂型，临床用药多契合当代的临床需求，为我们使用天然麝香及其人工麝香饮片开展汤方的治疗，也提供了很好的借鉴。因此，本书按照科学、严谨、简明、实用的原则，筛选出含有麝香的古方136首，以及当代临床常用的含有麝香的中成药配方46首，在下篇中按照科系、病证分类进行介绍，分析这些古方及成方制剂的组方特点，对其进行汤剂的临床用法用量、加减化裁、宜忌的推荐，希望临床医生可以借鉴古今含有麝香的方剂的配方规律，结合自己的临床经验，圆机活法，加减化裁，举一反三，合理使用麝香（人工麝香）进行遣药组方，让人工麝香造福更多的患者。

麝香（人工麝香）入汤剂的使用方法以及储存要求。

1. 冲服方法

将煎好的药汤晾至40℃左右，再将人工麝香倒入药汤中，稍搅拌，人工麝香不完全溶于水，在药汤中有颗粒状物存在，为正常现象，服用时将颗粒状物与药汤一同服用。

2. 代煎要求

建议一服一煎，煎好的药汤装袋前加入人工麝香，稍搅拌均匀状态；若多服同煎，则在煎好的药汤分装前加入人工麝香，搅拌均匀后再装袋。也可装袋时不将加入人工麝香，患者在服用前自行加入。服用时将颗粒状物与药汤一同服用。

3. 储存要求

人工麝香储存条件：密闭，遮光，置阴凉处（＜20℃）。

在家中存储时可放于冰箱冷藏层保存，存储使用时间不要超过瓶签上的"有效期至"时间。

如每瓶需多次使用，每次取所需量后，剩余的部分将原瓶的胶塞塞紧后（可再用保鲜膜封好），再放于冰箱冷藏层保存。

下篇

第十一章　内科类含有麝香的成方临证举隅

一、中　风

金虎丸

【处方来源】《圣济总录》卷七。

【原文药物组成】天南星2两，天麻2两，白附子2两，乌蛇（酒浸，去皮骨，焙）2两，附子（去皮脐）2两，干蝎（去土）2两，狼毒2两，白僵蚕2两，桂（去粗皮）1两，槟榔（剉）3两，五灵脂3两，乌头（去皮脐）3两，牛黄半两，麝香半两，丹砂（3味同研细）半两。

【原文制法】上药生用，除别研外，捣罗为末，共和匀，炼蜜为丸，如鸡头子大。

【原文用法】每服1丸，茶酒送下，若用牛胆丸尤妙。

【原文主治】瘫缓风。

【处方解析】本方为风痰瘀阻所致中风而设。方中天南星、白附子辛温燥烈，善祛风痰，止痉，以除经络中之风痰湿浊。天麻味甘性平，内风可息，外风可去，有平肝息风，祛风通络之功。乌蛇（乌梢蛇）、僵蚕、全蝎均能搜风通络，祛风止痉，其中僵蚕又能化痰，五灵脂、麝香能活血通络。附子、乌头（川乌）、桂（肉桂）辛热温通，善于温通经络，温阳散寒。牛黄气芳香，善豁痰开窍醒神。麝香辛香走窜，开窍醒神力强。丹砂（朱砂）质重镇怯，善镇惊安神。脉络不通则津液输布不利，水湿聚集于脑窍，用狼毒、槟榔利水消肿通络。诸药合用，共奏祛风化痰，活血通络，开窍醒神之功。

【推荐用量用法】天南星（制）9g，天麻10g，白附子（制）6g，乌梢蛇12g，附子（制）10g（先下），全蝎6g，僵蚕10g，肉桂（后下）2g，槟榔10g，五灵脂（包煎）10g，川乌（制）3g（先煎），牛黄0.15g（冲服），麝香（人工麝香）0.1g（冲服），朱砂0.1g（冲服）。水煎服，1日1剂，1日2次（原方含有狼毒，其毒性较大，故删去）。

【临床应用】

中风： 因风痰瘀阻所致。症见四肢不举，筋脉关节无力，半身不遂，肌肤不仁，或口舌歪斜，语言謇涩，舌质淡暗、苔白腻；脑梗死恢复期见上述证候者。

瘀血重者，可加红花、赤芍、丹参、川芎、水蛭等活血通络。

【禁忌】 孕妇禁用。

【使用注意】

（1）运动员慎用。

（2）本方含肉桂，不宜与赤石脂同用。

（3）本方含五灵脂，不宜与人参同用。

（4）本方含川乌、附子，不宜与半夏、瓜蒌、天花粉、川贝母、浙贝母、白蔹、白及同用。

（5）本方含朱砂、天南星、川乌、附子、白附子有毒之品，不宜过量久服，肝肾功能不全者慎用。

八风丹

【处方来源】《扁鹊心书·神方》。

【原文药物组成】 大川乌（炮）4两，荆芥穗4两，当归2两，麝香（另研）5钱。

【原文用法】 上为末，酒糊为丸，如梧桐子大。每服50丸，空心酒送下。

【原文主治】 中风，半身不遂，手足顽麻，言语謇塞，口眼㖞斜。

【处方解析】 对中风病的病因病机及其治法，不同时代有不同的认识，大体分为两个阶段，唐宋以前多以"内虚邪中""外风"立论，唐宋以后，许多医家以"内风"立论。本方为风邪瘀血阻络所致的中风轻证而设。方中川乌辛苦性热，《医学启源》"疗风痹半身不遂，引经药也"，李杲言"除寒湿，行经，散风邪"，功能祛风散寒除湿，通络止痛，为治疗中风引起的半身不遂、肢体麻木的要药，故为君药。荆芥穗质轻疏散风邪，能上清头目诸风，止头痛，以治中风头痛眩晕；麝香芳烈走窜，既能活血通经止痛，又能开窍醒神，以治中风头痛，言语謇塞，二者共为臣药。当归质润，能养血荣筋以扶助正气，活血通脉疗半身不遂，正所谓"治风先治血，血行风自灭"，用为佐药。诸药同用，共奏祛风散寒，活血通络，开窍解语之功。

【推荐用量用法】川乌（制）3g（先煎），荆芥穗 12g，当归 9g，麝香（人工麝香）（冲服）0.1g。水煎服，1 日 1 剂，1 日 2 次。

【临床应用】

中风：由风邪瘀血阻络所致的中风轻症。症见半身不遂，手足顽麻，言语謇塞，口眼㖞斜；脑梗死恢复期见上述证候者。

若肝阳暴亢者，可加天麻、钩藤、石决明、珍珠母、生牡蛎、全蝎、蜈蚣、僵蚕等以平肝潜阳、息风止痉；若风痰较重者，加牛黄、天南星、天竺黄、竹沥等化痰开窍；若气虚血瘀者，可加黄芪、党参、地龙、赤芍、川芎、桃仁、红花、银杏叶、水蛭等以益气行滞，活血通络。

【禁忌】孕妇禁用。

【使用注意】

（1）运动员慎用。

（2）本方含有川乌，不宜与半夏、瓜蒌、天花粉、川贝母、浙贝母、白蔹、白及同用。

（3）本方含有川乌有毒，应在医生指导下使用，不可过量服用。

（4）本方性偏燥烈，阴虚火旺者慎用；出血性中风初期，神志不清者不宜服用。

（5）服药期间，忌食膏粱厚味，油腻不化之食，宜戒酒。

龙麝紫芝煎

【处方来源】《御药院方》卷一。

【原文药物组成】何首乌 1 两，天麻（去苗）1 两，吴白芷 1 两，防风（去苗）1 两，羌活（去苗）1 两，甘草（炙）1 两，黑附子（炮）1 两，甘松 1 两，胡椒 1 两，良姜 1 两，零陵香 1 两，藿香叶 1 两，肉桂 1 两，川姜（炮）1 两，白檀半两，麻黄（去节）1 两，龙脑 2 分半，麝香 2 分半。

【原文用法】上为细末，炒米粉 4 两，黄色糯米粥汁，入白蜜 2 两和就，作铤子，1 寸半长。每服 1 铤，细嚼，茶酒送下。如病重，每服 3 铤子，日 3 次。

【原文主治】一切诸风，半身不遂，口眼㖞斜，头旋耳鸣，鼻塞咽干，四肢麻木疼痛，痰毒下注，腰膝沉重，筋挛骨冷，皮肤瘙痒，昏迷困倦，饮食进退，行步少力。

【处方解析】本方为风寒湿瘀阻滞经络所致的中风中经络而设。方中天麻平抑肝阳，息风止痉，内风可息，外风可祛；防风为治风通药，能祛风胜湿，止痛止痉，二药合用，能祛外风，息内风，为治疗中风中经络的常用配伍。羌活雄烈升散，《日华子本草》言其"治一切风并气，筋骨拳挛"，能祛风除湿，通络止痛；白芷祛风除湿，通窍止痛；麻黄辛散祛风散寒，通络行滞；广藿香芳香辛散，解表散邪，利湿除风，四药相伍，能祛风散寒，除湿通络。附子辛热燥烈，《本草纲目》言其"治中寒中风，痰厥气厥，柔痓癫痫，小儿慢惊"，能祛风散寒、补火助阳；肉桂补火助阳，散寒止痛，温通经脉；川姜（干姜）温中散寒，回阳通脉，燥湿消痰；良姜（高良姜）温中和胃，散寒止痛；胡椒温中散寒，下气消痰，五药合用，能补火助阳，温通经脉，回阳救逆，散寒止痛。麝香芳烈走窜，功能活血通经，开窍醒神；零陵香祛风寒，辟秽浊，《海药本草》曰"主风邪冲心"；龙脑（冰片）既能开窍醒神解语，又能清热止痛，三药合用，能活血通络，辟秽开窍，醒神解语，以治昏迷困倦，中风头痛，言语謇塞。甘松其气芳香，行气解郁；白檀（檀香）行气止痛，温中开胃，二药合用，能疏肝解郁，温中开胃，理气止痛。何首乌补益精血，以阴配阳，以防温热药燥烈伤阴。甘草调和诸药。诸药同用，共奏祛风散寒，除湿止痛，活血通络，息风止痉，开窍解语之功。

【推荐用量用法】何首乌（制）6g，天麻9g，白芷9g，防风9g，羌活9g，甘草9g，附子（制）6g（先煎），甘松3g，胡椒1g（冲服），高良姜6g，零陵香6g，广藿香9g，肉桂4g（后下），干姜6g，檀香3g，麻黄6g，冰片0.1g（冲服），麝香（人工麝香）0.1g（冲服）。水煎服，1日1剂，1日2次。

【临床应用】

中风：因风寒湿瘀阻滞经络所致。症见半身不遂，口眼㖞斜，头晕耳鸣，鼻塞咽干，四肢麻木疼痛，腰膝沉重，筋挛骨冷，皮肤瘙痒，昏迷困倦，行步少力；脑梗死恢复期见上述证候者。

若肝阳暴亢者，可加石决明、生龙骨、生牡蛎、钩藤、珍珠母、全蝎、蜈蚣、僵蚕等以平肝潜阳、息风止痉；若风痰较重者，加牛黄、天竺黄、天南星、竹沥等化痰开窍；若气虚血瘀者，可加黄芪、党参、地龙、当归、赤芍、川芎、桃仁、红花、银杏叶、水蛭等以益气行滞，活血通络。

【禁忌】孕妇禁用。

【使用注意】

（1）运动员慎用。

（2）本方含有肉桂，不宜与赤石脂同用。

（3）本方含有附子，不宜与半夏、瓜蒌、天花粉、川贝母、浙贝母、白蔹、白及同用。

（4）本方含麻黄，高血压及失眠者慎用。

（5）本方性偏燥烈，阴虚火旺者慎用；出血性中风初期，神志不清者不宜服用。

（6）服药期间，忌食膏粱厚味，油腻不化之食，宜戒酒。忌食猪、鱼、杂肉、动风之物。

麝香膏

【处方来源】《医方类聚》卷二十三引《居家必用》。

【原文药物组成】大川附子1只（重7~8钱者），黑豆汁两盏半，麝香（末）2钱。

【原文用法】先与真好香之麻油调麝香末，仍别研青州白丸子百余粒，同2味灌之。药一下咽，风便慢，涎便下，方可进药。然后用黑豆汁同附子煎至1盏，漉去附子，只服豆汁。第2日将先煮过附子，切作2半片，再用黑豆汁2盏，煎至7分1盏，又涌出附子，只服豆汁。第3日将附子切作4片，用豆汁依前煎服。第4日将附子切作4块，依前煎服毕，将附子焙干，碾为极细末，用豆汁调，分作3服，服之病去七八矣，别为调理。

【原文主治】中风证，初觉中风。

【处方解析】本方为风寒瘀阻所致的中风中经络轻症而设。方中附子辛热燥烈，《本草纲目》言其"治中寒中风，痰厥气厥，柔痉癫痫，小儿慢惊"，功能祛风散寒、补火助阳，为治疗素体阳虚，外感风邪引起的中风中经络的要药，故为君药。麝香芳烈走窜，既能活血通经止痛，又能开窍醒神，以治中风头痛，言语謇塞，用为臣药。黑豆甘平，《本草汇言》"解百毒……又去风，利水，散热，故风痹瘫痪方中用之"，功能活血利水，祛风解毒，能佐助君药增强消除风湿瘀毒之能，故为佐药。诸药同用，共奏祛风散寒、活血通络、开窍解语之功。

【推荐用量用法】附子（制)9g(先煎)，黑豆30g，麝香（人工麝香）（冲服）0.1g。水煎服，1日1剂，1日2次。

【临床应用】

中风：风寒瘀阻所致的中风中经络轻症。症见肢体重滞，四肢麻木疼痛，腰膝沉重，筋挛骨冷，或口眼㖞斜；脑梗死恢复期见上述证候者。

若肝阳暴亢者，可加石决明、珍珠母、生牡蛎、代赭石、天麻、钩藤、白芍、僵蚕、全蝎、蜈蚣、水蛭等以平肝潜阳、息风止痉；若风痰较重者，加牛黄、胆南星、竹沥、石菖蒲、远志、郁金、天竺黄、浙贝母等化痰开窍解语；若气虚血瘀者，可加黄芪、党参、葛根、地龙、红景天、当归、赤芍、川芎、桃仁、红花、银杏叶等以益气行滞，活血通络。

【禁忌】孕妇禁用。

【使用注意】

（1）运动员慎用。

（2）本方含有附子，不宜与半夏、瓜蒌、天花粉、川贝母、浙贝母、白蔹、白及同用。

（3）本方性偏燥烈，阴虚火旺者慎用；出血性中风初期，神志不清者忌用。

（4）服药期间，忌食膏粱厚味，油腻不化之食，宜戒酒。

娄金丸

【处方来源】《太平惠民和剂局方》卷一。

【原文药物组成】甘菊（去土）4两，黄芪（去芦头）2两，藁本（洗）2两，白僵蚕（去丝嘴，燀）2两，甘草（燀）2两，羌活（去苗）2两，麻黄（去根、节）2两，茯苓（去皮）2两，芍药2两，犀角（镑）2两，白芷（洗）1两半，南星（末，以牛胆汁和作饼，阴干）1两半，细辛（去苗，洗，焙）1两半，人参（去芦）1两半，防风（去芦）1两半，川芎1两半，龙脑（研）1两，牛黄（研）1两，麝香（研）1两，白附子（炮）1两，天竺黄1两，白花蛇（酒浸，去皮、骨，炙）3两，天麻（去苗）3两，生地黄汁（入蜜1两，酒2升，酥1两半，慢火熬成膏，放冷)5升，金箔100片（为衣）。

【原文制法】上为细末，以地黄汁膏子搜和，每两作50丸，以金箔为衣。

【原文用法】每服 1 丸，细嚼，温酒下。若中风涎潮不语，昏塞甚者，加至 3 丸，用薄荷自然汁同温酒共半盏，化药灌之，常服 1 丸，浓煎人参汤嚼下；薄荷汤亦得。小儿每服皂荚子大，薄荷汤化下。

【原文主治】诸风神志不定，恍惚去来，舌强语涩，心怔烦闷，口眼㖞僻，手足蹇曳；及风虚眩冒，头目昏痛；或旋运僵仆，涎潮搐搦，卒中急风，不省人事；小儿惊风诸痫。

【处方解析】本方为风痰阻络所设。方中藁本、羌活、防风、白芷、细辛、薄荷芳香疏散，以除外风；羌活、防风、藁本、细辛又能祛风散寒止痛；麻黄散寒通滞；白花蛇（蕲蛇）性善走窜，透骨搜风，能去内外风邪，能通经络，止痉挛；上药合用祛风散寒除湿，通络止痛。胆南星、白附子、天竺黄、僵蚕、牛黄、天麻祛风痰，舒筋络，止痉搐。菊花、白芍、天麻平抑肝阳，防止阳亢化风；白芍兼能养肝血、敛肝阴，柔肝止痛，与甘草合用，酸甘化阴，又能养阴增液，舒筋缓急。川芎、麝香辛香行散，活血通络，二者合用有"治风先治血，血行风自灭"之意。龙脑（冰片）、麝香辛香走窜，开窍醒神力强。黄芪、人参、茯苓、甘草益气健脾，扶正祛邪。犀角（现水牛角代用）、生地黄防温燥药物伤津。甘草尚能调和诸药。诸品同用，共奏祛风除湿、息风化痰、活血通络之效，内外风兼治。

【推荐用量用法】菊花 10g，黄芪 15g，藁本 10g，僵蚕 9g，炙甘草 6g，羌活 10g，麻黄 6g，茯苓 10g，白芍 10g，水牛角（代犀角）15g，白芷 10g，胆南星 9g，细辛 3g，人参 9g，防风 10g，川芎 10g，冰片 0.3g（冲服），牛黄 0.1g（冲服），麝香（人工麝香）0.1g（冲服），白附子（制）4g，天竺黄 6g，蕲蛇 9g，天麻 10g，生地黄 15g，薄荷 6g（后下）。水煎服，1 日 1 剂，1 日 2 次。

【临床应用】

1. 中风：因风痰阻络所致。症见手足麻木，疼痛拘挛，甚则半身不遂，口舌歪斜，言语不利，或伴头晕目眩，或突然昏倒，不省人事，舌质暗淡、舌苔白腻，脉弦滑；脑梗死恢复期见上述证候者。

肢体麻木，甚则肢体刺痛，痛处不移者，可加丹参、桃仁、红花、赤芍、银杏叶等以活血通络；若头目胀痛，眩晕欲倒，可加石决明、钩藤等以平肝潜阳。

2. 眩晕：因风痰上扰所致。症见眩晕，头重如蒙，或伴视物旋转，或伴头痛，胸闷恶心，呕吐痰涎，食少多寐，舌苔白腻，脉濡滑；脑动脉硬化症、梅尼埃病等见上述证候者。

肝阳上亢偏重者，可加石决明、龙骨、牡蛎等以平肝潜阳；瘀血较重，伴头部痛有定处，舌暗或有瘀斑、舌下脉络迂曲者，可加桃仁、红花、延胡索等以活血祛瘀，通络止痛。

3. 惊风： 因脾胃虚弱，土虚木乘所致。症见抽搐无力，时作时止，精神萎靡，倦怠乏力，面色萎黄，纳呆便溏，时有肠鸣，舌质淡、苔白，脉沉细；小儿惊厥见上述证候者。

脾胃虚弱偏重，可加党参、白术、山药等以健脾益气；抽搐频繁者，可加全蝎、蜈蚣等以息风止痉。

4. 痫病： 因痰气逆乱，蒙蔽心窍，引动肝风所致。症见突然跌仆，不省人事，两目上视，喉中痰鸣，颈项强直，四肢抽搐，口黏多痰，胸闷呕恶，舌苔白腻，脉滑或弦；癫痫等见上述证候者。

兼高热者，可加生石膏、黄芩、羚羊角以清热息风止痉；烦躁不安者，可加黄连、栀子、淡竹叶等以清心除烦。

【禁忌】 孕妇禁用。

【使用注意】

（1）运动员慎用。

（2）本方含有人参，不宜与五灵脂、藜芦同用。

（3）本方含有白芍、细辛，不宜与藜芦同用。

（4）本方含有甘草，不宜与海藻、京大戟、红芽大戟、甘遂、芫花同用。

牛黄清心丸

【处方来源】 《张氏医通》卷十三。

【原文药物组成】 牛黄 3 钱，羚羊角（勿经火，镑为末）3 钱，茯苓 3 钱，白术（生用）3 钱，桂心 3 钱，当归 3 钱，甘草 3 钱，麝香 2 钱，雄黄（炼，水飞净）2 钱，龙脑钱半，人参 5 钱，犀角 5 钱。

【原文制法】 上药各取净末配匀，蜜和成剂，分作 50 丸，金箔为衣，待干蜡护。

【原文用法】 临用开化，沸汤、姜汤任下。

【原文主治】 初中风，痰涎壅盛，昏愦不省，语言謇涩，瘫痪不遂，一切痰气闭塞证。

【处方解析】本方为气血不足，痰热生风，闭塞关窍的中风而设。方中牛黄苦凉，清心解毒，豁痰开窍，凉肝息风。麝香芳香走窜，通达十二经，开窍醒神。犀角（现水牛角代替）清心凉血解毒。羚羊角咸寒质重，善清泄肝火，息风止痉。龙脑（冰片）芳香辟秽，清心开窍，以加强牛黄、麝香开窍醒神之功。茯苓健脾利湿，养心安神；白术健脾益气，燥湿化痰；雄黄祛痰燥湿，三者合用，既能健脾以祛生痰之源，又能燥湿利水，使痰无由生。人参、茯苓、白术、甘草健脾益气，当归甘温，为补血圣药，四者合用补益气血。肉桂温补阳气，温通经脉。甘草健脾益气，调和诸药。诸药合用，共奏化痰开窍、息风止痉、扶正固本之功。

【推荐用量用法】牛黄 0.1g（冲服），羚羊角粉 2g（冲服），茯苓 12g，白术 12g，肉桂 5g（后下），当归 12g，甘草 9g，麝香（人工麝香）0.1g（冲服），雄黄 0.05g（冲服），冰片 0.15g（冲服），人参 9g（另煎），水牛角（代犀角）20g（先煎）。水煎服，1 日 1 剂，1 日 2 次。

【临床应用】

中风：因气血不足，痰火内盛，阳亢化风，风痰闭塞神明所致。症见突然昏仆，不省人事，牙关紧闭，语言謇涩，瘫痪不遂，喉间痰鸣，舌苔黄腻，脉弦滑；脑梗死恢复期见上述证候者。

痰多者，加浙贝母、竹沥、胆南星等以清热化痰；热甚者，加黄芩、栀子等以清热泻火解毒；大便秘结者，加大黄、芒硝等以泻下通便。

【禁忌】孕妇禁用。

【使用注意】

（1）运动员慎用。

（2）本方含有人参，不宜与五灵脂、藜芦同用。

（3）本方含有肉桂，不宜与赤石脂同用。

（4）本方含有甘草，不宜与海藻、京大戟、红芽大戟、甘遂、芫花同用。

（5）密切观察病情变化，及时采取综合救治措施。

四神汤

【处方来源】《普济方》卷九十一引《卫生家宝》。

【原文药物组成】附子（去皮尖，生用）1 两，木香 1 两，五灵脂 2 钱半，真麝香（别研）1钱（后入）。

【原文制法】上剉。

【原文用法】每服 2 大钱，水 2 盏，加生姜 20 片，煎至 7 分，去滓，放温，斡开口灌 1 服定省，未知再服，才开口略能言，即不须服，徐徐与粟粥。

【原文主治】卒中风，牙关紧急，不省人事。

【处方解析】本方为气血逆乱，蒙蔽清窍的中风所设。方中附子上助心阳以温通经脉，温补脾肾，以回阳救逆，为治气血逆乱、蒙蔽清窍所致中风不省人事的要药。麝香气香走窜，辟秽化浊，开窍醒神回苏，又可活血化瘀，疏通经络。木香芳香气烈，辛行苦泄，善于行气活血，通利血脉。五灵脂苦泄温通，善于活血化瘀，通络止痛，与木香同用，增强行气活血之功。生姜辛温通阳，开窍涤痰。诸药合用，共奏回阳启闭、醒神开窍、行气活血、祛风通络之功。

【推荐用量用法】附子（制）15g（先煎），木香 6g，五灵脂 9g（包煎），麝香（人工麝香）0.1g（冲服），生姜 10g。水煎服，1 日 1 剂，1 日 2 次。

【临床应用】

中风：因气血逆乱，蒙蔽清窍所致。症见突然昏倒，不省人事，牙关紧闭，口噤不开，两手握固，大小便闭，四肢不温，舌苔白，脉沉；脑梗死恢复期见上述证候者。

神昏不醒者，可加牛黄、冰片、竹沥、石菖蒲、郁金、生姜汁等以加强开窍醒神之功；瘀血重者，可加银杏叶、葛根、丹参、川芎等以活血通络；便秘者，可加大黄、芒硝等以泻下通便。

【禁忌】孕妇禁用。

【使用注意】

（1）运动员慎用。

（2）本方含有附子，不宜与半夏、瓜蒌、天花粉、浙贝母、川贝母、白蔹同用。

（3）本方含有五灵脂，不宜与人参同用。

（4）密切观察病情变化，及时采取综合救治措施。

通关利窍散

【处方来源】《丹台玉案》卷二。

【原文药物组成】麝香1钱，半夏3钱，青黛8分，猪牙皂角5钱。

【原文制法】上为细末。

【原文用法】用少许吹鼻。有嚏者生，无嚏不治。

【原文主治】中风。不省人事，牙关紧闭，汤水难进。

【处方解析】本方为风痰瘀阻，蒙蔽清窍的中风所设。方中麝香辛香走窜，醒神开窍，活血通络，为君药。皂荚味辛性窜，入鼻则嚏，入喉则吐，能开噤通窍，以增强麝香开窍醒神之功。半夏性温而燥，善燥湿化痰，二者共为臣药。青黛咸寒，善清肝火，息风止痉，为佐药。诸药合用，共奏开窍醒神、化痰息风、活血通络之功。

【推荐用量用法】麝香（人工麝香）3g，法半夏9g，青黛2.4g，猪牙皂15g。研成细末，用少许吹鼻。

【临床应用】

中风：因风痰瘀阻，蒙蔽清窍所致。症见突然昏倒，不省人事，牙关紧闭，口噤不开，汤水难进，肢体强痉，舌苔白腻，脉沉滑；脑梗死见上述证候者。

神昏严重，可加细辛、冰片以增强开窍醒神之效。

【禁忌】孕妇禁用。

【使用注意】

（1）运动员慎用。

（2）密切观察病情变化，及时采取综合救治措施。

（3）本方含有半夏，不宜与川乌、草乌、附子同用。

铁弹丸

【处方来源】《太平惠民和剂局方》。

【原文药物组成】乳香（别研）1两，没药（别研）1两，川乌头（炮，去皮尖脐，为末）1两半，麝香（细研）1钱，五灵脂（酒浸，淘去沙石，晒干，为末）4两。

【原文制法】先将乳香、没药于阴凉处为细末，次入麝香，次入药末再研，水为丸，如弹子大。

【原文用法】每服 1 丸，食后、临卧以薄荷酒磨化下。

【原文主治】卒暴中风，神志昏愦，牙关紧急，目睛直视，手足瘛疭，口面㖞斜，涎潮语塞，筋攣骨痛，瘫痪偏枯，或麻木不仁，或瘙痒无常；及打扑伤损，肢节疼痛。

【处方解析】本方为风瘀阻络所致的中风、跌打损伤而设。方中乳香、没药辛香走窜，活血行气，祛瘀消肿，伸筋止痛。麝香辛香走窜，活血化瘀通络，开窍醒神回苏。五灵脂苦泄温通，善于活血化瘀止痛。川乌辛热，善于温经散寒，通络止痛。薄荷辛散祛风，芳香开窍。诸药合用，共奏温通经脉、活血祛风、通络止痛之功，既可用于中风偏瘫，又可用治跌仆伤痛。

【推荐用量用法】乳香 5g，没药 5g，川乌（制）3g（先煎），麝香（人工麝香）0.1g（冲服），五灵脂 10g（包煎），薄荷 6g（后下）。水煎服，1 日 1 剂，1 日 2 次。

【临床应用】

1. 中风：因风瘀阻络，脑脉失养所致。症见神志昏愦，牙关紧闭，口眼㖞斜，口角流涎，语言謇涩，半身不遂，或目睛直视，手足瘛疭，或麻木不仁，或瘙痒无常；脑梗死恢复期见上述证候者。

眩晕者，可加天麻、钩藤、石决明、珍珠母等以平肝潜阳；瘀血甚者，可加川芎、银杏叶、三七等活血化瘀通络；若伴气短、乏力者，可加黄芪、党参等补气行滞。

2. 跌打损伤：因跌打损伤，瘀血内阻所致。症见肢体疼痛，局部青紫或肿胀，或筋骨折伤，出血等；软组织损伤见上述证候者。

瘀血甚，疼痛严重者，可加川芎、延胡索、三七、红花等活血止痛；筋骨折伤，出血者，可加自然铜、土鳖虫、三七、血竭、儿茶等续筋接骨，止血疗伤。

【禁忌】孕妇禁用。

【使用注意】

（1）运动员慎用。

（2）本方含有川乌，不宜与半夏、瓜蒌、天花粉、浙贝母、川贝母、白蔹、白及同用。

（3）本方含有五灵脂，不宜与人参同用。

（4）本方含乳香、没药，胃弱者慎用。

天台散

【处方来源】《古今医鉴》卷二。

【原文药物组成】麻黄（去节）7分，陈皮8分，乌药8分，僵蚕8分，川芎8分，枳壳（麸炒）8分，桔梗8分，白芷8分，干姜8分，防风8分，羌活8分，天麻8分，当归1钱，续断1钱，威灵仙1钱，乳香1钱，没药1钱，甘草6分，麝香少许。

【原文用法】上咬咀。加生姜3片，水2盏，煎1盏，不拘时候服。

【原文主治】中风，手足瘫痪疼痛。

【处方解析】本方为风寒湿痰，瘀血阻络所致的中风中经络所设。对中风病的病因病机及其治法，不同时代有不同的认识，大体分为两个阶段，唐宋以前多以"内虚邪中""外风"立论，唐宋以后，许多医家以"内风"立论。方中天麻平抑肝阳，息风止痉，内风可息，外风可祛；僵蚕能息风，化痰，通络；防风为治风通药，能祛风胜湿，止痛止痉，三药合用，能祛外风，息内风，为治疗中风的常用配伍。羌活雄烈升散，《日华子本草》言其"治一切风并气，筋骨拳挛"，能祛风除湿，通络止痛；白芷祛风除湿，通窍止痛；麻黄辛散祛风散寒，通络行滞；威灵仙通行十二经脉，有祛风除湿、疏通经络之功。乌药、干姜、生姜散寒止痛。陈皮燥湿化痰，枳壳理气化痰，桔梗宣肺祛痰。当归、乳香、没药、川芎四药合用，有化瘀通络、伸筋止痛、活血祛风之功，取治风先治血，血行风自灭之意。续断又能补肝肾，益精血，强筋骨，以扶正祛邪。麝香芳烈走窜，能活血通经，开窍醒神。甘草调和诸药。诸药同用，共奏息风止痉、祛风散寒、除湿化痰、活血止痛之功。

【推荐用量用法】麻黄5g，陈皮10g，乌药10g，僵蚕9g，川芎10g，枳壳10g，桔梗10g，白芷10g，干姜10g，防风10g，羌活10g，天麻10g，当归5g，续断5g，威灵仙5g，乳香5g，没药5g，甘草6g，麝香（人工麝香）0.1g（冲服），生姜10g。水煎服，1日1剂，1日2次。

【临床应用】

中风：因风寒湿痰，瘀血阻络所致。症见半身不遂，四肢麻木疼痛，腰膝沉重，语言謇涩等；脑梗死恢复期见上述证候者。

若肝阳暴亢者，可加石决明、钩藤、珍珠母、全蝎、蜈蚣等以平肝潜阳、息风止痉；若风痰较重者，加半夏、天南星、牛黄、天竺黄、竹沥等化痰开窍，醒神解语；若气虚血瘀者，可加党参、黄芪、地龙、赤芍、桃仁、红花等以益气行滞，活血通络。

【禁忌】孕妇禁用。

【使用注意】

（1）运动员慎用。

（2）本方含有甘草，不宜与海藻、京大戟、红芽大戟、甘遂、芫花同用。

（3）本方含有乳香、没药，胃弱者慎用。

（4）本方中有麻黄，高血压及失眠患者慎用。

桃溪回阳丹

【处方来源】《普济方》卷八十八引《简易》。

【原文药物组成】川乌（洗）3两，草乌（洗）3两，地龙（洗）1两，五灵脂（洗）1两，南星（洗）1两，附子、麝香各少许。

【原文制法】上为细末，炼蜜为丸，如鸡头子大。

【原文用法】初服半丸，渐加小丸至大丸，姜汁磨化，先嚼薄荷，日午、夜卧温酒送下。瘫痪不能行，服30丸必愈，如中风不软，只口眼㖞斜，服2~3丸效。

【原文主治】卒暴风中、气中，瘫痪，手足不遂，语言謇涩，口眼㖞斜，筋脉挛急，半身不举，不省人事。

【处方解析】本方为风痰瘀阻所致的中风及痹证而设。方中川乌、草乌、附子辛热温通，能祛风散寒，温通经脉，通痹止痛。地龙性善走窜，长于化痰、息风，活血通络。五灵脂苦泄温通，能活血化瘀，通络止痛。天南星燥湿化痰，祛风通络，息风止痉。麝香辛香走窜，开窍醒神，活血通络止痛。生姜汁辛散开窍。薄荷芳香通窍。诸药合用，共奏温通经脉、活血通络、化痰息风、开窍醒神之效。

【推荐用量用法】川乌（制）3g（先煎），草乌（制）3g（先煎），地龙10g，五灵脂10g（包煎），天南星（制）9g，附子（制）10g（先煎），麝香（人工麝香）0.1g（冲服），生姜汁5滴（冲服），薄荷6g（后下）。水煎服，1日1剂，1日2次。

【临床应用】

1. 中风：多为风痰瘀阻而致。症见半身不遂，筋脉挛急，语言謇涩，口眼㖞斜，甚或不省人事，舌质暗、苔白腻，脉沉细或沉滑；脑梗死恢复期见上述证候者。

眩晕者，加天麻、钩藤、石决明、牛膝等以平肝息风；瘀血重者，可加银杏叶、当归、赤芍、桃仁、红花等以活血通络；痰多者，可加陈皮、胆南星、远志等以燥湿化痰。

2. 痹病：多为风痰瘀阻而致。症见筋脉挛急疼痛，或肢体麻木，关节屈伸不利，舌质暗淡、苔白腻；风湿性关节炎、类风湿性关节炎、骨性关节炎等见上述证候者。

风湿邪气偏盛者，可加独活、羌活、防风、威灵仙等以祛风湿，止痹痛；瘀血重者，可加桃仁、红花、当归、川芎等活血祛瘀止痛；痰浊甚者，可加天南星、法半夏、白附子、陈皮等以燥湿化痰。

【禁忌】孕妇禁用。

【使用注意】

（1）运动员慎用。

（2）阴虚有热者慎用。

（3）本方含川乌、草乌、附子，不宜过量久服，且不宜与半夏、瓜蒌、天花粉、川贝母、浙贝母、白蔹、白及同用。

（4）本方含五灵脂，不宜与人参同用。

（5）密切观察病情变化，及时采取综合救治措施。

神验乌头丸

【处方来源】《圣济总录》卷七。

【原文药物组成】乌头（生，去皮脐）5两，五灵脂5两，麝香（研）1分。

【原文制法】上先以2味为细末，入麝香同研令细匀，滴水为丸，如杏核大。

【原文用法】每服1丸，先用生姜自然汁研化，次以暖酒调下，早、晚食后服5~7丸，便能行走，10丸可以举手。

【原文主治】中风手足躄曳，口眼㖞斜，语言謇涩，步履不正。

【处方解析】本方为瘀血阻络所致的中风而设。方中乌头（川乌）辛热温通，善于温经散寒，祛风通络，通痹止痛。五灵脂苦泄温通，专入肝经血分，善于活血化瘀，通络止痛。麝香辛香走窜，可行血中之瘀滞，开经络之壅遏，具活血通络，开窍醒神之效。生姜汁辛散，豁痰开窍。诸药合用，共奏温通血脉、化瘀通络之功，取治风先治血，血行风自灭之意。

【推荐用量用法】川乌（制）3g（先煎），五灵脂10g（包煎），麝香（人工麝香）0.1g（冲服），生姜汁5滴（冲服）。水煎服，1日1剂，1日2次。

【临床应用】

中风：多为瘀血阻络而致。症见半身不遂，口眼㖞斜，语言謇涩，步履不正，舌质紫黯、舌下脉络青紫，脉细涩；脑梗死恢复期见上述证候者。

瘀血重者，可加当归、川芎、丹参、赤芍、红花、水蛭等以活血通络；气虚者，可加党参、黄芪等以益气行滞；头痛眩晕者，可加天麻、钩藤等以平肝息风；便秘者，可加大黄、芒硝等以泻下通便；兼痰浊者，可加天南星、陈皮等以燥湿化痰。

【禁忌】孕妇禁用。

【使用注意】

（1）运动员慎用。

（2）本方含川乌，有毒，不宜过量久服，且不宜与半夏、瓜蒌、天花粉、浙贝母、川贝母、白蔹、白及同用。

（3）本方含有五灵脂，不宜与人参同用。

通关散

【处方来源】《普济方》卷九十二引《全生指迷方》。

【原文药物组成】白僵蚕（炒）半两，羌活1分，麝香半钱。

【原文制法】上为末。

【原文用法】每服2钱，先以姜汁少许调匀，以沸汤浸，放温服之；又以真菖蒲末，时时放舌根下。

【原文主治】风邪客于脾经，上入关机，失音不能言；或关格不通，精神昏愦失忘。

【处方解析】本方为风痰上扰，中风失语而设。方中僵蚕咸、辛，平，能息风止痉，祛风止痛，化痰散结，《日华子本草》载其可治"中风失音"，故为治疗风痰上扰，中风失语的主药。麝香辛香走窜，通关开窍力强，以醒神开窍，辅助君药增强开窍醒神之功，为臣药。羌活气香性散，能解表祛风，通络止痛，佐助君药增强祛风通络之效；石菖蒲芳香辟秽，化湿豁痰，开窍解语；生姜汁辛散，豁痰开窍，共为佐药。诸药合用，共奏息风止痉、祛风通络、化痰开音、开窍醒神之功。

【推荐用量用法】僵蚕 10g，羌活 10g，麝香（人工麝香）0.1g（冲服），生姜汁 5 滴（冲服），石菖蒲 10g。水煎服，1 日 1 剂，1 日 2 次。

【临床应用】

中风失语：多为风痰上扰而致。症见言语謇涩，或舌强不语，半身不遂，肌肤不仁，口舌歪斜，舌淡、苔白腻，脉弦滑；脑梗死恢复期见上述证候者。

风阳上扰较重者，可加天麻、钩藤、石决明、牛膝、杜仲等平肝潜阳；加全蝎、蜈蚣、地龙等以息风止痉；痰浊上壅，失语较重者，可加半夏、陈皮、茯苓、胆南星、瓜蒌、远志、郁金等化痰解语；兼有瘀血阻络者，可加丹参、桃仁、红花、赤芍等活血通络。

【禁忌】孕妇禁用。

【使用注意】运动员慎用。

天麻丸

【处方来源】《太平圣惠方》卷二十三。

【原文药物组成】天麻半两，干蝎（微炒）1 分，没药 1 分，麻黄（去根节）3 分，地龙（去土，焙干）半两，朱砂（细研）1 分，麝香（细研）1 分，川乌头（去皮脐，生用）半两，防风（去芦头）1 分，乳香半两。

【原文用法】上为末，研入朱砂、麝香令匀，炼蜜为丸，如梧桐子大。每服 20 丸，以薄荷酒送下，不拘时候。

【原文主治】风证，四肢筋脉拘挛，骨节疼痛。

【处方解析】本方为风邪上扰、瘀血阻滞、脉络不通所致的中风、痹病而设。方中天麻祛风通络，平肝潜阳、息风止痉，外风、内风兼治，为治风神药；全蝎性善走窜，息风止痉，又搜风通络；地龙既能息风止痉，又善于化瘀通络，三者同用祛风通络、平肝潜阳，息风止痉，用为君药。防风为治风通药，外风可散，内风可息；麻黄辛散行滞，散寒通络；川乌疏利迅速，开通关膜，祛风散寒，温经止痛，三者同用，增强君药息风、散寒、通络、止痛之功，用为臣药。乳香、没药活血化瘀，伸筋止痛；麝香芳香走散，善入心经，开窍醒神，活血散瘀，通络止痛；朱砂镇惊安神，用为佐使药。诸品同用，共奏祛风通络、息风止痉、活血化瘀、开窍宁神之功。

【推荐用量用法】天麻 10g，全蝎 3g，没药 6g，麻黄 6g，地龙 10g，朱砂 0.1g（冲服），制川乌 3g（先煎），防风 10g，乳香 6g，麝香（人工麝香）0.1g（冲服）。水煎服，1 日 1 剂，1 日 2 次。

【临床应用】

1. 中风：因风邪上扰、脑脉瘀滞所致。症见半身不遂，筋脉挛痛，肢体麻木，行走不便，腰膝酸软冷痛，关节屈伸不利，神识昏昧，舌苔白，脉沉细；脑梗死恢复期见上述证候者。

气血不足者，可加黄芪、党参、葛根以补气行滞；瘀血阻滞者，可加丹参、川芎、红花、三七、银杏叶等以活血化瘀；口眼㖞斜、语言謇涩者，可加白附子、天南星、僵蚕、石菖蒲、浙贝母等以化痰祛风通络。若腰膝酸痛、肝肾不足者，可加桑寄生、杜仲、狗脊、淫羊藿、牛膝等以补益肝肾、强筋健骨。

2. 痹病：因风寒瘀阻，闭塞经络所致。症见四肢筋脉拘挛，骨节疼痛，遇寒加重，舌苔白，脉沉细；风湿性关节炎、类风湿性关节炎等见上述证候者。

风湿较重者，可加羌活、独活、威灵仙、防己等以祛风除湿，消肿止痛；肝肾不足、腰膝疼痛者，可加五加皮、续断、牛膝、淫羊藿、骨碎补等以补肝肾，强筋骨，止痹痛。

【禁忌】孕妇禁用。

【使用注意】

（1）运动员慎用。

（2）风湿热痹，关节红肿热痛者慎用。

（3）本方含有川乌，不宜与半夏、瓜蒌、天花粉、川贝母、浙贝母、白蔹、白及同用。

（4）本方含有川乌、朱砂、全蝎，有毒，不可过量久服，肝肾功能不全者慎用。

（5）本方中含有麻黄，高血压及失眠患者慎用。

（6）本方中含有乳香、没药，胃弱者慎用。

天麻丸

【处方来源】《圣济总录》卷八。

【原文药物组成】天麻半两，蝎梢（微炒）1分，没药（研）1分，麻黄（去根节）半两，地龙（去土，炒）半两，丹砂（研）1分，麝香（研）1分，防风（去叉）半两，乌头（去皮脐，生用）半两，乳香（研）半两，自然铜（煅，醋淬）半两，安息香（酒化，入蜜，同熬成膏）1两。

【原文用法】上药除安息香外，捣研为末，再同研匀，以安息香膏和为丸，如梧桐子大。每服20丸，以薄荷酒送下，不拘时候。

【原文主治】中风。四肢筋脉拘挛，骨节疼痛，少力。

【处方解析】本方为风邪上扰、瘀血阻滞、脉络不通所致的中风及痹病而设。方中天麻祛风通络，平肝潜阳、息风止痉，外风、内风兼治，为治风神药；蝎梢（全蝎）性善走窜，息风止痉，又搜风通络；地龙既能息风止痉，又善于化瘀通络，三者同用祛风通络、平肝潜阳，息风止痉，用为君药。防风为治风通药，外风可散，内风可息；麻黄辛散行滞，散寒通络；川乌疏利迅速，开通关腠，祛风散寒，温经止痛，三者同用，增强君药息风、散寒、通络、止痛之功，用为臣药。乳香、没药、自然铜活血化瘀，伸筋止痛；麝香芳香走散，善入心经，开窍醒神，活血散瘀，通络止痛；丹砂（朱砂）镇惊安神；安息香既能芳香开窍醒神，又能行气活血止痛，用为佐使药。诸品同用，共奏祛风通络，息风止痉，活血化瘀，开窍宁神之功。

【推荐用量用法】天麻10g，全蝎3g，没药6g，麻黄6g，地龙10g，朱砂0.1g（冲服），麝香（人工麝香）0.1g（冲服），防风10g，川乌（制）3g（先煎），乳香6g，自然铜9g（先煎），安息香0.3g（冲服）。水煎服，1日1剂，1日2次。

【临床应用】

1. 中风：因风邪上扰、脑脉瘀滞所致。症见半身不遂，筋脉掣痛，肢体麻木，行走不便，腰膝酸软冷痛，关节屈伸不利，神识昏昧，舌苔白，脉沉细；脑梗死恢复期见上述证候者。

气血不足者，可加黄芪、党参、葛根以补气行滞；瘀血阻滞者，可加丹参、川芎、红花、三七、银杏叶等以活血化瘀；口眼㖞斜、语言謇涩者，可加白附子、天南星、僵蚕、石菖蒲、浙贝母等以化痰祛风通络。若腰膝酸痛、肝肾不足者，可加桑寄生、杜仲、狗脊、淫羊藿、牛膝等以补益肝肾、强筋健骨。

2. 痹病： 因风寒瘀阻，闭塞经络所致。症见四肢筋脉拘挛，骨节疼痛，遇寒加重，舌苔白，脉沉细；风湿性关节炎、类风湿性关节炎等见上述证候者。

风湿较重者，可加羌活、独活、威灵仙、防己等以祛风除湿，消肿止痛；肝肾不足、腰膝疼痛者，可加五加皮、续断、牛膝、淫羊藿、骨碎补等以补肝肾，强筋骨，止痹痛。

【禁忌】 孕妇禁用。

【使用注意】

（1）运动员慎用。

（2）肝阳化风，内热炽盛者不宜使用。

（3）本方含乌头、朱砂、全蝎等有毒之品，不宜过服久服。

（4）本方含有乌头，不宜与半夏、瓜蒌、天花粉、川贝母、浙贝母、白蔹、白及同用。

（5）本方中含有麻黄，高血压及失眠患者慎用。

（6）本方中含有乳香、没药，胃弱者慎用。

天麻丸

【处方来源】《圣济总录》卷八。

【原文药物组成】 天麻2两，地榆1两，没药（研）3分，玄参1两，乌头（炮裂，去皮脐）1两，麝香（研）1分。

【原文用法】 上药除麝香、没药细研外，同为末，与研药拌匀，炼蜜为丸，如梧桐子大。每服20丸，空心、晚食前温酒送下。

【原文主治】 中风手足不随，筋骨疼痛，行步艰难，腰膝沉重；皮肤瘙痹。

【处方解析】 本方为风寒瘀阻脉络所致的中风及痹病而设。方中天麻祛风通络，息风止痉，为治风通用之药，用为君药。没药活血化瘀，通络消肿，伸筋止痛；玄参解毒散结，通络止痛，二者同用，增强君药活血化瘀，散结消肿，通络止痛之功，用为臣药。制川乌味辛大热，温经散寒，祛风通络，消肿止痛。麝香善入心经，既能开窍醒神，又能活血通经止痛。地榆清热凉血解毒，佐制川乌燥热之性，用为佐药。诸品同用，共奏祛风散寒、活血通络、消肿止痛、开窍醒神之功。

【推荐用量用法】天麻 10g，地榆 12g，没药 5g，玄参 10g，川乌（制）3g（先煎），麝香（人工麝香）0.1g（冲服）。水煎服，1 日 1 剂，1 日 2 次。

【临床应用】

1. 中风：因风寒瘀阻、脑络不通所致。症见半身不遂，手足拘挛，筋骨酸痛，步履艰难，神识昏昧，舌暗红、苔腻，脉弦涩；脑梗死恢复期见上述证候者。

亦可酌加钩藤、石决明、牛膝、珍珠母、全蝎、地龙、白芍等以平肝潜阳，息风止痉；酌加天南星、白附子、石菖蒲、远志等以祛风化痰，散结通络；下肢酸软无力、肝肾不足者，可加桑寄生、牛膝、杜仲、续断、菟丝子、淫羊藿等以强筋健骨。

2. 痹病：因风寒瘀阻所致。症见肢体关节肿胀，麻木冷痛，畏寒，恶风，屈伸不利，晨僵，甚则关节强直、畸形，舌质淡红，舌苔薄白或腻，脉浮缓或濡缓；风湿性关节炎、类风湿性关节炎见上述证候者。

冷痛明显者，可加独活、羌活、细辛等以祛风散寒止痛；关节肿胀者，可加秦艽、川芎、木瓜、姜黄等以祛风活血通络；肝肾不足者，可加桑寄生、五加皮、牛膝、杜仲、淫羊藿等以补益肝肾、强筋健骨。

【禁忌】孕妇禁用。

【使用注意】

（1）运动员慎用。

（2）本方含制川乌，不宜过服久服，不宜与半夏、瓜蒌、天花粉、川贝母、浙贝母、白蔹、白及同用。

（3）本方含有玄参，不宜与藜芦同用。

（4）本方含有制川乌有毒，不可过量、久服。

（5）本方含有没药，胃弱者慎用。

同仁牛黄清心丸

【标准来源】《中华人民共和国卫生部药品标准：中药成方制剂》（第十七册）。

【药物组成】当归、川芎、甘草、山药、黄芩、白芍、麦冬、白术（麸炒）、六神曲（麸炒）、蒲黄（炒）、大枣（去核）、阿胶、茯苓、人参、防风、干姜、柴胡、肉桂、白薇、桔梗、大豆黄卷、苦杏仁（炒）、牛黄、麝香、水牛角浓缩粉、羚羊角、冰片。

【用法用量】口服，水蜜丸，1次2～4g；大蜜丸，1次1～2丸；1日2次，小儿酌减（大蜜丸每丸重3g）。

【功能主治】益气养血，镇静安神，化痰息风。用于气血不足，痰热上扰引起：胸中郁热，惊悸虚烦，头目眩晕，中风不语，口眼歪斜，半身不遂，言语不清，神志昏迷，痰涎壅盛。

【处方解析】方中以人参、白术、茯苓、山药、甘草、大枣补气健脾，以资化源；当归、白芍、阿胶、麦冬养血滋阴，上药合用，益气养血，扶助正气，以治其本。牛黄、羚羊角、水牛角清心降火，凉血解毒，平肝潜阳，息风定惊，豁痰开窍。麝香、冰片芳香辟秽，开窍醒脑。黄芩、白薇、大豆黄卷清热泻火，利湿解毒。苦杏仁、桔梗宣降肺气，化痰涤饮。防风、柴胡疏风通络，舒肝解郁。川芎、蒲黄行气活血，化瘀止痛。干姜、六神曲温中降逆，健胃消食。肉桂温通经脉，引火归原。诸药同用，共奏益气养血、化痰息风、镇静安神之功。

【推荐用量用法】当归9g，川芎9g，甘草6g，山药9g，黄芩9g，白芍9g，麦冬9g，白术（麸炒）9g，麸炒六神曲9g，蒲黄（炒）6g（包煎），大枣（去核）6g，阿胶（烊化）9g，茯苓9g，人参9g（另煎），防风9g，干姜6g，柴胡9g，肉桂4g（后下），白薇6g，桔梗6g，大豆黄卷6g，苦杏仁（炒）9g，牛黄0.2g（冲服），麝香（人工麝香）0.1g（冲服），水牛角浓缩粉2g（冲服），羚羊角粉0.3g（冲服），冰片0.1g（冲服）。水煎服，1日1剂，1日2次。

【临床应用】

1. 中风：多为气血两虚，风阳挟痰，上蒙清窍所致。症见突然昏倒，口眼歪斜，半身不遂，言语不清，不省人事，喉间痰声漉漉，舌质红、苔黄腻，脉弦滑；脑梗死恢复期见上述证候者。

若肝阳暴亢者，可加石决明、生龙骨、生牡蛎、珍珠母、天麻、钩藤、全蝎、蜈蚣、僵蚕等以平肝潜阳、息风止痉；若风痰较重者，加天竺黄、胆南星、半夏、竹沥、石菖蒲、远志等以化痰开窍；若瘀血阻络较甚者，可加地龙、赤芍、桃仁、红花、银杏叶、葛根等以活血通络。

2. 心悸：多因气血两虚，痰热扰心所致。症见心悸气短，胆怯善惊，坐卧不宁，胸闷烦躁，夜寐不安，口干口苦，舌质略红、舌苔黄腻，脉弦滑；心律失常、心血管神经症等见上述证候者。

心悸失眠，气血两虚较甚者，可加酸枣仁、柏子仁、夜交藤、黄芪、灵芝、龙眼肉等以益气养血，养心安神；若痰火扰心，烦躁不宁者，可加胆南星、竹茹、黄连、枳实、浙贝母、栀子、郁金等以清热化痰，宁心安神。

3. 眩晕：多为气血两虚，风痰上扰所致。症见眩晕，头重如蒙，视物旋转，胸闷作恶，呕吐痰涎，食少多寐，苔白腻，脉弦滑；高血压病见上述证候者。

若肝阳上亢较甚者，可加天麻、钩藤、石决明、牛膝、杜仲、桑寄生等以平肝止眩；若兼瘀血阻络，头痛甚者，可加葛根、银杏叶、丹参、红花、三七等以活血化瘀通络。

【禁忌】孕妇禁用。

【使用注意】

（1）运动员慎用。

（2）脑梗死属危重疾病，必要时采用中西医结合治疗方法救治。

（3）本方含有甘草，不宜与海藻、京大戟、红芽大戟、甘遂、芫花同用。

（4）本方含有白芍，不宜与藜芦同用。

（5）本方含有人参，不宜与五灵脂、藜芦同用。

（6）本方含有肉桂，不宜与赤石脂同用。

（7）本方含有白蔹，不宜与附子，川乌，草乌同用。

复方麝香注射液

【标准来源】《国家中成药标准汇编：脑系经络肢体分册》。

【药物组成】麝香、郁金、广藿香、石菖蒲、冰片、薄荷脑、聚山梨酯。

【功能主治】豁痰开窍，醒脑安神。用于痰热内闭所致的中风昏迷。

【用法用量】肌内注射，1次2～4mL，1日1～2次。静脉滴注，1次10～20mL，用5%、10%的葡萄糖注射液或0.9%氯化钠注射液250～500mL稀释后使用；或遵医嘱（每支装10mL）。

【处方解析】方中石菖蒲苦、辛，温，豁痰开窍，化湿开胃，醒神益智。郁金苦、辛、寒，活血行气，清心凉血，开窍解郁。广藿香辛、苦，温，芳化湿浊，辟秽开窍。麝香芳香走窜，开窍醒神，活血通络。冰片清心泻火，开窍醒神。薄荷芳香化浊，疏肝解郁，清利头目。诸药合用，共奏清心豁痰、活血通络、开窍醒神之功。

【推荐用量用法】麝香（人工麝香）0.1g（冲服），郁金10g，广藿香10g，石菖蒲10g，冰片0.3g（冲服）。水煎服，1日1剂，1日2次。

【临床应用】

中风：多为痰热闭窍，脑脉瘀阻所致。症见突然昏倒，不省人事，半身不遂，口舌歪斜，舌强语謇，身热，面赤，气粗，痰涎壅盛，大便秘结，舌质红、苔黄腻，脉弦滑数；脑血管疾病见上述证候者。

痰热内盛，喉间痰鸣者，可加牛黄、胆南星、天竺黄、竹沥、浙贝母等以清热化痰；火热炽盛者，可加黄连、黄芩、栀子、羚羊角、牡丹皮、赤芍、生地黄、玄参等以清热凉血；大便秘结者，可加大黄、芒硝、枳实等以泻下通便，通腑导滞；瘀血痹阻者，可加丹参、红花、赤芍、水蛭、葛根、银杏叶等以活血通络。

【禁忌】孕妇禁用。

【使用注意】

（1）运动员慎用。

（2）本方含郁金，不宜与丁香同用。

（3）密切观察病情变化，及时采取综合救治措施。

豨莶通栓胶囊

【标准来源】《中华人民共和国药典》一部（2020年版）。

【药物组成】豨莶草（蜜酒炙）、胆南星、清半夏、当归（酒）、天麻、秦艽、川芎、三七、桃仁、水蛭、红花、冰片、人工麝香。

【功能主治】活血祛瘀，祛风化痰，舒筋活络，醒脑开窍。用于缺血性中风，风痰痹阻脉络证引起的半身不遂、偏身麻木、口舌歪斜、语言謇涩。

【用法用量】口服。1次3粒，1日3次，4周为1疗程（每粒装0.37g）。

【处方解析】方中豨莶草辛散苦燥，《本草纲目》云："治肝肾风气，四肢麻痹。"故具有祛风除湿，舒筋活络，通痹解结之功。胆南星善祛风痰，清热化痰，息风定惊。当归、川芎、桃仁、红花、三七、水蛭活血祛风，化瘀通络。天麻、秦艽、清半夏平肝息风，化痰通络。冰片、麝香开窍醒神，麝香又能活血通络。诸药合用，共奏活血祛瘀、祛风化痰、舒筋活络、醒脑开窍之效。

【推荐用量用法】豨莶草 12g，胆南星 9g，清半夏 9g，当归 10g，天麻 10g，秦艽 10g，川芎 10g，三七粉 2g（冲服），桃仁 10g，水蛭 3g，红花 10g，冰片 0.3g（冲服），人工麝香 0.1g（冲服）。水煎服，1 日 1 剂，1 日 2 次。

【临床应用】

中风：多为风痰瘀血痹阻脉络所致。症见半身不遂，肢体麻木，口舌歪斜，语言謇涩，舌紫黯、苔白腻，脉沉滑；缺血性脑血管病见上述证候者。

兼肝阳上亢者，可加钩藤、石决明、珍珠母、牛膝、桑寄生等以平肝潜阳、息风止痉；痰阻廉泉，语言謇涩，可加石菖蒲、郁金、浙贝母、远志、茯苓等以化痰解语。

【禁忌】孕妇禁用。

【使用注意】

（1）运动员慎用。

（2）有出血倾向及凝血功能障碍病史者禁用。

（3）出血性中风（脑出血）急性期禁用。

（4）本方含半夏，不宜与川乌、草乌、附子同用。

豨蛭络达胶囊

【标准来源】《国家药品标准：新药转正标准第 40 册》。

【药物组成】豨莶草（蜜酒制）、水蛭、秦艽、三七、冰片、丹参、桃仁、天麻、川芎、人工牛黄、姜半夏、土鳖虫、红花、麝香、胆南星。

【功能主治】化痰活血，息风通络。用于缺血性中风（轻型脑梗死）中经络急性期风痰瘀血痹阻脉络证，症见半身不遂、口舌歪斜、语言不清、偏身麻木、头晕、脉弦滑。

【用法用量】口服，1 次 3~4 粒，1 日 3 次（每粒装 0.3g）。

【处方解析】方中豨莶草辛散苦燥，《本草纲目》云："治肝肾风气，四肢麻痹。"能祛风除湿，舒筋活络，通痹解结。丹参、当归、川芎、桃仁、红花、三七、水蛭、土鳖虫活血祛风，化瘀通络。天麻、秦艽、半夏平肝息风，化痰通络。麝香、冰片、牛黄开窍醒神，化痰通络。诸药合用，共奏活血祛瘀、化痰通络、开窍息风之效。

【推荐用量用法】豨莶草 10g，水蛭 3g，秦艽 10g，三七粉 3g（冲服），冰片 0.3g（冲服），丹参 10g，桃仁 10g，天麻 10g，川芎 10g，人工牛黄 0.2g（冲服），姜半夏 9g，土鳖虫 10g，红花 10g，麝香（人工麝香）0.1g（冲服），胆南星 9g。水煎服，1 日 1 剂，1 日 2 次。

【临床应用】

中风：多为风痰瘀血痹阻脉络所致。症见半身不遂，口舌歪斜，语言不清，偏身麻木，头晕，舌质紫黯、苔白腻，脉弦滑；轻型脑梗死见上述证候者。

头痛眩晕者，可加菊花、石决明、珍珠母、龙骨、牡蛎、代赭石等以平肝潜阳；痰热甚者，可加天竺黄、竹沥、浙贝母、石菖蒲、郁金、远志等以清热化痰息风。

【禁忌】孕妇禁用。

【使用注意】

（1）运动员慎用。

（2）有出血倾向者慎用。

（3）本方含半夏，不宜与川乌、草乌、附子同用。

（4）本方含有丹参，不宜与藜芦同用。

（5）脑梗死急性期可根据病情采用综合治疗方案。

血栓心脉宁胶囊

【标准来源】《中华人民共和国药典》一部（2020 年版）。

【药物组成】川芎、槐花、丹参、水蛭、毛冬青、人工牛黄、人工麝香、人参茎叶总皂苷、冰片、蟾酥。

【功能主治】益气活血，开窍止痛。用于气虚血瘀所致的中风、胸痹，症见头晕目眩、半身不遂、胸闷心痛、心悸气短；缺血性中风恢复期、冠心病心绞痛见上述证候者。

【用法用量】口服。1 次 4 粒，1 日 3 次（每粒装 0.5g）。

【处方解析】方中人参甘温，大补元气，益气行滞，活血通脉，安神定志。丹参、川芎、毛冬青、水蛭行气活血，通络止痛，宁心安神。麝香、冰片、牛黄、蟾酥芳香走窜，开窍醒神，化痰通络。槐花清泄肝热，明目定眩。诸药合用，共奏益气活血，开窍醒神，通络止痛之功。

【推荐用量用法】川芎 10g，槐花 10g，丹参 10g，水蛭 3g，毛冬青 10g，人工牛黄 0.2g（冲服），人工麝香 0.1g（冲服），人参 9g，冰片 0.3g（冲服），蟾酥 0.015g（冲服）。水煎服，1 日 1 剂，1 日 2 次。

【临床应用】

1. 中风：多为气虚血瘀，脑脉痹阻所致。症见半身不遂，头晕目眩，乏力，动则气短，舌质紫黯、苔薄白，脉细涩；缺血性中风恢复期见上述证候者。

气虚明显者，可加黄芪、沙棘、刺五加、红景天等益气行滞通络；瘀血明显者，可加红花、桃仁、益母草、三七、银杏叶、葛根等活血祛瘀。

2. 胸痹：多为气虚血瘀，心脉痹阻所致。症见胸闷，疼痛隐隐，头晕目眩，乏力，动则气短，舌质紫黯、苔薄白，脉细涩；冠状动脉粥样硬化性心脏病、心绞痛见上述证候者。

瘀血明显者，可加红景天、沙棘、延胡索等行气活血止痛；兼痰浊者，可加瓜蒌、薤白、半夏、陈皮、枳实等化痰通阳散结。

【禁忌】孕妇禁用。

【使用注意】

（1）运动员慎用。

（2）寒凝血瘀所致胸痹心痛者不宜单用。

（3）本方中蟾酥有强心作用，正在服用洋地黄类药物的患者慎用；蟾酥有毒，不宜过量久服。

（4）本方含有丹参、人参，不宜与藜芦同用。

（5）在治疗期间，心绞痛持续发作，宜加用硝酸酯类药。如果出现剧烈心绞痛、心肌梗死等，应及时救治。

抗栓再造丸

【标准来源】《中华人民共和国药典》一部（2020 年版）。

【药物组成】红参、黄芪、胆南星、穿山甲（烫）、人工牛黄、冰片、水蛭（烫）、人工麝香、丹参、三七、大黄、地龙、苏合香、全蝎、葛根、穿山龙、当归、牛膝、何首乌、乌梢蛇、桃仁、朱砂、红花、土鳖虫、天麻、细辛、威灵仙、草豆蔻、甘草。

【功能主治】活血化瘀，舒筋通络，息风镇痉。用于瘀血阻窍、脉络失养所致的中风，症见手足麻木、步履艰难、瘫痪、口眼歪斜、言语不清；中风恢复期及后遗症见上述证候者。

【用法用量】口服。1次1袋，1日3次（每袋装3g）。

【处方解析】方中水蛭、丹参、三七、地龙、穿山甲、牛膝、大黄、桃仁、红花、土鳖虫、葛根活血化瘀，舒筋通络。麝香、冰片、牛黄、苏合香、胆南星芳香化浊，豁痰开窍。朱砂重镇安神。天麻、全蝎、乌梢蛇、细辛、威灵仙、穿山龙息风止痉，祛风通络。红参、黄芪、当归、何首乌益气行滞，养血通脉，扶正固本。草豆蔻温中化湿，和胃定中。甘草调和诸药。诸药相合，共奏活血化痰、舒筋通络、息风止痉之功。

【推荐用量用法】红参9g，黄芪20g，胆南星9g，穿山甲10g，人工牛黄0.2g（冲服），冰片0.3g（冲服），水蛭3g，人工麝香0.1g（冲服），丹参10g，三七粉3g（冲服），大黄10g，地龙10g，苏合香1g（冲服），全蝎6g，葛根15g，穿山龙12g，当归10g，牛膝10g，何首乌12g，乌梢蛇10g，桃仁10g，朱砂0.1g（冲服），红花10g，土鳖虫10g，天麻10g，细辛3g，威灵仙10g，草豆蔻6g，甘草10g。水煎服，1日1剂，1日2次。

【临床应用】

中风：多为风痰瘀阻，脉络失养而致。症见半身不遂，手足麻木，步履艰难，口眼歪斜，言语不清，舌质黯、苔腻，脉弦；脑血管疾病恢复期及后遗症见上述证候者。

【禁忌】孕妇禁用。

【使用注意】

（1）运动员慎用。

（2）阴虚风动者不宜使用。

（3）本方含朱砂，有毒，不宜过量久服。

（4）本方含人参、丹参、细辛，不宜与五灵脂、藜芦同用。

（5）本方含甘草，不宜与海藻、京大戟、红芽大戟、甘遂、芫花同用。

麝香抗栓胶囊

【标准来源】《中华人民共和国药典》一部（2020年版）。

【药物组成】人工麝香、羚羊角、三七、天麻、全蝎、乌梢蛇、红花、地黄、大黄、粉葛、川芎、僵蚕、水蛭（制）、黄芪、胆南星、地龙、赤芍、当归、豨莶草、忍冬藤、鸡血藤、络石藤。

【功能主治】通络活血，醒脑散瘀。用于中风气虚血瘀症，症见半身不遂、言语不清、头昏目眩。

【用法用量】口服。1 次 4 粒，1 日 3 次。（每粒装 0.25g）

【处方解析】方中黄芪甘温益气，鼓舞气血运行，益气行滞。麝香、三七、大黄、川芎、当归、红花、赤芍、水蛭、地黄活血化瘀，疏通经脉，调畅气血。豨莶草、忍冬藤、鸡血藤、络石藤、乌梢蛇、葛根祛风通脉，舒筋活络。羚羊角、天麻、地龙、全蝎平肝息风。僵蚕、胆天星祛风化痰，息风止痉。麝香气味芳香，又能开窍醒神。诸药合用，共奏通络活血、醒脑散瘀、平肝息风之效。

【推荐用量用法】麝香（人工麝香）0.1g（冲服），羚羊角粉 0.3g（冲服），三七粉 3g（冲服），天麻 10g，全蝎 6g，乌梢蛇 10g，红花 10g，地黄 10g，大黄 10g，粉葛 10g，川芎 10g，僵蚕 10g，水蛭 3g，黄芪 15g，胆南星 9g，地龙 10g，赤芍 10g，当归 10g，豨莶草 10g，忍冬藤 10g，鸡血藤 10g，络石藤 10g。水煎服，1 日 1 剂，1 日 2 次。

【临床应用】

中风：多为正气亏虚，风痰瘀血，痹阻脑脉所致。症见半身不遂，口舌歪斜，言语謇涩，手足麻木，气短乏力等；脑梗死恢复期见上述证候者。

气虚明显者，可加人参、党参、白术等以益气行滞；兼痰浊者，可加天竺黄、竹沥、石菖蒲、浙贝母、陈皮、半夏等以化痰息风。

【禁忌】孕妇禁用。

【使用注意】

（1）运动员慎用。

（2）出血性中风急性期忌用。

（3）本方含全蝎，有毒，不宜过量久服。

（4）本方含赤芍，不宜与藜芦同用。

二、昏　迷

接真汤

【处方来源】《御药院方》卷六。

【原文药物组成】沉香2钱，丁香2钱，附子（炮裂，去皮脐）4钱，麝香1钱。

【原文用法】上为粗末。水2盏，生姜7片，枣2枚去核，煎至1盏，滤去滓，温服，只作1服。

【原文主治】阴病手足厥冷，脐腹疼痛，真气不足，衰惫欲绝。

【处方解析】本方为阳虚阴盛或寒邪直中所致厥证而设。方中附子辛甘，大热，能上助心阳、中温脾阳、下补肾阳，为"回阳救逆第一品药"，为治疗阴寒内盛或寒邪直中所致厥证的要药，故为君药。麝香气极香，走窜之性甚烈，开窍通闭，温经止痛，为醒神回苏的要药，辅助附子以促醒脑回苏，故为臣药。沉香芳香走窜，味辛行散，性温祛寒，善散胸腹阴寒，行气止痛；丁香既能温中散寒止痛，又能温肾助阳，二者合用，芳香辛散，通达阳气，散寒止痛；生姜辛散温通，温中散寒；大枣甘温，补脾和胃，四药共为佐药。诸药合用，共奏补火助阳、散寒止痛、醒神回厥之功。

【推荐用量用法】沉香5g（后下），丁香3g，附子（制）15g（先煎），麝香（人工麝香）0.1g（冲服），生姜10g，大枣2枚，水煎服，1日1剂，1日2次。

【临床应用】

厥证：多为阳虚阴盛或寒邪直中而致。症见手足厥冷，畏寒蜷卧，脐腹疼痛，面色苍白，突然昏倒，不省人事，舌淡苔白，脉沉细；多种原因引起的晕厥见上述证候者。

寒邪偏盛者，可加肉桂、干姜、吴茱萸、高良姜、荜茇等以散寒止痛，回阳通脉。

【禁忌】孕妇禁用。

【使用注意】

（1）运动员慎用。

（2）本方含有附子，不宜半夏、瓜蒌、天花粉、浙贝母、川贝母、白蔹同用。

（3）本方含有丁香，不宜与郁金同用。

（4）密切观察病情变化，及时采取综合救治措施。

菖蒲散

【处方来源】《全生指迷方》卷三。

【原文药物组成】石菖蒲 1 两，麝香（研）1 钱。

【原文用法】上为细末。每服 2 钱，酒调下，或饮调下亦得。

【原文主治】阴阳相并，或阴气并阳，阳气并阴，令人九窍闭塞，状类尸厥。

【处方解析】本方为阴阳气血失和，阴阳不相顺接的厥证而设。方中麝香辛温，气极香，走窜之性甚烈，有很强的开窍通闭、辟秽化浊作用，为醒神回苏之要药，各种原因所致之闭证神昏，用之皆效。石菖蒲辛开苦燥温通，芳香走窜，既能开窍醒神，又能化湿，豁痰，辟秽，善治痰湿秽浊之邪蒙蔽清窍所致神志昏乱。二者合用，共奏开窍醒神回厥之功。

【推荐用量用法】石菖蒲 10g，麝香（人工麝香）0.1g（冲服）。水煎服，1 日 1 剂，1 日 2 次。

【临床应用】

厥证：多为阴阳气血失和，阴阳不相顺接而致。症见猝然昏倒，不省人事，目闭不能开，口噤不能语，手足厥冷；多种原因引起的晕厥见上述证候者。

情志异常，精神刺激，肝气不疏，气机逆乱，属于气厥者，加沉香、木香、乌药、槟榔、枳实、檀香、丁香、广藿香等调畅气机，顺接阴阳；急躁恼怒，气血并逆于上，属血厥者，加当归、红花、山楂、乌药、青皮、木香等活血散瘀，顺气开郁；素有咳喘宿痰，恼怒或剧烈咳嗽诱发，属痰厥者，加陈皮、半夏、胆南星、枳实、茯苓、紫苏子、白芥子、瓜蒌等行气豁痰；夏季感受暑热，昏厥者，加牛黄、黄芩、黄连、栀子、郁金、荷叶、西瓜翠衣、滑石、淡竹叶等清解暑热。

【禁忌】孕妇禁用。

【使用注意】

（1）运动员慎用。

（2）本方为急救治标之法，中病即止。

（3）密切观察病情变化，及时采取综合救治措施。

麝醋方

【处方来源】《圣济总录》卷三十九。

【原文药物组成】麝香（细研）1钱。

【原文用法】和醋半盏，调分2服，即愈。

【原文主治】中恶霍乱。

【处方解析】本方为中恶而设。方中麝香芳香走窜，《神农本草经》谓其："主辟恶气。"《名医别录》载其"主治诸凶邪鬼气，中恶、心腹暴痛胀急、痞满"。有芳香辟秽，开窍醒神，通经止痛之功。醋又名苦酒，《本草备要》言其："散瘀，解毒，下气消食，开胃气。"《本草再新》云其"生用可以消诸毒，行湿气"。具有解毒、和胃、下气、消食之功。二者同用，共奏辟秽解毒、开窍醒神、降气和胃之功。

【推荐用量用法】麝香（人工麝香）0.1g，用醋30mL冲服。1日1剂，1日2次。

【临床应用】

中恶：由于禀赋虚弱，忤犯暑湿秽浊之气，令人心腹暴痛，闷乱如死，无所觉知，又曰卒忤，盖阴阳痞隔，气道厥逆，上下不通，阳气散乱，故令不知人也。症见突然恶心呕吐，腹痛腹泻，脘腹胀满，食欲不振，精神烦闷，甚至神识昏昧，舌淡苔白腻；急性胃炎，急性肠炎，多种原因引起的昏厥见上述证候者。

神志昏迷者，可加生姜汁、竹沥汁同服；暑湿秽浊之气偏盛者，可用广藿香、佩兰、香薷、白扁豆、茯苓水煎服；气滞胃痛呕吐甚者，可用木香、槟榔、半夏、陈皮、青皮等水煎服。

【禁忌】孕妇禁用。

【使用注意】

（1）运动员慎用。

（2）大病、久病，虚脱昏迷者忌用。

（3）本方为救急治标之法，不宜久服。

醒脑静注射液

【标准来源】《中华人民共和国卫生部药品标准：中药成方制剂》（第

十七册）。

【药物组成】麝香、郁金、冰片、栀子。

【功能主治】清热解毒，凉血活血，开窍醒脑。用于气血逆乱，瘀阻脑络所致中风、神昏、偏瘫、口舌歪斜；外伤头痛，神志不清；酒毒攻心，头痛呕恶，抽搐；脑栓塞、脑出血急性期、颅脑外伤、急性酒精中毒见上述症候者。

【用法用量】肌肉注射，1次2~4mL，1日1~2次。静脉滴注一次10~20mL，用5%~10%葡萄糖注射液或氯化钠注射液250~500mL稀释后滴注，或遵医嘱（每支5mL）。

【处方解析】方中麝香辛散温通，芳香走窜，开窍醒神，活血通络，故为君药。郁金辛散苦降，寒能泻热，入血分能凉血行瘀，入气分可行气解郁，为行气凉血之良药；栀子苦寒，既善泻火除烦利尿，又能清热凉血解毒，共为臣药。冰片辛苦微寒，芳香走窜，善清郁热而通诸窍，以加强麝香开窍醒神之效，为佐药。诸药合用，共奏清热解毒、凉血活血、开窍醒脑之功。

【推荐用量用法】麝香（人工麝香）0.1g（冲服），郁金10g，冰片0.3g（冲服），栀子10g。水煎服，1日1剂，1日2次。

【临床应用】

1. 中风：多为毒瘀互阻，上扰清窍而致。症见神志昏迷，偏瘫，口眼歪斜，身热，面赤，烦躁，气粗口臭，舌红绛、苔黄，脉数；脑梗死恢复期见上述证候者。

脑络瘀阻较重者，可加当归、川芎、桃仁、红花、地龙、水蛭、葛根、银杏叶等以活血通络。

2. 酒厥：多为饮酒过多，闭塞清窍而致。症见眩晕，语无伦次，含糊不清，时喜时怒，步态蹒跚，恶心呕吐，舌质红、苔黄腻，脉弦滑数；急性酒精中毒见上述证候者。

酒伤严重者，可加葛花、葛根、枳椇子等以增强解酒毒之效。

3. 外伤头痛：多为脑部外伤，脑脉受损，瘀阻脑络而致。症见头痛经久不愈，痛处固定不移，痛如锥刺，舌质紫黯、有瘀斑；颅脑损伤恢复期见上述证候者。

脑脉瘀阻，头痛较重者，可加川芎、延胡索、白芷、赤芍、红花、丹参、全蝎、蜈蚣、地龙等以活血祛瘀，通络止痛。

【禁忌】孕妇禁用。

【使用注意】

（1）运动员慎用。

（2）本方含方郁金，不宜与含丁香的药物合用。

安宫牛黄丸

【标准来源】《中华人民共和国药典》一部（2020 年版）。

【药物组成】牛黄、水牛角浓缩粉、麝香或人工麝香、珍珠、朱砂、雄黄、黄连、黄芩、栀子、郁金、冰片。

【功能主治】清热解毒，镇惊开窍。用于热病、邪入心包、高热惊厥、神昏谵语；中风昏迷及脑炎、脑膜炎、中毒性脑病、脑出血、败血症见上述证候者。

【用法用量】口服。1 次 1 丸，1 日 1 次；小儿 3 岁以内 1 次 1/4 丸，4~6 岁 1 次 1/2 丸，1 次；或遵医嘱（规格：3g）。

【处方解析】方中牛黄苦凉，清心凉肝，豁痰开窍，息风止痉；水牛角咸寒，清营凉血，解毒定惊；麝香芳香开窍，通络醒神，三者合用，清心开窍，凉血解毒，共为君药。黄连、黄芩、栀子苦寒，清热泻火解毒，以增强君药清解热毒之力，共为臣药。冰片、郁金芳香辟秽，通窍开闭，以加强麝香开窍醒神之功；雄黄助牛黄以解毒祛痰；朱砂、珍珠镇心安神，定惊止搐，共为佐药。诸药合用，共奏清热解毒、镇静开窍之效。

【推荐用量用法】牛黄 0.2g（冲服），水牛角浓缩粉 2g（冲服），麝香（人工麝香）0.1g（冲服），珍珠（研粉）0.3g，朱砂 0.1g（冲服），雄黄 0.05g（冲服），黄连 5g，黄芩 10g，栀子 10g，郁金 10g，冰片 0.3g（冲服）。儿童用量随年龄加减。水煎服，1 日 1 剂，1 日 2 次。

【临床应用】

1. 神昏：多因温热邪气，内陷心包，风动痰生，上蒙清窍而致。症见高热烦躁，神昏谵语，喉间痰鸣，痉厥抽搐，斑疹吐衄，舌绛苔焦，脉细数者；流行性脑脊髓膜炎、乙型脑炎、中毒性脑病、败血症见上述证候者。

惊厥明显者，可加羚羊角、钩藤、全蝎等清热凉肝，息风止痉；兼腑实便秘，加大黄、芒硝等以泻下攻积，通腑泄热；痰涎壅盛者，可加天竺黄、胆南星、竹沥、浙贝母、石菖蒲等以清化痰热。

2. 中风：多为痰火内盛，肝阳化风，风阳挟痰，上扰神明而致。症见突然昏倒，不省人事，两拳固握，牙关紧闭，面赤气粗，口眼歪斜，喉间痰声漉漉，舌质红、苔黄腻，脉弦滑而数；脑梗死、脑出血见上述证候者。

神昏严重者，可用清开灵注射液或醒脑静注射液静脉滴注。

3. 小儿急惊风： 多为小儿外感热邪，热极生风，兼痰热内盛，闭塞神明而致。症见高热烦躁，惊厥抽搐，头痛，咳嗽，喉间痰鸣，神昏谵妄，舌红绛、苔焦黄，脉弦数；小儿惊厥见上述证候者。

喉间痰鸣者，可加天竺黄、胆南星、竹沥、石菖蒲以清热豁痰开窍；抽搐频繁者，加羚羊角、钩藤、僵蚕、全蝎等以息风止痉。

【禁忌】 孕妇禁用。

【使用注意】

（1）运动员慎用。

（2）寒闭神昏不宜使用。

（3）本方含朱砂、雄黄，有毒，不宜过量久服，肝肾功能不全者慎用。

（4）治疗期间如出现肢寒畏冷，面色苍白，冷汗不止，脉微欲绝，应立即停药，采取应急综合疗法。

（5）高热神昏，中风昏迷等口服困难者，当鼻饲给药。

（6）本方含郁金，不宜与含丁香的药物合用。

牛黄清宫丸

【标准来源】《中华人民共和国药典》一部（2020年版）。

【药物组成】 人工牛黄、麦冬、黄芩、莲子心、天花粉、甘草、大黄、栀子、地黄、连翘、郁金、玄参、雄黄、水牛角浓缩粉、朱砂、冰片、金银花、人工麝香。

【功能主治】 清热解毒，镇惊安神，止渴除烦。用于热入心包、热盛动风证，症见身热烦躁、昏迷、舌赤唇干、谵语狂躁、头痛眩晕、惊悸不安及小儿急热惊风。

【用法用量】 口服。1次1丸，1日2次（每丸重2.2g）。

【处方解析】 方中牛黄清热解毒，化痰息风，开窍醒神；麝香芳香醒神，通闭开窍；水牛角清热凉血，解毒定惊，共为君药。黄芩、栀子、天花粉、大黄清热泻火，泄热通肠；金银花、连翘疏散风热，清热解毒，六药合用，辅助君药增强清热泻火解毒之效，共为臣药；生地黄、玄参、麦冬清热泻火，生津止渴，凉血解毒，三药合用，辅助君药增强清热凉血解毒，生津止渴之功，亦为臣药。朱砂清心泻火，镇心安神；雄黄豁痰解毒；冰片清热泻火，开窍醒神；莲子心、郁金清心除烦，佐助君药重镇安神，泻火解毒，共为佐药。甘草调和诸药，为使药。诸药相伍，共奏清热解毒、镇惊安神、止渴除烦之功。

【推荐用量用法】人工牛黄 0.2g（冲服），麦冬 10g，黄芩 10g，莲子心 5g，天花粉 10g，甘草 10g，大黄 10g（后下），栀子 10g，生地黄 8g，连翘 8g，郁金 8g，玄参 6g，雄黄 0.05g（冲服），水牛角浓缩粉 2g（冲服），朱砂 0.1g（冲服），冰片 0.3g（冲服），金银花 15g，人工麝香 0.1g（冲服）。儿童用量随年龄加减。水煎服，1 日 1 剂，1 日 2 次。

【临床应用】

1. 热病神昏：多为热入心包，扰乱心神而致。症见高热神昏，谵语烦躁，痉挛抽搐，头痛眩晕，舌赤唇焦，脉滑数；流行性乙型脑炎、流行性脑脊髓膜炎、中毒性脑病见上述证候者。

神昏严重者，可用清开灵注射液或醒脑静注射液静脉滴注；痰涎壅盛者，可加浙贝母、胆南星、天竺黄、竹沥、石菖蒲等以清化痰热。

2. 小儿急惊风：多为外感时邪，内蕴痰热，热盛动风，蒙蔽心窍而致。症见高热神昏，两目窜视，牙关紧闭，颈项强直，角弓反张，四肢抽搐，舌红苔黄，脉弦数有力；小儿惊厥见上述证候者。

抽搐频繁者，加僵蚕、全蝎、钩藤、羚羊角等以息风止痉；喉间痰鸣者，可加天竺黄、胆南星、竹沥、石菖蒲以清热化痰。

【禁忌】孕妇禁用。

【使用注意】

（1）运动员慎用。

（2）寒闭神昏不宜使用。

（3）本方含朱砂、雄黄，不宜久服，肝肾功能不全者慎用。

（4）本方含郁金，不宜与含丁香的药物合用。

牛黄醒脑丸

【标准来源】《中华人民共和国卫生部药品标准：中药成方制剂》（第十八册）。

【药物组成】黄连、水牛角浓缩粉、黄芩、冰片、栀子、麝香、郁金、朱砂、玳瑁、雄黄、牛黄、珍珠。

【功能主治】清热解毒，镇惊，开窍。用于热病高热，昏迷惊厥，烦躁不安，小儿惊风抽搐，失眠等症。

【用法用量】口服，1次1丸，1日1次；小儿3岁以内1次1/4次，4~6岁1次1/2丸，或遵医嘱（每丸重3.5g）。

【处方解析】方中牛黄苦凉，清心凉肝，豁痰开窍，息风止痉；水牛角咸寒，清营凉血，解毒定惊；麝香芳香开窍，通络醒神，三者合用，清心开窍，凉血解毒，共为君药。黄连、黄芩、栀子苦寒，清热泻火解毒，以增强君药清解热毒之力，共为臣药。冰片、郁金芳香辟秽，通窍开闭，以加强麝香开窍醒神之功；雄黄助牛黄以解毒祛痰；朱砂、珍珠、玳瑁镇心安神，定惊止搐，共为佐药。诸药合用，共奏清热解毒、镇静开窍之效。

【推荐用量用法】黄连5g，水牛角浓缩粉2g（冲服），黄芩10g，冰片0.3g（冲服），栀子10g，麝香（人工麝香）0.1g（冲服），郁金10g，朱砂0.1g（冲服），玳瑁15g，雄黄0.05g（冲服），牛黄0.2g（冲服），珍珠（研粉）0.3g。儿童用量随年龄加减。水煎服，1日1剂，1日2次。

【临床应用】

1. 热病神昏：多为热入心包，神明被扰而致。症见高热，烦躁不安，神志昏迷，谵语，舌红苔黄，脉数；流行性乙型脑炎、流行性脑脊髓膜炎、中毒性脑病、脑血管疾病见上述证候者。

惊厥明显者，可加羚羊角、钩藤、全蝎等清热凉肝，息风止痉，或合用紫雪散；兼腑实便秘，加大黄、芒硝等以泻下攻积，通腑泄热；痰涎壅盛者，可加天竺黄、胆南星、竹沥等以清化痰热。

2. 小儿急惊风：多为肝经热盛，热动肝风而致。症见高热，四肢抽搐，牙关紧闭，角弓反张，烦躁不安，甚则神昏，舌红苔黄腻，脉数；小儿惊厥见上述证候者。

喉间痰鸣者，可加天竺黄、胆南星等以清热化痰；抽搐频繁者，加僵蚕、全蝎、钩藤等以息风止痉，或合用紫雪散。

【禁忌】孕妇禁用。

【使用注意】

（1）运动员慎用。

（2）寒闭神昏不宜使用。

（3）本方含朱砂、雄黄，有毒，不宜过量久服，肝肾功能不全者慎用。

（4）治疗期间如出现肢寒畏冷，面色苍白，冷汗不止，脉微欲绝，应立即停药，采取应急综合疗法。

（5）高热神昏，中风昏迷等口服困难者，当鼻饲给药。

（6）本方含郁金，不宜与含丁香的药物合用。

紫雪散

【标准来源】《中华人民共和国药典》一部（2020 年版）。

【药物组成】石膏、北寒水石、滑石、磁石、玄参、木香、沉香、升麻、甘草、丁香、芒硝（制）、硝石（精制）、水牛角浓缩粉、羚羊角、人工麝香、朱砂。

【功能主治】清热开窍，止痉安神。用于热入心包、热动肝风证，症见高热烦躁、神昏谵语、惊风抽搐、斑疹吐衄、尿赤便秘。

【用法用量】口服。1 次 1.5~3g，1 日 2 次；周岁小儿 1 次 0.3g，5 岁以内小儿每增 1 岁递增 0.3g，1 日 1 次；5 岁以上小儿酌情服用（①每瓶装 1.5g；②每袋装 1.5g）。

【处方解析】方中水牛角咸寒，清心凉血解毒；羚羊角咸寒，清热凉肝，平肝息风；麝香芳香走窜，开窍醒神，三药合用，清热凉血，开窍醒神，息风止痉，共为君药。石膏、寒水石大寒，清热泻火，除烦止渴；滑石甘淡性寒，清热利窍，引热下行；升麻清热解毒，透邪外达；玄参清热凉血，养阴生津；上药同用，清热泻火且不伤津，共为臣药。朱砂、磁石重镇安神；木香、沉香、丁香行气宣通；芒硝、硝石泻热通便，釜底抽薪，共为佐药。甘草清热解毒，调和诸药，为佐使药。诸药合用，共奏清热泻火、凉血解毒、醒神开窍、息风止痉之效。

【推荐用量用法】石膏 15g（先煎），寒水石 15g（先煎），滑石 15g（先煎），磁石 15g（先煎），玄参 10g，木香 3g，沉香 3g（后下），升麻 10g，甘草 5g，丁香 2g，芒硝 12g（冲服），硝石 3g（冲服），水牛角浓缩粉 2g（冲服），羚羊角粉 0.3g（冲服），人工麝香 0.1g（冲服），朱砂 0.1g（冲服）。儿童用量随年龄加减。水煎服，1 日 1 剂，1 日 2 次。

【临床应用】

1. 神昏：多为温热邪气，内陷心包而致。症见高热神昏，烦躁不安，惊风抽搐，斑疹吐衄，舌红、苔黄燥，脉数；流行性乙型脑炎、流行性脑脊髓膜炎、重症肺炎、败血症见上述证候者。

神昏重者，可加冰片、郁金、栀子、黄连等清热解毒，开窍醒神；斑疹吐衄明显者，可加生地黄、紫草、牡丹皮、赤芍、栀子、青黛、板蓝根等清热凉血止血。

2. 小儿急惊风：多为温热邪气，内陷心包，热盛动风而致。症见高热烦躁，肢体痉挛抽搐，牙关紧闭，角弓反张，口渴唇焦，尿赤便秘，舌质红绛、苔黄干，脉弦数；小儿惊厥见上述证候者。

抽搐频繁者，可加牛黄、钩藤、蝉蜕、天麻、僵蚕、全蝎、蜈蚣等息风止痉。

【禁忌】孕妇禁用。

【使用注意】

（1）运动员慎用。

（2）虚风内动者不宜使用。

（3）本方含玄参，不宜与含藜芦的药物同用。

（4）本方含芒硝，不宜与含三棱、硫黄的药物同用。

（5）本方含丁香，不宜与郁金同用。

三、痫　证

化涎丸

【处方来源】《杨氏家藏方》卷十七。

【原文药物组成】半夏（生姜汁浸1宿）1两，干姜（炮）半两，黄连（去须）半两，桂心半两，木香半两，巴豆（去皮心膜，炒令黄，研细）10枚，牛黄（别研）1分，麝香（别研）1分，朱砂（研细，水飞）1两。

【原文用法】上为细末，次入研者药，一处拌匀，滴水为丸，如黍米大。每服3~5丸，乳食后温米饮或煎荆芥汤送下。

【原文主治】诸痫，胞络涎盛。

【处方解析】本方为痰浊内阻，阴阳不相顺接，蔽蒙清阳所致的癫痫而设。方中半夏辛温燥烈，燥湿化痰，降逆止呕；牛黄苦凉，可化痰开窍，息风止痉，共为君药。巴豆辛热峻烈，攻逐痰饮；干姜、桂心、木香药性温热，温助阳气，通畅气机、化除痰浊；麝香芳烈，开窍醒神。以上五味温通达，温助阳气、畅达气机，气化痰浊，开窍醒神，共为臣药。黄连既能清心除烦，又能和胃降逆；朱砂清心安神定惊，用为佐药。诸品同用，共奏化痰定惊、开窍醒神之功。

【推荐用量用法】半夏9g，干姜6g，黄连5g，肉桂5g（后下），木香5g，巴豆霜0.1g（冲服），牛黄0.1g（冲服），麝香（人工麝香）0.1g（冲服），朱砂0.1g（冲服）。水煎服，1日2次，1日1剂。

【临床应用】

癫痫 因痰浊内阻，阴阳不相顺接，蔽蒙清阳所致。症见发作时痰涎壅盛，喉间痰鸣，口角流涎，瞪目直视，神志模糊，犹如痴呆，失神，舌苔白腻，脉弦滑；各种原因所致的癫痫见上述证候者。

痰涎壅盛者，可加天南星、白附子、石菖蒲、远志、竹沥等以化痰、祛风、止痉；若抽搐明显者，可加天麻、僵蚕、全蝎等以息风止痉。

【禁忌】孕妇禁用。

【使用注意】

（1）运动员慎用。

（2）慢脾风证及阴虚风动者不宜服用。

（3）本方含有半夏，不宜与附子、川乌、草乌同用。

（4）本方含有肉桂，不宜与赤石脂同用。

（5）本方含有巴豆霜，不宜与牵牛子同用。

（6）本方含朱砂、巴豆霜，不宜过量久服，肝肾功能不全者慎用。

（7）饮食宜清淡，忌食辛辣刺激、油腻食物。

（8）小儿高热惊厥抽搐不止，应及时送医院抢救。

四制抱龙丸

【处方来源】《医宗金鉴》卷五十一。

【原文药物组成】天竺黄5钱，辰砂2钱，胆星1两，雄黄2钱，麝香1分半。

【原文用法】上为极细末，另用麻黄、款冬花、甘草各5钱，煎汤去滓，慢火熬成膏，合药末为丸，如芡实大。每服1丸，薄荷汤化下。

【原文主治】阳痫，痰涎壅盛者。

【处方解析】本方为肝风挟痰热上扰清窍，神机失用所致的癫痫而设。方中天竺黄甘寒，能清心、肝之火热，清热化痰，定惊止痉；麝香芳烈走窜，为开窍醒神的要药，二者同用，泻热涤痰，息风定惊，开窍醒神，共为君药。胆南星清热化痰、息风止痉；朱砂清心镇惊安神；雄黄解毒燥湿祛痰，《日华子本草》载其可治癫痫，三者合用，功能清热化痰、息风止痉、镇静安神，共为臣药。麻黄宣降肺气化痰，款冬花润肺下气化痰，薄荷轻扬升浮、芳香通窍，善于清利头目，三者共为佐药。甘草化痰止咳，调和诸药，用为佐使药。诸品同用，共奏清热化痰、息风止痉、开窍醒神之功。

【推荐用量用法】天竺黄9g，朱砂0.1g（冲服），胆南星9g，雄黄0.05g（冲服），麝香（人工麝香）0.1g（冲服）。麻黄6g，款冬花9g，甘草6g，薄荷6g（后下）。水煎服，1日1剂，分2次服。

【临床应用】

癫痫：由于肝风挟痰热上扰清窍，神机失用，风痰阻络所致。症见发作性神昏、抽搐，两目上视，口吐涎沫，喉中痰鸣等，舌质红、苔黄腻，脉弦滑；癫痫见上述证候者。

抽搐甚者，可加天麻、钩藤、僵蚕、全蝎等息风止痉之品；身热、面赤、便秘者，可加大黄、芒硝、礞石、黄芩等以清热泻火，逐痰，通便。

【禁忌】孕妇禁用。

【使用注意】

（1）运动员慎用。

（2）体虚正气不足者慎用。

（3）本方含有甘草，不宜与海藻、京大戟、红芽大戟、甘遂、芫花同用。

（4）本方含有麻黄，高血压及失眠者慎用。

（5）本方含朱砂、雄黄，不宜过量、久服，肝肾功能不全者慎用。

（6）如服药期间出现恶心呕吐等不适症状，应及时就医。

四、头　痛

通窍活血汤

【处方来源】《医林改错》卷上。

【原文药物组成】赤芍1钱，川芎1钱，桃仁（研泥）3钱，红花3钱，老葱（切碎）3根，鲜姜（切碎）3钱，红枣（去核）7个，麝香（绢包）5厘。

【原文用法】用黄酒半斤，煎前7味至1盏，去滓，入麝香再煎2沸，临卧服。

【原文主治】血瘀所致的脱发，暴发火眼，酒糟鼻，耳聋，白癜风，紫癜风，牙疳，男女劳病，小儿疳证，头痛，骨膊胸膈顽硬刺痛，中风。

【处方解析】本方为脉络瘀阻而设。方中麝香味辛性温，芳香走窜，通行十二经，开通诸窍，和血通络，开窍通闭，解毒活血，为君药。赤芍、川芎行血活血，桃仁、红花活血通络，四药合用辅助君药活血消瘀，推陈致新，共为臣药。生姜、大枣调和营卫，通利血脉，佐助君药通络开窍，通利气血运行，且大枣能缓和麝香芳香辛窜之性，为方中佐药。老葱通阳，黄酒通络，使赤芍、川芎、桃仁、红花更能发挥其活血通络的作用，为使药。诸药合用，共奏活血通窍之功。

【推荐用量用法】赤芍10g，川芎3g，桃仁9g，红花9g，葱白6g，生姜9g，大枣5g，麝香（人工麝香）0.1g（冲服），黄酒适量兑服。水煎服，1日1剂，1日2次。

【临床应用】

1. 头痛：多为瘀血阻窍，脑络不通而致。症见头痛经久不愈，痛处固定不移，痛如锥刺，舌质紫黯、有瘀斑、苔薄白，脉细涩；血管神经性头痛、外伤头痛等见上述证候者。

痛甚者，可酌加延胡索、全蝎、蜈蚣以增强通络止痛之功；久病气血亏虚者，可酌加黄芪、葛根、当归等益气养血；兼痰浊者，可酌加半夏、胆南星、浙贝母等化痰。

2. 胸痹：多为气滞血瘀，心脉闭塞而致。症见胸痛，胸闷，痛处固定不移，舌质黯红或有瘀斑，脉弦紧；冠状动脉粥样硬化性心脏病见上述证候者。

瘀血重，胸痛剧烈者，可加延胡索、丹参、郁金、降香等行气活血止痛；寒凝血瘀者，可加桂枝、细辛、附子、薤白等温通经脉。

3. 中风：多为气滞血瘀，脉络瘀阻而致。症见半身不遂，肢体麻木，行走不便，舌质紫黯或有瘀斑，脉沉细；脑动脉硬化症见上述证候者。

瘀血重者，可加银杏叶、葛根、三棱、莪术、水蛭、地龙等以活血通络；兼气虚者，可加黄芪、党参等以益气行滞。

4. 脱发： 多为瘀血阻滞头皮经络，局部气血运行失衡，堵塞毛囊而致。症见头发脱落，头皮瘙痒，皮肤油腻，舌质黯，脉沉细；脂溢性皮炎见上述证候者。

兼精血亏虚者，可酌加熟地黄、制首乌、黑芝麻、女贞子等以滋补精血，乌须发。

5. 耳聋： 多为瘀血内停，闭塞耳窍所致。症见耳内闷塞，日久不愈，甚至如物阻隔，听力明显下降，逐渐加重，舌质淡暗或有瘀斑，脉细涩；突发性耳聋、感音神经性耳聋等见上述证候者。

兼肝火上攻者，可酌加龙胆、黄芩、栀子等清泻肝火；兼清阳不升者，可酌加黄芪、柴胡、葛根升举清阳；兼肾精不足者，可酌加熟地黄、山茱萸、枸杞子等补肾填精。

6. 白癜风： 多为气滞血瘀，气血不和，皮肤失养而致。症见皮色变白，多局部不对称，不痛不痒，发无定处，白斑大小不等，形态各异，多见于头面、颈项、手足等暴露部位，甚或遍及全身，舌质紫黯、有瘀点瘀斑，脉涩。

局部刺痛者，可酌加延胡索、姜黄等；也可配合补骨脂、骨碎补，泡酒外搽。

7. 干血劳： 多因瘀血日久，冲任失调而致。症见皮肤粗糙如鳞甲，两目黯黑，月经不调或闭经，食欲不振，四肢无力，午后发烧至夜尤甚，舌质紫黯、有瘀斑、舌底脉络怒张，脉细涩；原发性闭经、多囊卵巢综合征、卵巢储备功能不全、卵巢早衰等见上述证候者。

瘀血闭阻较甚者，可加三棱、莪术、土鳖虫、大黄等以破血通经；气血亏虚者，可酌加黄芪、党参、当归、熟地黄等以补益气血。

【禁忌】 孕妇禁用。

【使用注意】

（1）运动员慎用。

（2）有出血倾向者慎用。

（3）本方含有赤芍，不宜与藜芦同用。

降真丹

【处方来源】《鸡峰普济方》卷十八。

【原文药物组成】石膏1两半，乌头半两，白附子1两，白僵蚕1两，天南星1两，藿香1两，辰砂1两，川芎1分，甘草1分，白芷半两，细辛1分，麝香（别研）半两。

【原文用法】上为细末，滴水为丸，如鸡头子大，于风阴处晾干。每服1丸，细嚼，食后腊茶送下。

【原文主治】风痰偏正头痛，项背拘急，或伤风不可忍者。

【处方解析】本方为风邪挟痰，上扰清窍所致痰浊头痛、外感头痛而设。方中白附子辛散温通，性锐上行，善逐头面风痰，具有较强的止痛作用；天南星苦泄辛散温行，入肝经，可通行经络，尤善祛风痰；僵蚕味辛行散，有祛风化痰，通络止痛之效，三药相合，针对风痰上扰，闭阻清窍的主要病机，共为君药。川芎芳香走窜，行气活血，祛风止痛，为治疗头痛的要药；白芷祛风止痛，尤善治阳明头痛；细辛散寒止痛，尤善治少阴头痛；藿香芳香疏散，解表散寒，化湿止痛；乌头辛热苦燥，祛风除湿，散寒止痛；麝香辛香走窜，活血化瘀，温通经络，通窍止痛，六药相配，功能祛风解表，温经散寒，通窍止痛，共为臣药。石膏辛甘大寒，清热泻火，善除阳明头痛；辰砂（朱砂）清热泄火，消肿止痛，镇心安神，二药合用，既可佐助君药缓解头痛，又可佐制温燥诸品伤阴之弊，故为佐药。甘草调和诸药，引药入经，为使药。以上诸药合用，共奏祛风散寒，活血化痰，通窍止痛之功。

【推荐用量用法】石膏15g（先煎），川乌（制）10g（先煎），白附子6g，白僵蚕10g，天南星（制）9g，广藿香10g，朱砂0.1g（冲服），川芎10g，甘草6g，白芷10g，细辛3g，麝香（人工麝香）0.1g（冲服）。水煎服，1日1剂，1日2次。

【临床应用】

1. 痰浊头痛：多因风痰上扰，闭阻清窍所致。症见头痛昏蒙，胸脘满闷，呕恶痰涎，苔白腻或舌胖大有齿痕，脉滑或弦滑；偏头痛、血管神经性头痛见上述证候者。

若兼肝阳上亢，头昏胀痛者，可加天麻、钩藤、石决明、白芍、菊花、牛膝、蔓荆子以平肝潜阳，息风止痛；痰涎多者，可加半夏、天麻、生白术、茯苓、陈皮、浙贝母、石菖蒲、远志等以豁痰开窍。

2. 外感头痛：多因风邪挟痰，上扰清窍所致。症见头痛，恶风，项背拘紧，胸闷呕恶，遇风加重，苔薄白，脉浮缓；上呼吸道感染、流行性感冒见上述证候者。

若头痛较重，恶寒明显者，可加麻黄、桂枝、藁本、荆芥、防风等以祛风散寒止痛；若湿邪较重，头痛如裹，肢体困重者，可加羌活、独活、藁本、防风、蔓荆子、苍术、厚朴等以祛风胜湿，通络止痛。

【禁忌】孕妇禁用。

【使用注意】

（1）运动员慎用。

（2）本方含有朱砂、细辛、白附子、川乌有毒，不宜长期使用，肝肾功能不全者慎用。

（3）本方含有细辛，不宜与藜芦同用。

（4）本方含有川乌，不宜与半夏、瓜蒌、天花粉、浙贝母、川贝母、白蔹同用。

白附子丸

【处方来源】《杨氏家藏方》卷二。

【原文药物组成】半夏（汤洗7遍，生姜汁制）3分，天南星（炮）3分，寒水石（煅）3分，细辛（去叶土）3分，白茯苓（去皮）3分，白僵蚕（炒，去丝嘴）3分，肉桂（去粗皮）3分，白附子（炮）3分，川芎3分，香白芷1分，麝香（别研）1分。

【原文用法】上为细末，生姜汁煮糊为丸，如梧桐子大。每服30丸，食后用温热水送下。

【原文主治】风搏阳络，胸膈涎盛，眉痛头旋。

【处方解析】本方为风痰上扰，闭阻清窍所致头痛、眩晕而设。方中白附子辛散温通，性锐上行，善逐头面风痰，功能燥湿化痰，祛风止痉，散结止痛；天南星苦泄辛散温行，入肝经，可通行经络，尤善祛风痰，可燥湿化痰，祛风止痉，散结消肿；姜半夏辛温而燥，燥湿化痰，降逆止呕，消痞散结；僵蚕味辛行散，有祛风化痰、通络止痛之效，四药合用，功能燥湿化痰，祛风止痉，通络止痛，共为君药。川芎芳香走窜，活血行气，祛风止痛，善行巅顶，为治疗头痛头风的要药；白芷辛散温通，祛风止痛，尤善治阳明头痛；细辛辛香走窜，宣泄郁滞，上达巅顶，通利九窍，功能祛风散寒止痛，尤善治少阴头痛；肉桂辛甘大热，功能行气血，通经脉，散寒凝，止疼痛；麝香辛香走窜，活血化瘀，温通经脉，通窍止痛，五药合用，辅助君药增强祛风散寒，行气活血，通窍止痛之功。茯苓甘淡性平，健脾渗湿，宁心安神，以绝生痰之源，有佐助之能；煅寒水石甘寒，清热降火止痛，既能佐助上药止痛之效，又能佐制上药辛温燥烈伤阴之弊，故亦为佐药。以上诸药合用，共奏祛风化痰、活血解痉、通窍止痛之功。

【推荐用量用法】姜半夏 9g，天南星（制）9g，寒水石（煅）15g（先煎），细辛 3g，茯苓 10g，僵蚕 10g，肉桂 5g（后下），白附子 6g，川芎 10g，白芷 10g，麝香（人工麝香）0.1g（冲服）。水煎服，1 日 1 剂，1 日 2 次。

【临床应用】

1. 头痛：多因风痰上扰，闭阻清窍所致。症见头痛昏蒙，胸脘满闷，呕恶痰涎，苔白腻或舌胖大有齿痕，脉滑或弦滑；偏头痛、血管神经性头痛见上述证候者。

若瘀血阻络，刺痛较甚者，可加葛根、银杏叶、当归、桃仁、红花、延胡索等以活血化瘀，通络止痛；若兼外感风寒，头痛项强者，可加羌活、独活、防风、葛根、荆芥、蔓荆子等解表散寒，通络止痛。

2. 眩晕：多因风痰上扰，闭阻清窍所致。症见眩晕，头重如蒙，视物旋转，胸闷作恶，呕吐痰涎，食少多寐，苔白腻，脉弦滑；原发性高血压病、梅尼埃病、脑动脉硬化症、神经衰弱等见上述证候者。

若兼肝阳上亢，口苦目赤，烦躁易怒者，可加天麻、钩藤、石决明、磁石、菊花、夏枯草、决明子、白芍、牛膝、罗布麻叶等以平肝潜阳；若兼肝肾不足，腰膝酸软，目涩耳鸣者，可加枸杞子、菊花、制首乌、生地黄、石斛、玄参等滋补肝肾；若兼瘀血阻窍，可加桃仁、红花、当归、赤芍、葛根、银杏叶、冰片等以活血通窍。

【禁忌】孕妇禁用。

【使用注意】

（1）运动员慎用。

（2）本方含有细辛、天南星、半夏、白附子等有毒，不宜长期使用，肝肾功能不全者慎用。

（3）本方含有细辛，不宜与藜芦同用。

（4）本方含有肉桂，不宜与赤石脂同用。

（5）本方含有半夏，不宜与附子、川乌、草乌同用。

天南星散

【处方来源】《普济方》卷四十四。

【原文药物组成】南星半两，干姜2钱，白附子3钱，麻黄1钱半，全蝎3个，朱砂1分，麝香1分。

【原文用法】上为细末，酒调服。服后侧卧，令痛处半边在下。

【原文主治】偏头痛。

【处方解析】本方为风痰上扰，闭阻清窍所致偏头痛而设。方中白附子辛散温通，性锐上行，善逐头面风痰，燥湿化痰，祛风止痉，散结止痛；天南星苦泄辛散温行，入肝经，可通行经络，尤善祛风痰，功能燥湿化痰，祛风止痉，散结消肿，二药合用，功能燥湿化痰，祛风止痉，消肿散结，针对风痰阻窍头痛的主要病机，共为君药。全蝎为虫类药，辛平有毒，善于搜风通络，解痉止痛，是治疗顽固性偏正头痛的常用之品；麻黄辛散苦泄，温通宣畅，功能散寒通滞，通络止痛，《本草经疏》言"专主中风伤寒头痛"；麝香辛香走窜，功能活血化瘀，温通经脉，通窍止痛，三药合用，祛风散寒，活血通络，解痉止痛，共为臣药。干姜辛温，温通中阳，运脾化湿，以绝生痰之源，有佐助之能；朱砂甘寒，清热止痛，镇心安神，既能佐助上药止痛安神之功，又能佐制上药温燥伤阴之弊，亦为佐药。以上诸药合用，共奏祛风化痰、活血通络、解痉止痛之功。

【推荐用量用法】天南星（制）9g，干姜6g，白附子6g，麻黄6g，全蝎6g，朱砂0.1g（冲服），麝香（人工麝香）0.1g（冲服）。水煎服，1日1剂，1日2次。

【临床应用】

头痛：多因风痰上扰，闭阻清窍所致。症见头痛昏蒙，胸脘满闷，呕恶痰涎，苔白腻或舌胖大有齿痕，脉滑或弦滑；偏头痛、血管神经性头痛见上述证候者。

若兼肝阳上亢，头昏胀痛者，可加天麻、钩藤、石决明、白蒺藜、僵蚕、白芍、决明子、夏枯草以平肝潜阳，息风止痛；若瘀血阻络，刺痛较甚者,可加川芎、当归、桃仁、红花、延胡索、地龙、蜈蚣等以活血化瘀,通络止痛。

【禁忌】 孕妇禁用。

【使用注意】

(1)运动员慎服。

(2)本方含有全蝎、朱砂、天南星、白附子,有毒,不宜长期使用,肝肾功能不全者慎用。

(3)本方含有麻黄,高血压及失眠者慎用。

五、眩 晕

白蒺藜丸

【处方来源】《圣济总录》卷十七。

【原文药物组成】 蒺藜子(炒,去角)1两,旋覆花(择)1两,皂荚(去皮子,烧为灰)1两,恶实(炒)1两,龙脑(研)2钱,麝香(研)1钱,菊花(择)2两。

【原文用法】 上为细末,炼蜜为丸,如鸡头子大。每服1丸,食后嚼细,温酒送下。

【原文主治】 风头旋,目运痰逆。

【处方解析】 本方为肝经风火痰热上扰清窍所致的眩晕而设。方中蒺藜苦辛性温,《本草再新》谓其"镇肝风,泻肝火,益气化痰",能平抑肝阳,疏肝散风,清晕止眩;菊花甘寒质轻,轻清疏散,能疏散风热、清泄肝热、平抑肝阳,二者合用,为平肝止眩的要药,共为君药。旋覆花苦辛咸温,《名医别录》载其"消胸上痰结,唾如胶漆,心胁痰水",能降气消痰;皂角辛咸性温,《本经逢原》"用治风痰",有祛痰开窍之功;牛蒡子辛泄苦降,下行之力为多,能降气消痰,三者相合,能降气消痰,令清阳上升而止眩,共为臣药。麝香辛香走窜,芳香化浊,温通经脉,开窍醒神;冰片芳香行散,清热泻火,通利脑窍,醒神明目,共为佐药。诸品同用,共奏平抑肝阳、清热化痰、清晕止眩之功。

【推荐用量用法】 炒蒺藜12g,旋覆花(包煎)12g,大皂角1g,牛蒡子12g,冰片0.1g(冲服),麝香(人工麝香)0.1g(冲服),菊花12g。水煎服,

1日1剂，1日2次。

【临床应用】

眩晕：因肝经风火痰热上扰清窍所致。症见头目眩晕，耳鸣耳肿，口苦胁痛，心中烦闷，便干，尿黄，目赤肿痛，舌苔黄腻，脉弦数；原发性高血压病见上述证候者。

若身热烦躁，口苦咽干者，可加龙胆、夏枯草、决明子、黄芩、栀子等以清肝泻火；若头晕目眩盛者，可加钩藤、天麻、白芍、罗布麻、石决明、生龙骨、生牡蛎、珍珠母等以清肝平肝；若潮热盗汗，阴虚阳亢者，可加知母、黄柏、墨旱莲、女贞子、牛膝、生地黄、玄参、麦冬、地骨皮等以滋阴潜阳。

【禁忌】

（1）孕妇禁用。

（2）本方含有皂角，咯血、吐血患者忌服。

【使用注意】

（1）运动员慎用。

（2）服药期间饮食宜清淡，忌食辛辣油腻食物，以免助热生湿，加重病情。

天麻羌活丸

【处方来源】《圣济总录》卷十六。

【原文药物组成】天麻2两，羌活（去芦头）2两，白芷2两，芎劳2两，藁本（去苗土）2两，芍药2两，细辛（去苗叶）2两，麻黄（去根节）2两，麝香（研）、牛黄（研）各等分。

【原文用法】上为末，炼蜜为丸，如皂子大。每服1丸，研薄荷酒下。

【原文主治】头目风眩，邪气鼓作，时或旋运。

【处方解析】本方为风阳夹痰，上扰清窍所致的眩晕而设。方中天麻味甘质润，药性平和，功能平抑肝阳，息风定眩，为平肝息风之要药；羌活雄烈升散，《日华子本草》"治一切风并气，筋骨拳挛，四肢羸劣，头旋眼目赤疼"，能祛风散邪定眩，二药相伍，内风可息，外风可祛，有良好的清眩止晕之功，共为君药。牛黄性凉，气味芳香，功能凉肝息风，清心豁痰，开窍醒神；白芍酸苦微寒，功能养血敛阴、平抑肝阳；麝香开窍醒脑，活血通脉，利窍定眩，三药合用，辅助君药增强平肝潜阳，豁痰开窍，清眩止晕之功，共为臣药。芎䓖（川芎）秉性升散，能上行头目，活血行气，祛风止痛；白芷辛散温通，长于疏散风邪，升发清阳，通窍止痛；藁本辛温香燥，性味俱升，善达巅顶，清利头目；细辛辛温发散，芳香透达，上达巅顶，通利九窍，清利头目；麻黄辛散苦降温通，通宣肺气，祛风行滞，薄荷芳香质轻，疏散外风，清利头目，五药合用，功能升散上行，活血行气，祛风止眩，通窍止痛，共为佐药。诸药合用，共奏平抑肝阳、散风通络、化痰开窍，清眩止痛之功。

【推荐用量用法】天麻 9g，羌活 9g，白芷 9g，川芎 9g，藁本 9g，白芍 9g，细辛 3g，麻黄 6g，麝香（人工麝香）0.1g（冲服），牛黄 0.1g（冲服），薄荷 6g（后下）。水煎服，1 日 1 剂，1 日 2 次。

【临床应用】

眩晕：多因风阳夹痰，上扰清窍所致。症见头目眩晕，项强脑胀，头痛，耳鸣、耳聋，肢麻，脉弦紧有力；脑动脉硬化症、梅尼埃病见上述证候者。

痰浊阻滞、脑络不通、头重昏蒙者，可加泽泻、半夏、白术、陈皮、山楂、葛根等以化痰通络、祛浊降脂；瘀血较重，伴头部痛有定处，舌暗或有瘀斑、舌下脉络迂曲者，可加丹参、桃仁、红花、水蛭、地龙、延胡索等以活血祛瘀，通络止痛。

【禁忌】孕妇禁用。

【使用注意】

（1）运动员慎用。

（2）本方含有白芍、细辛，不宜与藜芦同用。

（3）若痰火上扰、胸闷痰多者慎用。

（4）本方含麻黄，高血压、失眠患者慎用。

（5）本方含细辛有毒，不宜长期使用，肝肾功能不全者慎用。

（6）服药期间饮食宜清淡，忌食生冷、鸡、猪、毒滑物，及辛辣油腻食物，以免助热生湿，加重病情。

天南星丸

【处方来源】《太平惠民和剂局方》卷一。

【原文药物组成】天南星（每个重 1 两上下者，用温汤浸洗，刮去里外浮皮并虚软处，令净。用法：酒浸 1 宿，用桑柴蒸，不住添热汤，令釜满，甑内气猛，更不住洒酒，常令药润，7 伏时满，取出，用铜刀切开 1 个大者，嚼少许，不麻舌为熟，未即再炊，候熟，用铜刀切细，焙干）1 斤，辰砂（研飞，1 半为衣）2 两，丁香 1 两，麝香（研）1 两，龙脑（研）1 两半。

【原文用法】上为细末，入研药匀，炼蜜并酒搜和为丸，每两作 50 丸，以朱砂末为衣。每服 1 丸，烂嚼，浓煎生姜汤送下，不拘时候。

【原文主治】风痰上逆，胸脯烦满，头目昏眩，中酒呕吐，小儿慢惊。

【处方解析】本方为风痰上扰所致的眩晕、惊风而设。方中天南星苦泄辛散温行，入肝经，可通行经络，尤善祛风痰，止痉搐，为治疗风痰上扰，眩晕惊风之要药，故为君药。辰砂（朱砂）甘寒质重，能清心泻火，镇惊安神；麝香辛香走窜，芳香化浊，温通经脉，开窍醒神；冰片芳香行散，清热泻火，通利脑窍，醒神明目，三者共为臣药。生姜汁开痰和胃，降逆止呕，通窍醒神；丁香芳香性温，《本草再新》曰"开九窍，舒郁气，去风"，能降逆止呕，通窍解郁，二药相伍，能豁痰开窍，降逆止呕，尤宜于眩晕头昏呕吐，共为佐药。诸品同用，共奏息风化痰、定眩止痛、开窍宁神、降逆止呕之功。

【推荐用量用法】天南星（制）9g，朱砂 0.1g（冲服），丁香 3g，麝香（人工麝香）0.1g（冲服），冰片 0.1g（冲服），生姜汁 10mL。水煎制南星、丁香，兑入生姜汁，冲服朱砂、麝香、冰片。1 日 1 剂，1 日 2 次。

【临床应用】

1. 眩晕：因风痰上扰清窍所致，症见头目眩晕，项强脑胀，或有头痛，耳鸣，时有恶心，脉弦紧有力；原发性高血压病见上述证候者。

若身热烦躁，口苦咽干者，可加龙胆、夏枯草、决明子、黄芩、栀子等以清肝泻火；若头晕目眩盛者，可加钩藤、天麻、白芍、罗布麻叶、石决明、生龙骨、生牡蛎、珍珠母等以清肝平肝；若潮热盗汗，阴虚阳亢者，可加知母、黄柏、墨旱莲、女贞子、牛膝、生地黄、玄参、麦冬、地骨皮等以滋阴潜阳。

2. 酒厥：由于饮酒过多，酒毒渍于肠胃，流溢经络，充盈血脉，闭塞清窍所致。症见眩晕，头晕，语多且无伦次，或含糊不清，步态蹒跚，恶心呕吐，舌质红、苔黄腻，脉弦滑数者；急性酒精中毒见上述证候者。

亦可加枳椇子、葛根、葛花、紫苏叶、红豆蔻等以解酒毒；若恶心呕吐者，可加陈皮、广藿香、佩兰等以化湿和胃止呕。

3. 小儿慢惊风： 由于暴吐暴泻，久吐久泻，脾阳不振，木旺生风，风痰阻络所致。症见时或抽搐，虚烦不寐，形神疲惫，面色萎黄，嗜睡露睛，舌质淡、苔白，脉沉弱；非感染性小儿惊厥见上述证候者。

脾胃虚弱者，可加党参、白术、茯苓、山药、薏苡仁等以健运脾胃；抽搐甚者，可加防风、天麻、僵蚕、蝉蜕、钩藤等以息风止痉。

【禁忌】孕妇禁用。

【使用注意】

（1）运动员慎用。

（2）本方含丁香，不宜与郁金同用。

（3）本方含朱砂、天南星，不宜过量久服，肝肾功能不全者慎用。

（4）服药期间饮食宜清淡，忌食生冷、鸡、猪、毒滑物，及辛辣油腻食物，以免助热生湿，加重病情。

当归龙荟丸

【标准来源】《中华人民共和国药典》一部（2020 年版）。

【药物组成】当归（酒）、龙胆（酒炙）、芦荟、青黛、栀子、黄连（酒）、黄芩（酒）、黄柏（盐）、大黄（酒）、木香、人工麝香。

【用法用量】口服。1 次 6g，1 日 2 次。

【功能主治】泻火通便。用于肝胆火旺，心烦不宁，头晕目眩，耳鸣耳聋，胁肋疼痛，脘腹胀痛，大便秘结。

【处方解析】方中龙胆味苦性寒，直入肝经，泻肝胆实火，清下焦湿热；芦荟苦寒降泄，既能泻下通便，又能清泻肝火，以除烦热；当归养肝体柔肝用，补血以润肠通便，共为君药。大黄苦寒沉降，荡涤肠胃，泻下攻积，清热泻火；黄芩清热燥湿，泻火解毒，善走上焦；黄连清热泻火解毒，善走中焦；黄柏清热燥湿，泻火解毒，善走下焦；栀子泻火除烦，凉血解毒，既走气分，又走血分；青黛解毒凉血，清肝定惊，以上六味同用，清泻三焦实火，共为臣药。木香行肝胆气滞，止胸胁疼痛，为佐药；麝香芳香走窜，活血通脉，通窍醒神，为佐使药。诸药合用，共奏泻火通便、清肝利胆之功。

【推荐用量用法】当归（酒）10g，龙胆 6g，芦荟 3g（冲服），青黛 2g（冲服），栀子 10g，黄连（酒）5g，黄芩（酒）10g，黄柏（盐）10g，大黄（酒）6g（后下），木香 6g，人工麝香 0.1g（冲服）。水煎服，1 日 1 剂，1 日 2 次。

【临床应用】

1. 眩晕：多因肝胆实火循经上炎而致。症见眩晕，头痛，面红，目赤，烦躁易怒，口苦而干，耳鸣耳聋，便秘尿赤，舌红苔黄，脉弦数；高血压病见上述证候者。

肝火炽盛、烦躁头痛者，可加夏枯草、菊花、钩藤、决明子等以清泻肝火；肝阳上亢、头晕目眩者，可加天麻、钩藤、杜仲、桑寄生、白芍、牛膝、石决明、生牡蛎、珍珠母等以平肝潜阳。

2. 耳鸣耳聋：多因肝胆火升，上扰清窍而致。症见耳鸣如风雷声，耳聋时轻时重，每于郁怒之后，耳鸣耳聋加重，头痛，眩晕，心烦易怒，便秘尿赤，舌红苔黄，脉弦数；感音神经性耳聋见上述证候者。

若兼肝气郁滞较甚者，可加柴胡、薄荷、白芍、磁石等以疏肝解郁、聪耳明目；兼清阳不升者，可加葛根、升麻、柴胡、蔓荆子以升阳充耳。

3. 心悸：多因肝胆火盛，扰动心神而致。症见心悸时发时止，受惊易作，胸闷烦躁，失眠多梦，口干苦，大便秘结，小便短赤，舌红苔黄，脉弦数；心律失常见上述证候者。

若兼痰火扰心者，可加胆南星、竹茹、竹沥、浙贝母、石菖蒲、郁金、远志等以豁痰宁心；若瘀血阻络者，可加丹参、郁金、赤芍、银杏叶、葛根等以活血宁心。

4. 胁痛：多因肝胆实火炽盛，肝络失和，肝失疏泄而致。症见胁痛口苦，胸闷纳呆，恶心呕吐，小便黄赤，大便干结，舌红苔黄，脉弦滑数；急、慢性肝炎，带状疱疹见上述证候者。

肝气郁滞、胁肋胀痛甚者，可加柴胡、延胡索、川楝子、郁金、香附、青皮、川芎等以疏肝解郁；兼有湿热黄疸者，可加茵陈、虎杖、金钱草等以清利湿热、利胆退黄。

5. 便秘：多因肝胆实火炽盛，腑气不通而致。症见大便燥结，腹胀，腹痛，身热烦躁，口干口苦，舌质红、舌苔黄燥，脉弦滑有力；习惯性便秘见上述证候者。

若气滞腹胀较重者，可加枳壳、厚朴、槟榔等以下气止痛。

【禁忌】孕妇禁用。

【使用注意】

（1）运动员慎用。

（2）本方清肝胆实火，若潮热盗汗，阴虚火旺，脘腹冷痛，脾胃虚寒者忌用。

（3）服药期间饮食宜清淡，忌辛辣油腻。

（4）本方苦寒，易伤正气，体弱年迈者慎服，即使体质壮实者，也当中病即止，不可过服、久服。

康氏牛黄解毒丸

【标准来源】《中华人民共和国卫生部药品标准：中药成方制剂》（第二十一册）。

【药物组成】大黄、白芍、防风、山药、肉桂子、雄黄、朱砂、薄荷脑、黄芩、钩藤、桔梗、丁香、甘草、牛黄、冰片、麝香。

【用法用量】口服，1 次 2 丸，1 日 2 次。风火牙疼，亦可随时嚼化。

【功能主治】清热解毒，散风止痛。用于肝肺蕴热、风火上扰引起的头目眩晕，口鼻生疮，风火牙疼，暴发火眼，皮肤刺痒。

【处方解析】方中牛黄味苦气凉，入肝、心经，擅清热解毒，清肝平肝；黄芩苦寒，清热泻火解毒，善于上行清肺热，用为君药。钩藤甘而微寒，清泄肝火，平肝息风；防风味辛，升发而能散在表之风邪，共为臣药。大黄苦寒沉降，清热解毒，泻火通便，开邪热下泄之途；朱砂甘寒质重，镇心清火，清热解毒；冰片辛苦微寒，清热止痛止痒；雄黄攻毒散结消肿；麝香具开通走窜之性，活血散结，消肿止痛；薄荷脑辛凉，疏散风热，清利头目；白芍养血敛阴，平抑肝阳，柔肝缓急；山药甘平而能益气养阴；丁香芳香走散、温中散寒；肉桂温通经脉，用为反佐，共为佐药。桔梗辛散苦泄，开宣肺气，又可载诸药上浮；甘草甘平而协调诸药，又能解毒护胃，共为使药。诸药合用，共奏清热解毒、散结消肿、散风止痛之功。

【推荐用量用法】大黄 9g（后下），白芍 9g，防风 9g，山药 9g，肉桂 4g（后下），雄黄 0.05g（冲服），朱砂 0.1g（冲服），薄荷 6g（后下），黄芩 9g，钩藤 9g（后下），桔梗 6g，丁香 3g，甘草 6g，牛黄 0.2g（冲服），冰片 0.1g（冲服），麝香（人工麝香）0.1g（冲服）。水煎服，1 日 1 剂，1 日 2 次。

【临床应用】

1. 眩晕：多由肝郁化火，上扰头目所致。症见头目眩晕，头痛，心烦易怒，腹胀，便秘，咽干口渴，舌红、苔黄，脉数；高血压病见上述证候者。

肝火炽盛、烦躁易怒者，可加龙胆、栀子、夏枯草、菊花、决明子等以清泻肝火；肝阳上亢、头晕目眩者，可加天麻、牛膝、白芍、白蒺藜、石决明、生龙骨、生牡蛎、珍珠母等以平肝潜阳。

2. 口疮： 多由火热炽盛，循经上炎，熏蒸口舌所致。症见口舌发红起小泡或溃烂，疼痛灼热，发热，口臭，食少纳呆，大便秘结，小便短赤，舌苔黄厚，脉数；口腔炎见上述证候者。

若胃火炽盛者，可加黄连、升麻、石膏、知母、栀子等清胃降火；若心火炽盛，舌糜淋痛者，可加黄连、栀子、木通、生地黄、竹叶等以清心降火；若阴虚火旺者，可加生地黄、麦冬、天冬、玄参、牛膝以滋阴降火。

3. 牙痛： 多由风火炽盛，循经上冲所致。症见牙痛，遇热加重，牙龈红肿较甚，口渴口臭，便秘，尿赤，舌红、苔黄厚，脉洪数；牙龈炎、牙周炎见上述证候者。

若牙痛甚者，可加黄连、升麻、石膏、知母、白芷等以增强清火止痛；若阴虚火旺者，可加知母、黄柏、天花粉、生地黄、麦冬、玄参、赤芍、牛膝以滋阴降火。

4. 暴风客热： 多由肝火炽盛，上攻于目所致。症见目赤肿痛，头痛烦躁，大便秘结，小便黄赤，舌红、苔黄，脉数；急性结膜炎见上述证候者。

兼有风热上攻者，可加菊花、桑叶、蔓荆子、夏枯草、谷精草等以清肝明目。

5. 风疹： 多由肺胃蕴热，复感风热时邪，郁于肌肤而致。症见皮肤瘙痒，皮疹色淡红，时发时止，发热，无汗，咽痛，烦渴，便秘，尿赤，舌红、苔黄，脉数；荨麻疹见上述证候者。

皮肤瘙痒，风邪较重者，可加刺蒺藜、蝉蜕、僵蚕、荆芥等以祛风止痒；若湿热较重，疹块肿甚者，可加白鲜皮、苦参、黄柏、苍术、薏苡仁、防己、地肤子等以清热祛湿；若兼血热较重，疹块红肿者，可加生地黄、赤芍、牡丹皮、紫草等以清热凉血。

【禁忌】 孕妇禁用。

【使用注意】

（1）运动员慎用。

（2）本方含朱砂、雄黄，有毒，不宜过量久服，肝肾功能不全者慎用。

（3）本方含有白芍，不宜与藜芦同用。

（4）本方含有丁香，不宜与郁金同用。

（5）本方含有甘草，不宜与海藻、京大戟、红芽大戟、甘遂、芫花同用。

（6）服药期间饮食宜清淡，忌食辛辣、油腻、鱼腥食物，戒烟酒。

（7）本方苦寒，易伤胃气，老人、儿童及素体脾胃虚弱者慎服。

牛黄西羚丸

【标准来源】《中华人民共和国卫生部药品标准：中药成方制剂》（第十四册）。

【药物组成】牛黄、水牛角浓缩粉、羚羊角、朱砂、冰片、麝香、雄黄、麦门冬、甘草、黄芩、白芍（酒炒）、陈皮、枳壳、防风、清半夏、桔梗、黄柏、黄连、茯苓、栀子、苦杏仁（清炒）、瓜蒌、当归、木通。

【用法用量】大蜜丸，1次1丸，1日2次。

【功能主治】解热祛风，清心降火，宁志安神，舒气止嗽。用于心火上炎，头眩目赤，烦热口渴，痘疹火毒，牙龈肿痛。

【处方解析】方中牛黄、朱砂清热解毒，水牛角浓缩粉凉血解毒，羚羊角清热解毒定惊，雄黄解毒散结，黄芩、黄柏、黄连、栀子清热解毒，燥湿消肿，木通清热泻火利湿，以上诸药共奏清热泻火，凉血解毒，除烦定惊之效。麦门冬（麦冬）清热养阴生津止渴，白芍、当归滋阴养血。清半夏、陈皮、茯苓、瓜蒌燥湿化痰，理气宽胸；桔梗、苦杏仁、枳壳宣降肺气，止咳平喘。防风散风发表。冰片、麝香芳香走散、通经活络、消肿止痛。甘草解毒，并能调和诸药，并能和中护胃。诸药合用，共奏解热祛风，清心降火，宁志安神，舒气止嗽之功。

【推荐用量用法】牛黄0.2g（冲服），水牛角浓缩粉0.3g（冲服），羚羊角粉0.2g（冲服），朱砂0.1g（冲服），冰片0.1g（冲服），麝香（人工麝香）0.1g（冲服），雄黄0.05g（冲服），麦冬10g，甘草10g，黄芩6g，白芍（酒炒）6g，陈皮12g，枳壳12g，防风6g，清半夏6g，桔梗9g，黄柏9g，黄连5g，茯苓9g，栀子9g，苦杏仁（清炒）6g，瓜蒌12g，当归9g，木通6g。水煎服，1日1剂，1日2次。

【临床应用】

1.眩晕：多由肝经火热，上攻头目所致。症见头目眩晕，头痛，心烦易怒，口苦咽干，口渴，小便黄赤，舌红、苔黄，脉数；高血压病见上述证候者。

肝火炽盛、烦躁易怒者，可加龙胆、决明子、夏枯草、青葙子等以清泻肝火；肝阳上亢、头晕目眩者，可加天麻、钩藤、牛膝、桑寄生、杜仲、白蒺藜、石决明、珍珠母等以平肝潜阳。

2. 暴风客热：多由肝经风热，上攻头目所致。症见目赤肿痛，烦躁，口苦咽干，口渴，小便黄赤，舌红、苔黄，脉数；急性结膜炎见上述证候者。

若肝火炽盛，目赤肿痛甚者，可配伍菊花、密蒙花、谷精草、夏枯草、决明子、青葙子等以清热泻火明目，亦可配合滴眼液同用。

3. 牙痛：多由胃火炽盛，循经上冲所致。症见牙龈肿痛，遇热加重，牙龈红肿较甚，口渴口臭，小便黄赤，舌红、苔黄厚，脉洪数；牙龈炎、牙周炎见上述证候者。

若牙痛甚者，可加升麻、石膏、知母、白芷等以增强清火止痛；若阴虚火旺者，可加知母、天花粉、生地黄、麦冬、玄参、赤芍、牛膝以滋阴降火。

4. 咳嗽：多由肝火犯肺，肺气上逆所致。症见咳嗽气急，胸胁胀痛，咽干口苦，痰黄质黏，不易咯出，烦躁易怒，舌红、苔薄黄少津，脉弦数；上呼吸道感染、急性气管炎见上述证候者。

若肝肺火盛者，可加柴胡、青黛、海蛤壳、龙胆、桑白皮、地骨皮等以清肝泻肺。

【禁忌】孕妇禁用。

【使用注意】

（1）运动员慎用。

（2）本方含朱砂、雄黄，有毒，不宜过量久服，肝肾功能不全者慎用。

（3）本方含有半夏，不宜与川乌、草乌、附子同用。

（4）本方含有甘草，不宜与海藻、京大戟、红芽大戟、甘遂、芫花同用。

（5）药味苦寒，易伤胃气，老人及素体脾胃虚弱者慎服。

久芝清心丸

【标准来源】《中华人民共和国卫生部药品标准：中药成方制剂》(第七册)。

【药物组成】大黄、黄芩、桔梗、山药、丁香、牛黄、麝香、冰片、朱砂、雄黄、薄荷脑。

【用法用量】口服。1 次 2 丸，1 日 2 次。

【功能主治】清热，泻火，通便。用于内热壅盛引起的头昏脑胀，口鼻生疮，咽喉肿痛，风火牙痛，耳聋耳肿，大便秘结。

【处方解析】方中大黄苦寒，有清热泻火、凉血解毒、泻热通肠的功效；黄芩苦寒，清热泻火，燥湿解毒，二药同用，一清一降，上清肺火，下除大肠实热，为治火毒上炎、实热便秘诸症的主药，共为君药。牛黄善清心火、泻肝火，清心凉肝；朱砂、冰片清心泻火，解毒消肿，三药合用，辅助君药增强清心凉肝，解毒消肿之功，故为臣药。麝香芳香辟秽解毒，活血消肿止痛；雄黄解毒疗疮；薄荷辛凉疏散，清利头目，解毒利咽。山药、丁香益气养阴，和中止呕，顾护中州，以防苦寒金石之品败胃，为佐药。桔梗宣肺利咽，化痰排脓，载药上行，与薄荷同用，为佐使药。以上诸药合用，共奏清热解毒，活血消肿，泻火通便之功。

【推荐用法用量】大黄 6g，黄芩 10g，桔梗 10g，山药 10g，丁香 3g，牛黄 0.1g（冲服），麝香（人工麝香）0.1g（冲服），冰片 0.3g（冲服），雄黄 0.05g（冲服），薄荷 6g（后下）。儿童根据体重酌减。水煎服，1 日 1 剂，1 日 2 次。

【临床应用】

1. 眩晕：多因肝火上炎，扰动清窍所致。症见头晕，头痛，其势较剧，目赤口苦，胸胁胀痛，烦躁易怒，小便黄，大便干结，舌红苔黄，脉弦数；高血压病见上述证候者。

肝阳上亢者，可加天麻、钩藤、石决明、磁石、珍珠母、刺蒺藜、白芍等以平肝潜阳。

2. 口疮：多因心胃火盛所致。症见口舌生疮，糜烂肿痛，心烦不安，口干欲饮，小便黄赤，大便秘结，舌尖红、苔薄黄，脉数；口腔炎见上述证候者。

口疮糜烂较重者，可加黄连、升麻、栀子、青黛、生地黄、木通、淡竹叶、甘草梢等以清心凉胃，泻火消肿。

3. 喉痹：多因内热壅盛，上攻咽喉所致。症见咽部疼痛较剧，吞咽困难，兼见高热，头痛，口渴喜饮，口气臭秽，大便燥结，小便短赤。舌质红、苔黄，脉洪数；急性咽炎等见上述证候者。

若口渴咽干者，可加天花粉、芦根、生地黄、玄参、麦冬、甘草以生津利咽。

4. 牙痛：多因胃火上攻所致。症见牙龈肿痛，患侧面颊肿胀，甚则不能嚼食，局部灼热，口苦口臭，便秘，舌红、苔黄；急、慢性牙周炎见上述证候者。

若胃火炽盛，肿痛较甚者，可加黄连、升麻、石膏、白芷、栀子、赤芍、牡丹皮、玄参、牛膝、细辛、徐长卿等以清热凉血，消肿止痛。

5. 耳聋耳肿：多因肝火上攻，蒙闭耳窍所致。症见耳聋胀闷，局部红肿热痛，头痛目赤，口苦咽干，心烦易怒，舌红苔黄，脉弦数；感音神经性耳聋见上述证候者。

肝火上攻，耳聋较甚者，可加龙胆、黄连、栀子、决明子、蔓荆子、夏枯草、牛膝等以清肝泻火。

6. 便秘：多因内热壅盛，大肠传导失常所致。症见大便干结，腹胀腹痛，面红身热，口干口臭，心烦不安，小便短赤，舌红苔黄，脉数；习惯性便秘等见上述证候者。

大便燥结较甚者，可加芒硝、枳实、厚朴、瓜蒌、火麻仁、决明子等以泻热通腑；气滞腹胀较甚者，可加槟榔、郁李仁、木香、枳实、厚朴、青皮、陈皮等以行气导滞；若阴虚肠燥者，可加柏子仁、火麻仁、郁李仁、瓜蒌仁、玄参、生地黄、当归、牛膝、肉苁蓉等以滋阴润燥。

【药品禁忌】孕妇禁用。

【使用注意】

（1）运动员慎服。

（2）本方含有朱砂、雄黄，有毒，不宜过量久服。

（3）脾胃虚寒及体质虚弱者慎服。

（4）服药期间，忌食膏粱厚味，油腻不化之食。

六、胸　痹

麝香汤

【处方来源】《圣济总录》卷五十五。

【原文药物组成】麝香（别研，每汤成旋下）适量、木香（剉）1两，桃仁（去皮尖、双仁，麸炒）35枚，吴茱萸（水浸1宿，炒干）1两，槟榔（煨）3枚。

【原文用法】上药除麝香、桃仁外，为粗散，入桃仁再同和研匀。每服3

钱匕，水半盏，加童子小便半盏，同煎至 6 分，去滓，入麝香末半钱匕，搅匀温服，每日 2 次。

【原文主治】厥心痛。

【处方解析】《灵枢·厥病》："厥心痛……真心痛，手足清至节，心痛甚，旦发夕死，夕发旦死。"本方为气滞血瘀所致的胸痹而设。方中麝香芳香走窜，《名医别录》载其"疗心腹暴痛"，有活血化瘀、通经止痛之功，针对气血瘀滞、胸痹心痛，用为君药。木香辛苦性温，善走气分，为行气止痛的要药；桃仁味苦性平，善入血分，破血散瘀，二者同用，气血并调，行气活血，通脉止痛，用为臣药。吴茱萸辛苦温燥，温中下气，散寒止痛；槟榔辛苦，《药性论》："宣利五脏六腑壅滞，破坚满气。"有破气散滞之功，二者同用，行气除胀，散寒止痛，用为佐药。诸品同用，共奏行气活血、通脉止痛之功。

【推荐用量用法】麝香（人工麝香）0.1g（冲服），木香 6g，桃仁 10g，吴茱萸 4g，槟榔 9g。水煎服，1 日 1 剂，1 日 2 次。

【临床应用】

胸痹：因气滞血瘀、脉络闭塞所致。症见心胸憋闷疼痛，或刺痛，痛处固定不移，短气，心悸，舌质暗红或紫，或有瘀点或瘀斑、苔白腻，脉弦涩；冠状动脉粥样硬化性心脏病，心病心绞痛见上述证候者。

瘀血阻滞较重，刺痛剧烈者，加丹参、三七、川芎、赤芍、红花、降香等以化瘀止痛；气滞较重，胸闷痛甚者，可加沉香、檀香、荜茇、枳实、陈皮等以行气止痛；寒凝血瘀或阳虚血瘀者，可加附子、桂枝、薤白、细辛等以温经通脉，散寒止痛；兼有心气虚者，可加人参、黄芪、炙甘草等以益气行血，通脉止痛。

【禁忌】孕妇禁用。

【使用注意】

（1）运动员慎用。

（2）心绞痛持续发作，服药后不能缓解时，应加用硝酸甘油等药物。如出现剧烈心绞痛，心肌梗死，应及时急诊救治。

（3）饮食宜清淡、低盐、低脂，忌食生冷、辛辣、油腻之品。食勿过饱，忌烟酒。

犀角汤

【处方来源】《圣济总录》卷五十六。

【原文药物组成】犀角（镑）1两，桃仁（汤浸，去皮尖双仁，麸炒）49枚，赤茯苓（去黑皮）1两半，甘草（炙，剉）3分，鳖甲（醋炙，去裙襕）3分，木香半两，大黄（剉碎，醋炒）1两，麝香（别研）1分。

【原文用法】上为粗末。每服5钱匕，水1盏，加童便半盏，煎取1盏，去滓，空心、日午、夜卧温服。

【原文主治】中恶心痛，两胁胀满。

【处方解析】《圣济总录》卷五十六："若心气不足，精神衰弱，邪恶之气，因得干止，连滞心络，令人气不升降，卒然心痛如刺，闷乱欲绝者，中恶心痛也。"本方为中恶所致心痛而设。方中麝香芳香走窜，《神农本草经》谓其："主辟恶气。"《名医别录》载其："主治诸凶邪鬼气，中恶、心腹暴痛胀急、痃满。"有芳香辟秽，开窍醒神，通经止痛之功；犀角（现用水牛角代）苦、酸、咸，寒，《神农本草经》谓其"治百毒，瘴气"。有清热凉血，解毒定惊之功，二药合用，针对中恶心痛主要病机，共为君药。桃仁苦平，善入血分，功能破血散瘀，通经止痛；大黄苦寒沉降，泻下攻积，清热解毒，活血散瘀，消肿止痛；木香辛散苦泄，善走气分，推动血行，行气活血止痛，三药相配，清热解毒，行气活血，通经止痛，共为臣药。赤茯苓甘淡性平，利水渗湿，宁心安神；鳖甲咸寒，《药性论》"主癥块、痃癖气、冷瘕"，有软坚散结之功；二药合用宁心安神，消癥散结，共为佐药。诸品同用，共奏芳香化浊、行气活血、通经止痛、宁心安神之功。

【推荐用量用法】水牛角（代犀角）30g（先煎），桃仁10g，赤茯苓15g，甘草6g，鳖甲24g（先煎），木香6g，大黄12g（后下），麝香（人工麝香）0.1g（冲服）。水煎服，1日1剂，1日2次。

【临床应用】

胸痹：由于秽浊之气，闭阻心脉所致。症见突然胸胁胀闷疼痛，或刺痛，精神烦闷，头目眩晕，舌质紫黯、舌苔浊腻，脉弦滑；冠状动脉粥样硬化性心脏病，心绞痛见上述证候者。

瘀血阻滞，胸胁刺痛者，可加延胡索、川楝子、川芎、丹参、红花、郁金等以活血化瘀、通络止痛；气滞胀痛甚者，可用沉香、乌药、槟榔、枳实、橘皮、青皮等以行气止痛；秽浊之气偏盛者，可用广藿香、佩兰、砂仁、豆蔻、香薷、白扁豆以芳香化浊。

【禁忌】孕妇禁用。

【使用注意】

（1）运动员慎用。

（2）哺乳期妇女慎用。

（3）本方含有甘草，不宜与海藻、京大戟、红芽大戟、甘遂、芫花同用。

（4）反复出现心胸憋闷疼痛者应根据病情进行系统诊治。

（5）久病气虚者忌用。

沉香汤

【处方来源】《圣济总录》卷五十五。

【原文药物组成】沉香（剉）1两，鸡舌香1两，熏陆香（研）半两，麝香（研，去筋膜）1分。

【原文用法】上为细末。每服3钱匕，水1中盏，煎至7分，去滓，食后温服。

【原文主治】久心痛。

【处方解析】久心痛，即心痛久延不愈者。《圣济总录》："久心痛，由风冷邪气，乘于心之支别络，停滞不去，发作有时，经久不瘥也。"本方为寒凝气滞血瘀所致久心痛即胸痹心痛而设。方中麝香辛温走窜，能芳香通窍，功能活血化瘀，通经止痛，故为君药；薰陆香（乳香）辛散温通，既入血分，又入气分，功能行气活血，化瘀止痛，辅助君药增强行气活血，通经止痛之功，故为臣药；沉香辛香走窜，性温祛寒，功能行气散寒止痛；鸡舌香（母丁香）辛散温通，功能温中散寒止痛，二药相伍，佐助君药增强温经散寒，行气活血，通经止痛之功，共为佐药。以上诸药合用，共奏温经散寒、行气活血、通经止痛之功，为治疗寒凝气滞血瘀，胸痹心痛的有效配伍。

【推荐用量用法】沉香5g（后下），母丁香3g，乳香5g，麝香（人工麝香）0.1g（冲服）。水煎服，1日1剂，1日2次。

【临床应用】

胸痹心痛：多因寒凝气滞血瘀所致。症见卒然心痛如绞，或心痛彻背，背痛彻心，或感寒痛甚，心悸气短，形寒肢冷，冷汗自出，苔薄白，脉沉紧；冠状动脉粥样硬化性心脏病，心绞痛，心肌梗死等见上述证候者。

若寒凝较重，遇冷痛甚者，可加桂枝、干姜、细辛、当归、川芎等以温阳通脉；若胸闷心痛，遇怒较重者，可加柴胡、枳壳、香附、高良姜、延胡索、木香、郁金、陈皮以行气止痛；若痰多气短，胸闷心痛者，可加薤白、瓜蒌、半夏、陈皮、天南星、浙贝母、竹茹、石菖蒲等以豁痰散结，宽胸理气。

【禁忌】孕妇禁用。

【使用注意】

（1）运动员慎服。

（2）本方含有鸡舌香，不宜与郁金同用。

（3）本方含有乳香，胃弱者慎用。

调中沉香汤

【处方来源】《太平惠民和剂局方》卷三。

【原文药物组成】麝香（研）半钱，沉香2两，生龙脑（研）1钱，甘草（炙）1分，木香1两，白豆蔻仁1两。

【原文用法】每服半钱，食后用沸汤点服，或入生姜1片，盐少许亦得。

【原文主治】心腹暴痛，胸膈痞满，短气烦闷，痰逆恶心，饮食少味，肢体多倦。

【处方解析】本方为气滞、血瘀、湿阻所致的心腹痛、痞满而设。方中沉香辛香走窜，性温祛寒，善于行气散寒，温经止痛，是治疗胸痹心痛，脘腹疼痛的常用之品，故为君药。麝香辛温，芳香开窍，温通经脉，活血止痛；龙脑（冰片）味辛气香，芳香走窜，通窍止痛，二药合用，通脉止痛，用为臣药。木香辛行苦泄温通，芳香气烈，能通理三焦，善行胃肠气滞，能健脾消食，行气止痛；白豆蔻味辛性温，能芳香化湿，温中止呕，开胃消食，行气消痞；生姜辛温，能温中止呕，为呕家圣药，三药合用，行气止痛，化湿消痞，温中止呕，共为佐药。甘草清热解毒，调和诸药。以上诸药合用，共奏芳香开窍、行气活血止痛、化湿消痞止呕之功。

【推荐用量用法】麝香（人工麝香）0.1g（冲服），沉香4.5g（后下），冰片0.3g（冲服），甘草炙6g，木香6g，豆蔻6g（后下），生姜3g。水煎服，1日1剂，1日2次。

【临床应用】

1.胸痹心痛：多因气滞、血瘀、湿阻所致。症见心胸胀闷疼痛，或刺痛，甚则心痛彻背，背痛彻心，舌质暗红，或紫黯、有瘀斑，脉弦涩；冠状动脉粥样硬化性心脏病，心肌梗死等见上述证候者。

若瘀阻心痛剧烈者，可加三七、银杏叶、葛根、川芎、丹参、桃仁、红花、赤芍等以活血化瘀，通络止痛；若气滞胸闷甚者，可加柴胡、郁金、檀香、青皮、陈皮、枳壳以行气消胀止痛；若兼心悸失眠者，可加珍珠母、磁石、琥珀、酸枣仁、夜交藤、龙眼肉等宁心安神。

2.痞满：多因气滞、血瘀、湿阻所致。症见脘腹痞闷，胸胁胀满，心烦易怒，不思饮食，呕恶嗳气，或身重肢倦，大便不爽，口淡不渴，舌质暗，脉弦，或舌淡苔腻，脉沉滑；慢性胃炎，功能性消化不良等见上述证候者。

若饮食积滞，纳呆厌食甚者，可加焦山楂、神曲、莱菔子、鸡内金、砂仁、槟榔以消食导滞，行气除痞；若湿浊中租，痞满胀闷者，可加苍术、白术、广藿香、薏苡仁、白扁豆、茯苓、厚朴等以健脾化湿，除满消痞。

【禁忌】孕妇禁用。

【使用注意】

（1）运动员慎服。

（2）本方含有甘草，不宜与海藻、京大戟、红芽大戟、甘遂、芫花同用。

沉麝丸

【处方来源】《苏沈良方》卷四。

【原文药物组成】没药1两，辰砂1两，血竭1两，木香半两，麝香1钱，沉香1两。

【原文用法】以姜盐汤送下；血气，以醋汤嚼下。

【原文主治】一切血痛、气痛、心腹痛。

【处方解析】本方为气滞血瘀所致心腹痛而设。方中麝香辛香温通，走窜之性甚烈，有极强的开窍通闭之功，能活血通经，通窍止痛；沉香辛香走窜，性温祛寒，善于行气散寒止痛，二药相伍，针对气滞血瘀，心腹疼痛的主要病机，共为君药。没药辛香走窜，苦泄温通，既入血分，又入气分，能行气活血，通络止痛。血竭味咸入血分，能活血散瘀，消肿止痛，二药相合，辅助君药增强行气活血止痛之功，共为臣药。木香辛行苦泄温通，芳香气烈，能通理三焦，《本草纲目》曰"主心腹一切滞气"，为行气止痛之要药，佐助活血化瘀诸品，取气行则血行之意，有佐助之功，故为佐药。辰砂（朱砂）清心泻火，镇静安神，引诸药直达病所，故为佐使药。以上诸药合用，共奏行气活血、通络止痛之功。

【推荐用量用法】没药 5g，朱砂 0.1g（冲服），血竭（研末）2g（冲服），木香 6g，麝香（人工麝香）0.1g（冲服），沉香 4.5g（后下）。水煎服，1 日 1 剂，1 日 2 次。

【临床应用】

1. 胸痹心痛：多因气滞血瘀，心脉痹阻所致。症见胸疼痛剧烈，如刺如绞，痛有定处，甚则心痛彻背，背痛彻心，或痛引肩背，伴有胸闷，日久不愈，可因暴怒而加重。舌质暗红或紫黯、有瘀斑、舌下瘀筋、苔薄，脉弦涩；冠状动脉粥样硬化性心脏病，心肌梗死等见上述证候者。

若刺痛甚者，可加桃仁、红花、当归、川芎、赤芍、牛膝、三七以活血化瘀；若胸闷胸胁胀满者，可加柴胡、香附、郁金、陈皮、枳壳以行气止痛；若兼失眠心悸者，可加珍珠母、磁石、煅龙骨、煅牡蛎、酸枣仁以安神助眠。

2. 腹痛：多因气滞血瘀，升降失常所致。症见脘腹胀痛，或痛如锥刺，经久不愈，或腹部触之有包块，按之痛甚，舌紫黯或有瘀点、瘀斑，脉沉涩；胃痉挛，肠痉挛，肠易激综合征等上述证候者。

若刺痛甚者，可加延胡索、桃仁、红花、牛膝、蒲黄、五灵脂以活血化瘀，通络止痛；若腹胀者，可加柴胡、枳壳、香附、青皮、陈皮以理气行滞；若食滞秘结者，可加大黄、郁李仁、枳实、槟榔、神曲、山楂等以消积导滞。

【禁忌】孕妇禁用。

【使用注意】

（1）运动员慎服。

（2）本方含有朱砂，有毒，不宜过量久服，肝肾功能不全者慎服。

丁沉香丸

【处方来源】《普济方》卷一八一引《鲍氏方》。

【原文药物组成】丁香、沉香、木香、青皮、肉豆蔻、胡椒、荜茇、槟榔 1 分，乳香半两，麝香 1 钱。

【原文用法】每服 15 丸，美酒送下。心疼，醋汤送下；气血痛，烧绵灰，酒送下。

【原文主治】诸气攻心腹痛，及妇人气。

【处方解析】本方为寒凝、气滞、血瘀所致心腹痛而设。方中丁香辛温芳香，暖脾胃而行气滞，温中降逆，散寒止痛；沉香辛香走窜，性温祛寒，味苦质重，温中降气止呕，行气散寒止痛；木香辛香苦泄温通，通理三焦，尤善行脾胃气滞，行气止痛，健脾消食调中；青皮苦泄辛行温通，疏肝破气，消积化滞，行气止痛；槟榔辛散苦泄，善行胃肠之气，消积导滞，降逆顺气，五药相合，行气止痛，疏肝和胃。肉豆蔻辛香温燥，温中理脾，行气止痛；胡椒味辛性热，温中散寒止痛，下气行滞消痰；荜茇辛散温通，温中散寒，下气止痛，三药相伍，温里散寒，行气止痛。乳香辛香走窜，苦泄温通，既入血分，又入气分，行气活血，通络止痛；麝香辛香温通，走窜之性甚烈，有极强的开窍通闭之功，功善活血通经，通窍止痛，二药相配，活血行气，通经止痛。诸药合用，共奏温里散寒，疏肝和胃，行气活血，通经止痛之功。

【推荐用量用法】丁香 3g，沉香 4.5g（后下），木香 6g，青皮 9g，肉豆蔻 9g，胡椒粉 1g（冲服），荜茇 3g，槟榔 9g，乳香 5g，麝香（人工麝香）0.1g（冲服）。水煎服，1 日 1 剂，1 日 2 次。

【临床应用】

1. 胸痹心痛：多因寒凝气滞血瘀，心脉闭阻所致。症见心胸满闷疼痛或刺痛，或心痛彻背，或背痛彻心，感寒痛甚，形寒肢冷，心悸气短，或兼有脘腹胀闷，得嗳气或矢气则舒，舌质暗红或有瘀斑、苔白，脉沉紧，或弦、涩；冠状动脉粥样硬化性心脏病、心绞痛见上述证候者。

若刺痛甚者，可加丹参、红花、当归、川芎、赤芍、三七、银杏叶等以活血化瘀；若胸闷胸胁胀满者，可加薤白、瓜蒌、陈皮、枳壳以宽胸理气。

2. 胃痛：多因寒凝气滞血瘀，胃失和降所致。症见胃脘胀满疼痛或刺痛，得热痛减，口淡不渴，胸闷嗳气，喜长叹息，郁怒痛甚，舌质暗、苔薄白，脉弦紧；急、慢性胃炎，胃及十二指肠溃疡，胃痉挛，胃神经官能症等见上述证候者。

若寒凝拘急作痛者，可加干姜、吴茱萸、肉桂、制附子、延胡索、白芷等温通经脉，散寒止痛；若肝胃气滞，胃脘攻撑作痛，脘痛连胁者，可加柴

胡、白芍、香附、枳壳、川楝子、延胡索等疏肝理气，和胃止痛；若痛如
针刺，按之痛甚者，可加五灵脂、蒲黄、延胡索、丹参、川芎、白芍、甘草
等活血化瘀，缓急止痛；若呕吐吞酸者，可加海螵蛸、浙贝母、瓦楞子、黄
连、吴茱萸等制酸止痛。

3. 腹痛： 多因寒凝气滞血瘀，胃肠功能失调所致。症见腹痛，遇寒尤
甚，手足不温，或脘腹胀痛，痛引两胁，或脘腹刺痛，痛处固定而拒按，舌
质暗或有瘀斑、苔薄白，脉沉弦；肠痉挛，肠易激综合征见上述证候者。

若寒凝拘急作痛者，可加干姜、吴茱萸、肉桂、延胡索、白芷、白芍、
甘草等温通经脉，缓急止痛；若肝胃气滞，痛引两胁者，可加柴胡、白芍、
香附、枳壳、川楝子、延胡索等疏肝理气止痛；若痛如针刺，按之痛甚者，
可加五灵脂、蒲黄、延胡索、丹参、川芎等活血化瘀止痛。

【禁忌】 孕妇禁用。

【使用注意】

（1）运动员慎服。

（2）本方含有丁香，不宜与郁金同用。

柴胡破瘀汤

【处方来源】《证治宝鉴》卷十一。

【原文药物组成】 羌活1钱，防风1钱，中桂1钱，苏木1钱5分，连
翘2钱，归尾2钱，柴胡2钱，麝香少许，水蛭（炒烟尽，研）3钱。

【原文用法】 分2服。每水1盏，酒2盏，除蛭、麝另研如泥，入煎
药服。

【原文主治】 心胁痛。

【处方解析】 本方为气滞血瘀所致心胁痛而设。方中柴胡善走气分，疏
肝解郁；水蛭味咸入血分，破血逐瘀，针对气机阻滞、血行不畅的病机，行
气活血、通脉止痛，用为君药。当归养血活血，化瘀止痛；羌活，《本草汇
言》曰"功能通畅血脉"；防风，《长沙药解》曰"通经络，止疼痛"；中桂
（肉桂）辛甘大热，温经通脉、散寒止痛；苏木甘咸性平，活血化瘀，通经
止痛，善除胸胁刺痛；麝香辛香，开通走窜，可行血中之瘀滞，开经络之壅
遏，具有活血通经、止痛之功，以上六味同用活血化瘀，通络止痛，共为
臣药。连翘苦寒，李杲谓其"散诸经血结气聚"，有散结止痛之功，且能制

约大量温性药物的燥热之性，故为佐药。诸品同用，共奏疏肝理气、活血化瘀、通络止痛之功。

【推荐用量用法】羌活9g，防风9g，肉桂4g（后下），苏木6g，连翘9g，当归9g，柴胡9g，麝香（人工麝香）0.1g（冲服），水蛭3g。水煎服，1日1剂，1日2次。

【临床应用】

1.胸痹：因气滞血瘀，心脉不通而致。症见胸闷胸痛，甚则胸痛彻背，畏寒面青，舌淡暗或紫黯，脉沉细或脉微；冠状动脉粥样硬化性心脏病、心绞痛见上述证候者。

若寒甚胸前冷痛者，可加川乌、干姜、细辛、荜茇等以散寒止痛；若瘀滞刺痛甚者，可加延胡索、丹参、三七、红花、银杏叶等以活血散瘀止痛。

2.胁痛：多由肝郁气滞，疏泄失常，气滞血瘀所致。症见胁肋隐隐作痛或刺痛不移，食入作胀，胃纳不香，嗳气，舌苔白腻，脉弦紧；慢性肝炎、慢性胆囊炎见上述证候者。

若脾虚食少便溏者，可加党参、白术、茯苓、山药、白扁豆等；若见心烦急躁，口干口苦，尿黄便干，舌红苔黄，脉弦数等气郁化火之象，酌加龙胆草、黄芩、栀子、川楝子等清肝泻火之品。

【禁忌】孕妇禁用。

【使用注意】

（1）运动员慎用。

（2）本方含有肉桂，不宜与赤石脂同用，凡肝炎、胆囊炎等属湿热蕴蒸、阴虚有热者忌用。

（3）服药期间饮食宜用清淡易消化之品，忌食生冷油腻，以免伤脾生湿。

（4）服药期间注意调节情志，切忌气恼劳碌。

当归散

【处方来源】《太平圣惠方》卷四十三。

【原文药物组成】当归（剉碎，微炒）1两，木香1两，槟榔1两，麝香（细研）1两。

【原文用法】每服2钱，以童便1中盏，煎至5分，和滓温服，不拘时候。

【原文主治】恶疰，胁肋连心刺痛。

【处方解析】《太平圣惠方》：恶疰者，是恶毒之气也，人体虚者受之。毒气入于经络，遂流移心腹，其状往来击痛，痛不一处，故名恶疰也。本方为邪恶之气，流注经络，伏留脏腑，毒击心包，时发疼痛之恶疰心痛而设。方中麝香辛行温通，芳香气烈，有极强芳香化浊，温通经脉，开窍止痛之功，是治疗毒击心包，胸痹心痛的要药，故为君药。当归味辛性温，长于补血活血，行气散寒通经止痛；木香辛行苦泄温通，芳香气烈，能通理三焦，为行气止痛之要药，二药相伍，辅助麝香增强行气活血、通络止痛之功，共为臣药。槟榔辛散苦泄，功擅消积导滞，行气止痛，为佐使药。以上诸药合用，共奏行气活血、芳香开窍、通络止痛之功。

【推荐用量用法】当归 12g，木香 6g，槟榔 9g，麝香（人工麝香）0.1g（冲服）。水煎服，1 日 1 剂，1 日 2 次。

【临床应用】

恶疰心痛：多因邪恶之气，流注经络，伏留脏腑，毒击心包，时发疼痛所致。症见胸膈两胁拘急疼痛，或心胸刺痛，痛处移动不定，往来发作，或伴胸膈窒闷、呼吸困难、心悸，日久不愈。舌质紫黯，或有瘀斑，脉沉涩或弦涩；心包炎，心肌病见上述证候者。

若胸痛剧烈者，可加丹参、三七、泽兰、红花、川芎、银杏叶、乳香、没药以化瘀止痛；若胸闷甚者，可加柴胡、香附、木香、郁金、降香、青皮、枳壳以行气止痛；若兼心悸失眠者，可加珍珠母、磁石、琥珀、酸枣仁、柏子仁、茯苓等以宁心安神。

【禁忌】孕妇禁用。

【使用注意】运动员慎服。

麝香保心丸

【标准来源】《中华人民共和国药典》一部（2020 年版）。

【药物组成】人工麝香、人参提取物、人工牛黄、肉桂、苏合香、蟾酥、冰片。

【用法用量】口服。1 次 1～2 丸，1 日 3 次；或症状发作时服用。

【功能主治】芳香温通，益气强心。用于气滞血瘀所致的胸痹，症见心前区疼痛、固定不移；心肌缺血所致的心绞痛，心肌梗死见上述证候者。

【处方解析】方中麝香辛香，开通走窜，能开心脉，祛瘀滞，为治心腹暴痛之佳品，为君药。人参甘温补虚，为大补元气，复脉固脱之品，能补心气，复心脉；肉桂辛散温通，能行气血，通经脉；蟾酥辛温，归心经能解毒止痛，开窍醒神；苏合香芳香辟秽，温通走窜，能开窍醒神，化浊开郁，祛寒止痛，共为臣药。人工牛黄气味芳香，开窍醒神；冰片芳香开窍、止痛，共为佐药。诸药合用，共奏芳香温通，开窍止痛，益气强心之功。

【推荐用量用法】人工麝香 0.1g（冲服），人参 9g，人工牛黄 0.1g（冲服），肉桂 4g（后下），苏合香 0.3g（冲服），蟾酥 0.015g（冲服），冰片 0.1g（冲服）。水煎服，1 日 1 剂，1 日 2 次。

【临床应用】

胸痹：由气滞血瘀，脉络闭塞所致。症见胸闷，心前区疼痛，痛处固定不移，舌质暗红或紫，脉弦涩；冠状动脉粥样硬化性心脏病，心绞痛，心肌梗死见上述证候者。

瘀血阻滞较重，胸痛剧烈者，加丹参、川芎、赤芍、红花、降香、乳香、没药等以化瘀止痛；气滞较重，胸闷痛甚者，可加木香、沉香、檀香、荜茇等以行气止痛；寒凝血瘀或阳虚血瘀者，可加附子、细辛、高良姜、薤白等以温经通脉，散寒止痛。

【禁忌】孕妇禁用。

【使用注意】

（1）运动员慎用。

（2）本方含有人参，不宜与藜芦同用。

（3）本方含有肉桂，不宜与赤石脂同用。

（4）本方中含有蟾酥，不宜过用久用；因其具有强心作用，不宜与洋地黄类药物同用。

（5）心绞痛持续发作，服药后不能缓解时，应加用硝酸甘油等药物。如出现剧烈心绞痛、心肌梗死，应及时急诊救治。

（6）饮食宜清淡、低盐、低脂，忌食生冷、辛辣、油腻之品，食勿过饱，忌烟酒。

活心丸

【标准来源】《中华人民共和国卫生部药品标准：中药成方制剂》（第十八册）。

【药物组成】灵芝、麝香、熊胆、红花、牛黄、珍珠、人参、蟾酥、附子、冰片。

【用法用量】口服。1次1～2粒，1日1～3次；或遵医嘱。

【功能主治】益气活血，温经通脉，主治胸痹，心痛，用于冠心病、心绞痛。

【处方解析】方中灵芝味甘性平，补心血、益心气、安心神；麝香辛香走窜，可行血中之瘀滞，开经络之壅遏，活血化瘀，开窍止痛；红花辛散温通，活血祛瘀、通经止痛，三者同用益气活血，共为君药。人参补心气，复心脉，并能益气以行血通脉；冰片味辛气香，开窍止痛；牛黄化痰开窍醒神；蟾酥辟秽开窍，强心止痛，协助君药增强益气通脉止痛之功，共为臣药。珍珠甘寒质重，重可镇怯，安神定惊；熊胆清心镇惊；附子辛温燥烈，补火助阳，散寒宣痹，既能助阳通脉止痛，又能防牛黄、熊胆、珍珠的寒凉之性，共为佐药。诸药合用，共奏益气活血、温经通脉、宣痹止痛之功。

【推荐用量用法】灵芝10g，麝香（人工麝香）0.1g（冲服），熊胆0.2g（冲服），红花6g，牛黄0.2g（冲服），珍珠0.2g（冲服），人参9g（另煎），蟾酥0.015g（冲服），附子6g（先煎），冰片0.1g（冲服）。水煎服，1日1剂，1日2次。

【临床应用】

胸痹：多因心气不足，心血瘀阻，心脉痹塞，胸阳失宣所致。症见胸闷、心前区刺痛、心悸、气短、乏力、舌紫、脉细等；冠状动脉粥样硬化性心脏病，心绞痛见上述证候者。

瘀血阻滞较重，胸痛剧烈者，加银杏叶、丹参、川芎、赤芍、降香、葛根等以化瘀止痛；气滞较重，胸闷痛甚者，可加木香、沉香、檀香等以行气止痛；寒凝血瘀或阳虚血瘀者，可加桂枝、细辛、高良姜、薤白、荜茇等以温经通脉，散寒止痛。

【禁忌】孕妇禁用。

【使用注意】

（1）运动员慎用。

（2）本方中蟾酥有强心作用，正在服用洋地黄类药物的患者慎用，或遵医嘱服用。

（3）本方含有人参，不宜与五灵脂、藜芦同用。

（4）本方含有附子，不宜与半夏、瓜蒌、天花粉、浙贝母、川贝母、白蔹、白及同用。

（5）在治疗期间，心绞痛持续发作，应及时就诊。

神香苏合丸

【标准来源】《中华人民共和国药典》一部（2020 年版）。

【药物组成】人工麝香、冰片、水牛角浓缩粉、乳香（制）、安息香、白术、香附、木香、沉香、丁香、苏合香。

【用法用量】口服。1 次 0.7g，1 日 1～2 次。

【功能主治】温通宣痹，行气化浊。用于胸闷、气憋、心绞痛以及气厥、心腹疼痛等及冠心病具有上述证候者。

【处方解析】方中人工麝香辛香走窜，可行血中之瘀滞，开经络之壅遏，活血化瘀，开窍止痛；苏合香芳香辛散，温通宣痹，化浊止痛，共为君药。冰片味辛气香，开窍止痛；木香辛香能行，味苦能泄，行气止痛；香附品辛香行散，味苦疏泄，理气解郁止痛；沉香辛香走窜，性温祛寒，行气散寒止痛，共为臣药。安息香、乳香行气活血，通窍止痛，助君药温通止痛之力；丁香散寒止痛；水牛角浓缩粉凉血解毒定惊；白术补气健脾，以防辛香太过，耗散正气，共为佐药。诸药合用，共奏温通宣痹，行气化浊之功。

【推荐用量用法】人工麝香 0.1g（冲服），冰片 0.1g（冲服），水牛角浓缩粉 1.5g（冲服），乳香（制）6g，安息香 0.3g（冲服），白术 12g，香附 9g，木香 9g，沉香 3g（后下），丁香 3g，苏合香 0.3g（冲服）。水煎服，1 日 1 剂，1 日 2 次。

【临床应用】

胸痹：因阴寒凝滞，心脉不通，气机不畅所致。症见心痛，胸闷，气短，胀满，甚则喘息，不能平卧，面色苍白，遇寒加重；冠状动脉粥样硬化性心脏病，心绞痛见上述证候者。

阴寒盛者，可加附子、桂枝、细辛等以散寒止痛；瘀血阻滞较重，胸痛剧烈者，加丹参、银杏叶、三七、川芎、红花、降香等以化瘀止痛；寒凝血瘀或阳虚血瘀者，可加附子、桂枝、细辛、高良姜、薤白等以温经通脉，散寒止痛；气虚明显，气短乏力者，可加人参、黄芪、灵芝等以补益心气。

【禁忌】孕妇禁用。

【使用注意】

（1）运动员慎用。

（2）本方含芳香走窜药物，阴虚较甚者慎用。

（3）本方含有丁香，不宜与郁金同用。

（4）在治疗期间，心绞痛持续发作，应及时就诊。

芎香通脉丸

【标准来源】《国家中成药标准汇编：内科心系分册》。

【药物组成】川芎、诃子、丹参、肉豆蔻、苏合香、冰片、麝香。

【用法用量】含服，1次5～10粒，1日2次，急性发作时10～20粒。每丸重30mg。

【功能主治】藏医：活血祛痰，芳香温通。用于龙型心绞痛与血型心绞痛。中医：活血化痰，芳香温通。用于痰瘀互阻引起的胸痹，症见胸闷，胸痛，心悸气短，身困体乏等，以及冠心病，心绞痛属上述证候者。

【处方解析】方中以川芎芳香辛散，活血散瘀，行气止痛；苏合香辟秽散寒，通脉止痛，为君药。麝香辛香走窜，可行血中之瘀滞，开经络之壅遏，活血化瘀，开窍止痛；丹参活血化瘀、通脉止痛；肉豆蔻温中散寒行气，三者活血行气止痛，用为臣药。冰片辛香走窜，止痛开窍；诃子温涩敛气，可防诸药辛散太过，耗伤正气，共为佐药。诸药合用，共奏活血化痰、芳香温通之功。

【推荐汤剂用量用法】川芎9g，诃子6g，丹参12g，肉豆蔻6g，苏合香0.3g（冲服），冰片0.1g（冲服），麝香（人工麝香）0.1g（冲服）。水煎服，1日1剂，1日2次。

【临床应用】

胸痹：因瘀血痰浊阻滞心脉所致。症见胸闷，胸痛，心悸气短，身困体乏，舌紫黯、苔白腻或白滑，脉滑；冠状动脉粥样硬化性心脏病，心绞痛见上述证候者。

瘀血阻滞刺痛甚者，可加三七、葛根、红花、赤芍等以化瘀通脉止痛；痰浊阻滞胸闷甚者，可加薤白、半夏、瓜蒌、枳实、石菖蒲等以化痰除痞；气虚明显，乏力自汗者，可加人参、黄芪、灵芝等以补益心气。

【禁忌】孕妇禁用。

【使用注意】

（1）运动员慎用。

（2）本方含有丹参，不宜与藜芦同用。

（3）在治疗期间，心绞痛持续发作，应及时就诊。

心力丸

【标准来源】《中华人民共和国卫生部药品标准：中药成方制剂》（第十七册）。

【药物组成】人参、附片、蟾酥、麝香、红花、冰片、灵芝、珍珠、人工牛黄。

【功能主治】温阳益气，活血化瘀。用于心阳不振、气滞血瘀所致的胸痹心痛、胸闷气短、心悸怔忡、冠心病、心绞痛等。

【用法用量】含服或嚼后服，1次1～2丸，1日1～3次。

【处方解析】方中人参大补元气，益心气，复心脉，并能益气以强心通脉；附子辛甘温煦，有温助心阳，回阳救逆、散寒止痛之功；麝香辛香走窜，可行血中之瘀滞，开经络之壅遏，活血化瘀，开窍止痛，三者同用，温阳强心，益气通脉，化瘀止痛，共为君药。红花活血祛瘀，通经止痛；蟾酥辟秽开窍，强心止痛；冰片味辛气香，开窍止痛；牛黄化痰定惊，开窍醒神，共为臣药。灵芝补心血、益心气、安心神；珍珠镇心定惊，用为佐药。诸药合用，共奏温阳益气，活血化瘀，通脉止痛之功。

【推荐汤剂用量用法】人参9g（另煎），附子（制）9g（先煎），蟾酥0.015g（冲服），麝香（人工麝香）0.1g（冲服），红花6g，冰片0.1g（冲服），灵芝9g，珍珠粉0.2g（冲服），人工牛黄0.2g（冲服）。水煎服，1日1剂，1日2次。

【临床应用】

胸痹：因心阳不振、气虚血瘀所致。症见胸痛、胸闷气短、心悸怔忡，畏寒肢冷，气短乏力，舌质黯或有瘀斑，脉沉迟；冠状动脉粥样硬化性心脏病，心绞痛见上述证候者。

瘀血阻滞、刺痛甚者，可加丹参、川芎、赤芍、红花、降香、银杏叶以活血化瘀、通脉止痛；阳虚胸痛、遇寒加重者，可加桂枝、细辛、荜茇等以温经通脉止痛；痰浊阻滞、胸闷甚者，可加薤白、枳实、石菖蒲等以化痰通痹。

【**禁忌**】孕妇禁用。

【**使用注意**】

（1）运动员慎用。

（2）本方中蟾酥有强心作用，正在服用洋地黄类药物者慎用。

（3）本方含有人参，不宜与五灵脂、藜芦同用。

（4）本方含有附子，不宜与半夏、瓜蒌、天花粉、浙贝母、川贝母、白蔹、白及同用。

（5）阴虚内热、肝阳上亢、痰火内盛者不宜应用。

（6）在治疗期间，心绞痛持续发作，应及时就诊。

心舒静吸入剂

【**标准来源**】《中华人民共和国卫生部药品标准：中药成方制剂》（第十五册）。

【**药物组成**】石菖蒲，川芎，丁香，零陵香，砂仁，冰片，檀香，广藿香油，麝香。

【**用法用量**】吸入，每日数次，或在呼吸不畅或心绞痛时吸入。

【**功能主治**】芳香通窍，理气止痛。对心绞痛、心肌梗死有缓解作用。

【**处方解析**】方中石菖蒲芳香温通，化浊豁痰，通脉止痛；麝香辛香走窜，可行血中之瘀滞，开经络之壅遏，活血化瘀，开窍止痛，共为君药。川芎活血行气止痛；冰片芳香通窍止痛；丁香散寒止痛；零陵香芳香辟秽散寒；檀香辛香走散，理气散寒止痛，共为臣药。广藿香芳香化湿；砂仁化湿温中、理气止痛，用为佐药。诸药合用，共奏芳香通窍、化浊通脉、理气止痛之功。

【**推荐汤剂用量用法**】石菖蒲9g，川芎9g，丁香3g，零陵香6g，砂仁4g（后下），冰片0.1g（后下），檀香3g（后下），广藿香9g（后下），麝香（人工麝香）0.1g（后下）。水煎服，1日1剂，1日2次。

【**临床应用**】

胸痹：因气滞血瘀所致。症见胸痛，胸闷气短，胸脘胀满，舌质黯或有瘀斑，脉弦滑；冠状动脉粥样硬化性心脏病，心绞痛，心肌梗死见上述证候者。

瘀血阻滞刺痛甚者，可加银杏叶、三七、葛根、丹参、红花等以化瘀通脉止痛；气滞较重，胸闷痛甚者，加沉香、木香、乳香等以行气止痛；痰浊阻滞胸闷甚者，可加薤白、半夏、瓜蒌、枳实、石菖蒲等以化痰除痞；心气虚弱、神疲乏力者，可加人参、黄芪、灵芝、沙棘等以补益心气。

【禁忌】孕妇禁用。

【使用注意】

（1）运动员慎用。

（2）本方含有丁香，不宜与郁金同用。

（3）本方芳香温燥，气阴两虚者不宜使用。

（4）在治疗期间，心绞痛持续发作，应及时就诊。

麝香心脑乐片

【标准来源】《中华人民共和国卫生部药品标准：中药成方制剂》（第十三册）。

【药物组成】丹参、三七、红花、淫羊藿、葛根、郁金、冰片、麝香、人参茎叶总皂苷。

【用法用量】口服。1次3～4片，1日3次。

【功能主治】活血化瘀，开窍止痛。用于冠心病，心绞痛，心肌梗死，脑血栓等。

【处方解析】本方以丹参活血祛瘀，通络止痛，养血安神，为君药。人参补心气，复心脉，并能益气以行血通脉；葛根升发清阳，活血通络；郁金行气开郁，活血止痛；红花辛散温通，活血祛瘀，通经止痛；三七活血祛瘀，通脉止痛，五者同用，活血化瘀，益气行滞，共为臣药。麝香辛香走窜，可行血中之瘀滞，开经络之壅遏，活血化瘀，开窍止痛；冰片芳香化浊，通窍止痛；淫羊藿温肾通脉，共为佐药。诸药合用，共奏活血化瘀、理气止痛的功效。

【推荐用量用法】丹参12g，三七5g，红花6g，淫羊藿6g，葛根9g，郁金6g，冰片0.1g（冲服），麝香（人工麝香）0.1g（冲服），人参6g（另煎）。水煎服，1日1剂，1日2次。

【临床应用】

1. 胸痹：多因瘀血闭阻而致。症见胸部刺痛，胸痛彻背，伴有胸闷，或胸部压迫感，舌质紫黯或有瘀斑，脉弦涩或结代；冠状动脉粥样硬化性心脏病，心绞痛见上述证候者。

痰浊阻滞、胸部憋闷甚者，可加半夏、瓜蒌、薤白、石菖蒲、枳实以化痰通痹、通脉行滞；兼有气滞、胸闷胀痛者，可加檀香、木香、香附、青皮、陈皮、沉香、降香等行气止痛。

2. 中风：多因瘀血闭阻所致。症见半身不遂，肢体麻木，口眼㖞斜，语言謇涩，心悸气短，舌质紫黯或有瘀斑；脑梗死恢复期见上述证候者。

肝阳上亢较重者，可加钩藤、石决明、牛膝、珍珠母、全蝎、地龙、白芍等以平肝潜阳；风痰阻络者，可加天南星、白附子、石菖蒲、远志等以祛风化痰，散结通络；肝肾不足，腰膝酸软者，可加桑寄生、牛膝、杜仲、续断、五加皮等以强筋健骨。

【禁忌】孕妇禁用。

【使用注意】

（1）运动员慎用。

（2）本方含有人参、丹参，不宜与五灵脂、藜芦同用。

（3）本方含有郁金，不宜与丁香、母丁香同用。

（4）在治疗期间，心绞痛持续发作，宜加用硝酸酯类药。若出现剧烈心绞痛，心肌梗死，应及时急诊救治。

心灵丸

【标准来源】《中华人民共和国卫生部药品标准：中药成方制剂》（第十八册）。

【药物组成】麝香、牛黄、熊胆、蟾酥、珍珠、冰片、三七、人参、水牛角干浸膏。

【用法用量】舌下含服或咀嚼后咽服，1次2丸，1日1～3次，也可在临睡前或发病时服用。

【功能主治】活血化瘀，益气通脉，宁心安神。用于胸痹心痛，心悸气短，头痛眩晕等症，以及心绞痛、心律失常及伴有高血压病者。

【处方解析】本方中麝香辛香走窜，可行血中之瘀滞，开经络之壅遏，活血化瘀，开窍止痛；三七活血化瘀，通脉止痛；人参大补元气，补心气，复心脉，并能益气以行血通脉，安定心神，三者同用，益气行血，通脉止痛，宁心安神，共为君药。蟾酥辟秽开窍，强心止痛；冰片味辛气香，开窍止痛，牛黄化痰开窍醒神，用为臣药。珍珠平肝潜阳、镇心定惊；熊胆苦寒，凉心定惊；水牛角凉血解毒定惊，用为佐药。诸药合用，共奏活血化瘀、益气通脉、宁心安神之功。

【推荐用量用法】麝香（人工麝香）0.1g（冲服），牛黄 0.2g（冲服），熊胆 0.2g（冲服），蟾酥 0.015g（冲服），珍珠粉 0.2g（冲服），冰片 0.1g（冲服），三七 6g，人参 9g，水牛角干浸膏粉 2g（冲服）。三七和人参水煎煮，冲服其余药粉，1 日 1 剂，1 日 2 次。

【临床应用】

1. 胸痹：多因心气不足、瘀血闭阻而致。症见胸部刺痛，胸痛彻背，气短乏力，头晕目眩，舌质紫黯或有瘀斑，脉弦涩或结代；冠状动脉粥样硬化性心脏病，心绞痛见上述证候者。

肝阳上亢，眩晕较重者，可加天麻、钩藤、桑寄生、杜仲、牛膝、白芍、罗布麻等以平肝潜阳；瘀血阻滞，刺痛较甚者，加丹参、银杏叶、川芎、赤芍、红花、降香、延胡索等以化瘀止痛；痰浊阻滞、胸部憋闷重者，可加半夏、瓜蒌、枳实、薤白、陈皮以化痰除痞、通脉行滞。

2. 心悸：多因心气不足、瘀血闭阻或兼肝阳上扰而致。症见心悸怔忡，心胸憋闷，短气喘息，神疲乏力，头晕目眩，舌质紫黯或有瘀斑，脉细涩或结代；心律失常见上述证候者。

肝阳上亢，头晕目眩者，可加天麻、钩藤、珍珠母、石决明、代赭石、生龙骨、生牡蛎等以平肝潜阳；心气虚弱，乏力自汗者，可加黄芪、灵芝、红景天、刺五加、沙棘、茯神等以补益心气；瘀血阻滞，出现胸痛者，加丹参、银杏叶、川芎、赤芍、红花、降香、延胡索等以化瘀止痛；兼有失眠者，可加酸枣仁、柏子仁、茯神、远志、生龙骨、生牡蛎等以宁心安神。

【禁忌】孕妇禁用。

【使用注意】

（1）运动员慎用。

（2）本方中蟾酥有强心作用，正在服用洋地黄类药物者慎用。

（3）本方含有人参，不宜与五灵脂、藜芦同用。

（4）在治疗期间，心绞痛持续发作，应及时就诊。

七、心 悸

朱砂消痰饮

【处方来源】《古今医统大全》卷五十。

【原文药物组成】胆南星半两，朱砂（另研）减半，麝香（另研）2 分。

【原文用法】上为末。临卧姜汁汤调服 1 钱。

【原文主治】心气痰迷心窍，惊悸。

【处方解析】本方为痰火扰心所致的心悸而设。方中朱砂甘寒质重，专归心经，既能清心经实火，又能镇惊安神，为清心、镇惊安神之要药，尤宜于心火亢盛，内扰神明之心神不宁，惊悸怔忡，烦躁不眠者，针对主要病机，故为君药。胆南星辛苦性凉，功能清热化痰，息风定惊；麝香辛香温通，走窜之性甚烈，功能开心窍、通心脉、祛瘀滞、止悸动，二药合用，辅助君药增强清热化痰，通脉止悸之功，共为臣药。姜汁有较强的祛痰开窍之功，用为佐药。诸药同用，共奏清热化痰，宁心定悸之功。

【推荐用量用法】胆南星 9g，朱砂 0.1g（冲服），麝香（人工麝香）0.1g（冲服），生姜汁 15mL。水煎胆南星，兑入生姜汁，冲服麝香、朱砂。1 日 1 剂，1 日 2 次。

【临床应用】

心悸：由痰火扰心所致，症见心悸时发时止，受惊易作，胸闷烦躁，失眠多梦，口干苦，大便秘结，小便短赤，舌红苔黄腻，脉弦滑；心律失常见上述证候者。

若兼见心脾两虚，倦怠虚烦者，可加黄芪、白术、茯苓、当归、龙眼肉、酸枣仁等以补益心脾，宁心安神；若阴虚火旺，潮热盗汗者，可加生地黄、玄参、麦冬、知母、黄柏、龟甲、远志等以滋阴降火；若瘀血痹阻，唇舌紫黯者，可加丹参、赤芍、三七、红花、银杏叶等以化瘀通脉。

【禁忌】孕妇禁用。

【使用注意】

（1）运动员慎用。

（2）本方含有朱砂，有毒，不宜过量久服，肝肾功能不全者慎用。

心宝丸

【标准来源】《中华人民共和国卫生部药品标准：中药成方制剂》（第十八册）。

【药物组成】洋金花、人参、肉桂、附子、鹿茸、冰片、麝香、三七、蟾酥。

【用法用量】口服。慢性心功能不全按心功能 1、2、3 级一次分别用

120mg、240mg、360mg，1 日 3 次，1 个疗程为 2 个月；心功能正常后改为日维持量 60 ～ 120mg。病窦综合征病情严重者 1 次 300 ～ 600mg，1 日 3 次，1 个疗程为 3 ～ 6 个月。其他心律失常（期外收缩）及房颤，心肌缺血或心绞痛 1 次 120 ～ 240mg，1 日 3 次，1 个疗程为 1 ～ 2 个月。

【功能主治】温补心肾，益气助阳，活血通脉。用于治疗心肾阳虚，心脉瘀阻引起的慢性心功能不全；窦房结功能不全引起的心动过缓，病态窦房结综合征及缺血性心脏病引起的心绞痛及心电图缺血性改变。

【处方解析】方中以附子辛甘温煦，有温助心阳，回阳救逆、散寒止痛之功；鹿茸甘咸性温，禀纯阳之性，峻补肾阳，二者同用，温补心肾之阳，回阳救逆，散寒止痛，为君药。人参大补元气、益气复脉，安神定志；肉桂补火助阳，温通经脉，散寒止痛，为臣药。洋金花强心止痛；三七活血化瘀；麝香辛香走窜，可行血中之瘀滞，开经络之壅遏，活血化瘀，开窍止痛；蟾酥止痛开窍，共为佐药；冰片味辛气香，开窍止痛，为使药。诸药合用，共奏温补心肾，益气助阳，活血通脉，强心复脉，宁心止悸之功。

【推荐用量用法】洋金花 0.3g（冲服），人参 9g，肉桂 4g（后下），制附子 6g（先煎），鹿茸（研末）1g（冲服），冰片 0.1g（冲服），麝香（人工麝香）0.1g（冲服），三七 9g，蟾酥 0.015g（冲服）。水煎服，1 日 1 剂，1 日 2 次。

【临床应用】

1. 心衰：因心肾阳虚，无力运血，心脉瘀阻所致。症见心悸怔忡，气短喘促，动则尤甚，或喘坐而不得卧，精神萎靡，乏力懒动，腰膝酸软，形寒肢冷，面色苍白或晦暗，肢体浮肿，下肢尤甚，甚则腹胀脐突，尿少或夜尿频多，舌淡苔白，脉沉弱或迟；慢性心功能不全见上述证候者。

若心脉瘀阻较重，颈脉青筋暴露明显者，加丹参、川芎、红花、赤芍、延胡索、葛根等活血化瘀；若下肢浮肿较重者，加葶苈子、香加皮、牛膝、益母草、泽兰、茯苓、猪苓等利水消肿。

2. 心悸：因心肾阳虚，无力运血，心脉瘀阻所致。症见畏寒肢冷，动则喘促，心悸气短，下肢肿胀，脉结代；心律失常，病态窦房结综合征见上述证候者。

气虚明显、乏力自汗者，可加黄芪、灵芝、白术、茯神、红景天等以补益心气；瘀血阻滞、出现胸痛者，加丹参、银杏叶、川芎、赤芍、红花、降香、延胡索等以化瘀止痛；痰浊阻滞胸闷甚者，可加远志、石菖蒲、薤白、半夏、瓜蒌、枳实等以化痰通脉；兼有失眠者，可加茯神、远志、酸枣仁、柏子仁、生龙牡等以宁心安神。

3.胸痹： 因心肾阳虚，无力运血，心脉瘀阻所致。症见胸闷，心前区疼痛，心悸怔忡，自汗，动则更甚，神倦怯寒，面色㿠白，四肢欠温或肿胀，舌质淡胖、苔白腻，脉沉细迟；冠状动脉粥样硬化性心脏病，心绞痛见上述证候者。

瘀血阻滞较重，胸痛剧烈者，加丹参、银杏叶、葛根、川芎、赤芍、红花、降香等以化瘀止痛；气滞较重，胸闷痛甚者，可加木香、沉香、檀香、荜茇等以行气止痛。

【禁忌】 孕妇禁用。

【使用注意】

（1）运动员慎用。

（2）本方所含洋金花有毒，不宜过服、久服；青光眼患者禁服。

（3）本方中蟾酥有强心作用，正在服用洋地黄类药物者慎用。

（4）本方含有人参，不宜与五灵脂、藜芦同用。

（5）本方含有附子，不宜与半夏、瓜蒌、天花粉、浙贝母、川贝母、白蔹、白及同用。

（6）本方含有肉桂，不宜与赤石脂同用。

（7）阴虚内热、肝阳上亢、痰火内盛者不宜应用。

（8）心绞痛持续发作，服药后不能缓解时，应加用硝酸甘油等药物。如出现剧烈心绞痛，心肌梗死，应及时急诊救治。

八、痞　满

丁沉丸

【处方来源】《太平惠民和剂局方》卷三。

【原文药物组成】 甘草（炙）5两，青皮（去瓤，剉，炒）5两，丁香5两，白豆蔻仁5两，沉香5两，木香5两，槟榔5两，肉豆蔻仁5两，白术（剉，微炒）40两，人参（去芦）10两，茯苓（去皮）10两，诃黎勒（煨，取皮）10两，肉桂（去粗皮）2两半，干姜（炮裂）2两半，麝香（别研）1两。

【原文用法】 每服1丸，空心、食前细嚼，炒生姜、盐汤送下；温酒亦得。

【原文主治】一切冷气攻心腹，胁肋胀满刺痛，胸膈噎塞，痰逆恶心，噫气吞酸，不思饮食，胃中冷逆，呕吐不止，及翻胃膈气，宿食留饮，心痛霍乱；妇人血气心腹痛。

【处方解析】本方为脾胃虚寒，升降失常所致的心腹疼痛、呕逆而设。方中人参甘温，大补元气，健脾益胃；白术甘温，健脾益气，燥湿利水；茯苓甘淡性平，健脾益气，利水渗湿，三药相伍，健脾益气，养胃和中。肉桂辛甘大热，补火助阳，散寒止痛，活血通经；干姜辛热燥烈，温中散寒，回阳通脉；丁香辛温芳香，暖脾胃而行气滞，温中降逆，散寒止痛，温肾助阳，三药相合，补火助阳，暖脾和胃。青皮苦泄辛行温通，疏肝破气，消积化滞，行气止痛；木香辛香苦泄温通，通理三焦，尤善行脾胃气滞，行气止痛，健脾消食调中；沉香辛香走窜，性温祛寒，味苦质重，温中降气止呕，行气散寒止痛；槟榔辛散苦泄，善行胃肠之气，消积导滞，降逆顺气，四药合用，功能疏肝理气，行气止痛，和胃止呕。白豆蔻辛温，长于化湿和中，降逆止呕；肉豆蔻长于温中止呕，行气止痛；诃子温中祛寒，调畅气机；麝香辛温，芳香开窍，活血通经，消肿止痛；生姜辛温，功能温中止呕，为呕家圣药；炙甘草补中益气，调和诸药。诸药合用，共奏补中益气、温阳散寒、行气止痛、和胃止呕之功（脾肾阳虚）。

【推荐用量用法】甘草（炙）6g，炒青皮6g，丁香3g，豆蔻6g（后下），沉香4.5g（后下），木香6g，槟榔9g，肉豆蔻9g，炒白术15g，人参6g（另煎），茯苓10g，诃子9g，肉桂4g（后下），干姜6g，麝香（人工麝香）0.1g（冲服），生姜3g。水煎服，1日1剂，1日2次。

【临床应用】

1.痞满： 多因脾胃虚寒，运化失常所致。症见胃脘痞闷，胀满时减，喜温喜按，食少不饥，身倦乏力，少气懒言，大便溏薄，舌质淡、苔薄白，脉沉弱或虚大无力；慢性胃炎，胃神经官能症，功能性消化不良见上述证候者。

若饮食停滞，嗳腐吞酸者，可加山楂、神曲、莱菔子、枳实、厚朴、吴茱萸、黄连、海螵蛸、瓦楞子等以消食导滞，制酸止痛。

2.呕吐： 多因脾胃虚寒，胃失和降所致。症见食欲不振，食入难化，恶心呕吐，脘腹痞闷，大便不畅，面白少华，倦怠乏力，舌苔白滑，脉虚弦；

神经性呕吐，急性胃炎，胃痉挛等见上述证候者。

若呕吐频作、噫气脘痞者，可加旋覆花、代赭石以降逆止呕；若饮食停滞、嗳腐吞酸者，可加山楂、神曲、莱菔子、枳实、厚朴、吴茱萸、黄连、海螵蛸、瓦楞子等以消食导滞，制酸止痛。

3. 腹痛：多因脾胃虚寒，失于温养，传化失常所致。症见腹痛绵绵，时作时止，痛时喜按，喜热恶冷，神疲乏力，气短懒言，形寒肢冷，胃纳不佳，大便溏薄，面色不华，舌质淡、苔薄白，脉沉细；肠痉挛，肠易激综合征见上述证候者。

若胃气虚寒，脐中冷痛，连及少腹者，可加葫芦巴、川椒、荜澄茄、乌药，以温肾散寒止痛；若气血虚弱，腹中拘急冷痛，短气自汗者，可加当归、黄芪、浮小麦等以补益气血，固表止汗。

4. 痛经：多因中气不足，寒凝气滞血瘀，冲任失畅所致。症见经前或经期小腹隐痛，或经期后延，月经量少，神疲乏力，头晕心悸，面色苍白，舌质暗、苔白，脉沉紧、或细弱；原发性痛经，慢性盆腔炎，子宫腺肌病见上述证候者。

若小腹冷痛较甚、四肢冰凉者，可加附子、细辛、巴戟天、艾叶、吴茱萸等以回阳散寒；若气血不足者，可加黄芪、当归、川芎、白芍、熟地黄、制首乌、鸡血藤等以益气生血，调补冲任。

【禁忌】孕妇禁用。

【使用注意】

（1）运动员慎服。

（2）本方含有丁香，不宜与郁金同用。

（3）本方含有人参，不宜与五灵脂、藜芦同用。

（4）本方含有甘草，不宜与海藻、京大戟、红芽大戟、甘遂、芫花同用。

（5）本方含有肉桂，不宜与赤石脂同用。

沉香乌药煎

【处方来源】《鸡峰普济方》卷二十。

【原文药物组成】沉香半两，乌药半两，泽泻半两，陈皮半两，赤茯苓半两，白术半两，香附子半两，麝香1钱。

【原文用法】每服20丸，食后煎橘皮汤送下。

【原文主治】胸胁气痞，脏腑疼痛。

【处方解析】本方为肝郁气滞，横犯脾胃，胃气阻滞所致痞满、胃痛而设。方中香附辛香行散，味苦疏泄，入肝经，善疏肝解郁，行气止痛，又入脾经，能行气宽中，除胀止痛；乌药辛温，能疏理气机，散寒止痛，入肺、脾、肾经，故能治三焦寒凝气滞疼痛；沉香辛香走窜，性温祛寒，味苦质重，善于行气散寒止痛，温中降气止呕，三药合用，功能疏肝解郁，调畅气机，散结除痞，行气止痛，共为君药。白术辛香温燥，功能补气健脾、燥湿利水；陈皮辛香苦燥，功能健脾理气，燥湿化痰；泽泻甘淡性寒，功能渗湿化浊，赤茯苓甘淡性平，还能健脾渗湿利水；四药配伍，能健脾益气，利湿化浊，消痞散结，共为臣药。麝香辛香走窜，芳香化浊，活血通经，通窍止痛，作为佐药。诸药合用，共奏疏肝解郁、健脾渗湿、化浊除痞、行气止痛之功。

【推荐用量用法】沉香 4.5g（后下），乌药 9g，泽泻 9g，陈皮 9g，赤茯苓 15g，白术 12g，香附 9g，麝香（人工麝香）0.1g（冲服）。水煎服，1 日 1 剂，1 日 2 次。

【临床应用】

1. 痞满：多因肝气郁结，横逆犯脾，运化失常而致。症见脘腹痞闷，胸胁胀满，心烦易怒，呕恶嗳气，或吐苦水，大便不爽，舌质淡红，苔薄白，脉弦；慢性胃炎，胃神经官能症，胃下垂，功能性消化不良等见上述证候者。

若气郁较甚，胀满明显者，可加柴胡、郁金、枳壳、吴茱萸等以疏肝行气；若肝郁化火，口苦而干者，可加黄连、吴茱萸、栀子、龙胆、川楝子等以清肝泻火；恶心呕吐者，加半夏、竹茹、生姜等以降逆止呕。

2. 胃痛：多因肝气郁结，横逆犯胃，胃气阻滞而致。症见胃脘胀痛，攻撑作痛，脘痛连胁，喜长叹息，郁怒则痛甚，嗳气、矢气则痛舒，胸闷嗳气，大便不畅，舌苔薄白，脉弦；急、慢性胃炎见上述证候者。

若胃痛较甚者，可加柴胡、白芍、郁金、川楝子、延胡索等以行气止痛；若嗳气较重者，可加沉香、旋覆花、代赭石；泛酸较重者，加海螵蛸、瓦楞子、煅龙骨、煅牡蛎等以制酸止痛；若肝郁化火，烦躁易怒，口苦咽干者，可加柴胡、赤芍、牡丹皮、栀子、黄芩、黄连、川楝子等以清肝泻火。

【禁忌】孕妇禁用。

【使用注意】运动员慎服。

麝香宽中丸

【处方来源】《杨氏家藏方》卷五

【原文药物组成】沉香（细剉）4钱，香附子（去毛，炒）2两，缩砂仁1两半，甘松（洗去土）2两，姜黄2两，木香半两，陈橘皮（去白）2两，甘草（炙）1两，白檀香（剉细，令取末）1两，麝香（别研）2钱。

【原文用法】上为细末，次入麝香研匀，熬甘草膏子为丸，如梧桐子大。每服3~5丸，嚼细，沸汤送下，不拘时候。

【原文主治】中脘不快，胸膈痞闷，呕逆恶心，腹胁刺痛，不思饮食。

【处方解析】本方为肝郁气滞、胃失和降所致的痞满而设。方中香附善走肝经，疏肝解郁，理气止痛；甘松理气止痛，开郁醒脾，二药合用，疏肝理脾，共为君药。砂仁、陈皮理气和中，化湿运脾；木香行气止痛，善行胃肠气滞；沉香行气止痛，温中降逆；檀香行气消胀止痛，温中降气和胃，五药合用，健脾化湿，和胃止呕，行气止痛，开胃消食，共为臣药。姜黄辛行苦泄，温散通滞，《本草正》曰"除心腹气结气胀，冷气食积疼痛"，《本草述》曰"治气证痞证，胀满喘噎，胃脘痛"，有行气活血，消积止痛；麝香芳香走窜，行气活血，消积止痛，二药共为佐药。甘草补中益气，调和诸药，缓急止痛，用为佐使药。诸品同用，共奏疏肝解郁、运脾和胃、行气止痛之功。

【推荐用量用法】沉香3g（后下），香附9g，砂仁6g（后下），甘松6g，姜黄9g，木香6g，陈皮9g，甘草9g，檀香3g，麝香（人工麝香）0.1g（冲服）。水煎服，1日1剂，1日2次。

【临床应用】

痞满：因肝郁气滞，升降失常所致。症见胃脘痞满闷塞，脘腹不舒，胸膈胀满，心烦易怒，喜太息，恶心嗳气，大便不爽，常因情志因素而加重，苔薄白，脉弦；慢性胃炎，胃神经官能症，功能性消化不良见上述证候者。

脾虚湿盛者，可加苍术、厚朴、白术、泽泻、茯苓等以运脾燥湿；若肝郁较甚，胀满明显者，可加柴胡、郁金、枳壳以助疏肝理气；若食积不化者，可加山楂、神曲、莱菔子等以消食除胀。

【禁忌】孕妇禁用。

【使用注意】

（1）运动员慎用。

（2）本方含有甘草，不宜与海藻、京大戟、红芽大戟、甘遂、芫花同用。

（3）脾胃阴虚、湿热蕴结所致痞满、胁痛者不宜使用。

（4）忌食生冷油腻等不易消化食物。

人参调中汤

【处方来源】《儒门事亲》卷十二。

【原文药物组成】沉香2两，木香半两，白豆蔻（用仁）1两，甘草1分，脑子1钱，麝香半钱，人参半两。

【原文用法】上为细末。每服半钱，用沸汤点服，或入生姜、盐少许，食后服。

【原文主治】妇人心下脐上结硬如斗、按之如石，以瓜蒂散吐之之后者。

【处方解析】本方为脾胃虚弱、升降失司、气机阻滞所致痞满而设。方中人参甘、微苦，性温，大补元气、补气健脾，为治疗脾虚痞满的要药，用为君药。木香辛苦性温，善行脾胃气滞，有良好的行气止痛，健脾消食之功；沉香辛温，善于行气散寒止痛，温中降气而止呕；白豆蔻芳香性温，功能化湿行气、温中止呕；生姜辛温，降逆止呕，四者共为臣药。麝香芳香走窜，活血通经，消积止痛；冰片芳香辟秽，化浊消痞，二者共为佐药。甘草既能益气补中，又能调和药性，用为佐使药。诸品同用，共奏补气健脾、理气行滞、化浊除痞之功。

【推荐用量用法】沉香5g（后下），木香6g，豆蔻6g（后下），甘草6g，冰片0.1g(冲服)，麝香（人工麝香）0.1g(冲服)，人参9g，生姜6g。水煎服，1日2次，1日1剂。

【临床应用】

痞满：因脾胃虚弱，升降失司所致。症见胃脘痞满隐痛，纳呆食少，食后胀闷，倦怠，消瘦，气短，乏力，舌淡苔白，脉虚弱；慢性胃炎，功能性消化不良见上述证候者。

若湿浊内盛者，可加茯苓、薏苡仁、白扁豆、广藿香等健脾利湿；若恶心呕吐者，可加半夏、陈皮、紫苏、竹茹等以理气和胃止呕；若食欲不振者，可加白术、茯苓、山楂、神曲、莱菔子等以健运脾胃、消食化积。

【**禁忌**】孕妇禁用。

【**使用注意**】

（1）运动员慎用。

（2）本方含有人参，不宜与五灵脂、藜芦同用。

（3）本方含有甘草，不宜与海藻、京大戟、红芽大戟、甘遂、芫花同用。

（4）湿热蕴结或饮食积滞者慎用。

（5）忌食油腻生冷难消化食物。

九、胃　痛

麝香丸

【**处方来源**】《太平圣惠方》卷四十三。

【**原文药物组成**】麝香（细研）1分，槟榔1两，陈橘皮（汤浸去白瓤，焙）1两，肉豆蔻（去皮）1两，吴茱萸1两，木香1两。

【**原文用法**】上件药，先将茱萸以米醋煮10~20沸，后掘一地坑子，可安得茱萸，先以炭火半秤烧坑子令通赤，以米醋半盏及茱萸入在炕内，用瓷碗盖之，四面以灰拥定，勿令泄气，候冷取出，与前药一处捣罗为末，入麝香和匀，用醋煮面糊为丸，如绿豆大。每服20丸，以热酒送下，不拘时候。

【**原文主治**】积冷气攻心腹痛，四肢多冷，面色青黄，不欲饮食。

【**处方解析**】本方为寒凝气滞，脘腹冷痛所设。方中麝香芳香走窜，《名医别录》载其"疗心腹暴痛，胀急痞满"，有温经止痛之功；吴茱萸辛苦温燥，温中下气，散寒止痛，降逆止呕；肉豆蔻辛香温燥，能温中理脾、行气止痛；木香辛苦性温，善走气分，善行脾胃气滞，为健脾行气止痛的要药；陈皮辛香走窜，温通苦燥，有健脾行气，降逆止呕之功；槟榔辛苦，有行气止痛，消积导滞之功。诸品同用，共奏温中散寒，行气止痛之功。

【**推荐用量用法**】麝香（人工麝香）0.1g（冲服），槟榔9g，陈皮9g，肉豆蔻9g，吴茱萸5g，木香6g。水煎服，1日1剂，1日2次。

【**临床应用**】

胃痛：多由寒凝气滞所致。症见胃痛暴作，甚则拘急作痛，得热痛减，遇寒痛增，恶心呕吐，畏寒肢冷，不欲饮食，口淡不渴，或喜热饮，苔薄白，脉弦紧；急、慢性胃炎，胃痉挛、胃神经官能症等见上述证候者。

胃寒较重者，可加肉桂、附子、干姜、高良姜等温中散寒止痛；若寒凝血瘀者，可加当归、白芍、延胡索、白芷、甘草、饴糖等活血化瘀，缓急止痛；兼有饮食积滞者，可加焦山楂、焦神曲、焦麦芽、鸡内金等以消食化积。

【禁忌】 孕妇禁用。

【使用注意】

（1）运动员慎用。

（2）饮食宜清淡、低盐、低脂，忌食生冷、辛辣、油腻之品。食勿过饱，忌烟酒。

丁香煮散

【处方来源】《王氏博济方》卷二。

【原文药物组成】 丁香 1 两 3 分，蓬莪术 2 两，荜澄茄 1 两半，枳壳 1 两（炒令黄色）3 分，藿香 1 两半，沉香 1 两，麝香半两，芍药半两，当归 3 分，诃子（去核）1 两，前胡 1 两，人参 1 两，京芎 1 两，木香 3 分，槟榔 7 个，豆蔻（去皮）7 个。

【原文用法】 每服 1 钱，水 1 盏，煎至 5 分，热服。

【原文主治】 一切冷气攻冲，心胸不利，不思饮食，腹胁刺痛，口苦无味，吐逆及酒后呕吐不止。

【处方解析】 本方为寒凝中焦，升降失常所致胃痛、腹痛、呕吐而设。方中丁香辛温芳香，暖脾胃而行气滞，温中降逆，散寒止痛；荜澄茄辛散温通，温中散寒，行气止痛，二药相合，为温中降逆，行气止痛的要药，故为君药。枳壳辛行苦泄，理气宽中，行滞消胀；木香辛香苦泄温通，尤善行脾胃气滞，行气调中止痛，健脾消食；沉香辛香走窜，性温祛寒，味苦质重，温中降气止呕，行气散寒止痛；槟榔辛散苦泄，善行胃肠之气，消积导滞，降逆顺气，四药合用，辅助君药增强行气止痛，和胃止呕，消积导滞之功，共为臣药。藿香气味芳香，芳香化湿，温中止呕；豆蔻味辛性温，芳香化湿，温中行气止呕，开胃消食，二药相伍，佐助君药增强芳香化湿，行气止呕，开胃消食之功，故为佐药。麝香辛温，芳香开窍，活血通经，消积止痛；蓬莪术（莪术）破血行气，消积止痛；京芎（川芎）活血行气止痛，三药相合，行气活血，消积导滞，温经止痛，亦为佐药。人参健脾和胃，益气生血；当归补血活血，散寒止痛；芍药养血柔肝，缓急止痛，三药合用，健脾和胃，益气养血，缓急止痛，有佐助之能。前胡辛散苦降，入肺经；诃子酸涩收敛，主入大肠经，"肺与大肠相表里"，二药合用，调畅气机，故为佐使药。诸药合用，共奏温中散寒、活血行气、化湿和胃、消积止痛之功。

【推荐用量用法】丁香 3g，莪术 9g，荜澄茄 3g，枳壳（炒）9g，广藿香 10g，沉香 3g（后下），麝香（人工麝香）0.1g（冲服），白芍 15g，当归 12g，诃子 9g，前胡 9g，人参 9g，川芎 10g，木香 6g，槟榔 9g，豆蔻 6g（后下）。水煎服，1 日 1 剂，1 日 2 次。

【临床应用】

1. 胃痛：多因寒凝中焦，升降失常所致。症见胃痛暴作，甚则拘急作痛，得热痛减，遇寒痛增，口淡不渴，或喜热饮，苔薄白，脉弦紧；急、慢性胃炎，胃及十二指肠溃疡，胃痉挛等见上述证候者。

若寒犯中焦，胃脘拘急掣痛拒按者，可加制附子、干姜、桂枝、吴茱萸等以散寒止痛；若寒夹食滞者，可加山楂、神曲、鸡内金、麦芽等以消食导滞。

2. 腹痛：多因寒凝中焦，升降传导失常所致。症见腹痛急起，剧烈拘急，得温痛减，遇寒尤甚，恶寒身蜷，手足不温，口淡不渴，小便清长，大便自可，苔薄白，脉沉紧；肠痉挛，胃神经官能症见上述证候者。

若腹痛拘急，大便不通，寒实积聚者，可加大黄、附子、细辛以温下寒积；若腹痛剧烈，舌有瘀点者，可加延胡索、丹参、红花、蒲黄、赤芍、鸡血藤以化瘀止痛；若腹痛绵绵，时作时止者，可加制附子、肉桂、干姜、吴茱萸、补骨脂、菟丝子等以温阳散寒止痛。

3. 呕吐：多因寒邪犯胃，胃失和降所致。症见脘腹冷痛，频频泛恶，呕吐清水，伴有畏寒肢冷，舌苔白腻，脉濡缓；神经性呕吐，急、慢性胃炎见上述证候者。

若寒犯中焦，呕吐较甚者，可加制附子、干姜、桂枝、吴茱萸等以散寒止痛；若寒夹食滞者，可加山楂、神曲、鸡内金、麦芽等以消食导滞。

【禁忌】孕妇禁用。

【使用注意】

（1）运动员慎服。

（2）本方含有人参、白芍，不宜与藜芦同用。

（3）本方含有人参，不宜与五灵脂、藜芦同用。

（4）本方含有丁香，不宜与郁金同用。

胡椒丸

【处方来源】《普济方》卷三十六引《十便良方》。

【原文药物组成】胡椒 30 颗，麝香（细研）1 钱。

【原文用法】上捣破胡椒，入麝香，用酒 1 中盏，煎至半盏，稍热服。

【原文主治】寒气攻胃。

【处方解析】本方为寒凝气滞胃痛所设。胡椒辛热，《海药本草》载其："去胃口气虚冷，宿食不消，霍乱气逆，心腹卒痛，冷气上冲。"温中散寒，下气消痰，善治胃寒，脘腹冷痛，呕吐。麝香芳香开窍，走窜通达，活血通经止痛，二药配伍，共奏温中散寒，行气止痛之功。

【推荐用量用法】胡椒粉 0.5g，麝香（人工麝香）0.1g。黄酒送服，1 日 1 剂，1 日 2 次。

【临床应用】

胃痛：多因寒凝气滞所致。症见猝感寒邪，或饮食生冷，胃痛暴作，恶寒喜暖，得温痛减，遇寒加重，口淡不渴，或喜热饮，舌淡苔薄白，脉弦紧；急、慢性胃炎，胃及十二指肠溃疡见上述证候者。

若寒凝胃痛甚者，可加桂枝、干姜、荜茇、高良姜、香附等以温里散寒止痛；若气滞食积者，可加枳实、槟榔、山楂、陈皮、焦神曲、鸡内金、炒麦芽等以行气止痛，消食导滞；若瘀血刺痛者，可加三七、延胡索、五灵脂、蒲黄、乳香、没药、白芍、甘草等以活血化瘀，缓急止痛。

【禁忌】孕妇禁用。

【使用注意】运动员慎服。

麝香荜澄茄丸

【处方来源】《圣济总录》卷四十五

【原文药物组成】麝香（细研）半两，硫黄（细研）3 分，硇砂（不夹石者，细研）1 分，石斛（去根）1 两，荜澄茄 1 两，茴香子（炒）1 两，补骨脂（炒）1 两，木香 1 两，何首乌 1 两半，丁香 1 两，肉豆蔻（去壳）1 两，桂（去粗皮）1 两，当归（切焙）1 两，吴茱萸（汤浸 7 遍，焙干，炒）1 两，槟榔（剉）1 两。

【原文用法】上为末，入研药拌匀，酒煮面糊为丸，如梧桐子大。每服20~30 丸，空心、食前温酒送下；米饮亦得。

【原文主治】脾脏冷气，攻心腹撮痛，手足逆冷，霍乱呕吐，脏腑滑利，膈脘痞塞，不思饮食。

【处方解析】本方为脾肾阳虚、寒凝气滞所致的胃痛、腹痛、呕吐、泄泻而设。方中荜澄茄、茴香子（小茴香）、吴茱萸、肉豆蔻、补骨脂、肉桂、丁香、硫黄等药性温热，能温中运脾，补肾助阳，和中降逆，散寒止痛，燥湿止泻；木香、槟榔行气止痛，消积除胀；麝香辛香走窜，消积导滞，温经止痛；硇砂消积软坚，破瘀散结；当归养血活血、散寒止痛；何首乌、石斛滋阴养血，能制约大量温燥药物的燥热之性，使散寒而不伤阴血，顾护正气。诸品同用，共奏温中运脾，温肾助阳，行气和胃，止痛止泻之功。

【推荐用量用法】麝香（人工麝香）0.1g（冲服），硫黄 1g（冲服），硇砂 0.5g（冲服），石斛 9g，荜澄茄 6g，小茴香 6g，补骨脂 9g，木香 6g，制何首乌 6g，丁香 3g，肉豆蔻（煨）6g，肉桂 3g（后下），当归 9g，吴茱萸 3g，槟榔 6g。水煎服，1 日 1 剂，1 日 2 次。

【临床应用】

1. 胃痛：因脾肾阳虚、寒凝气滞所致。症见胃脘部冷痛拘急，得寒则甚，胃脘痞塞，不思饮食，畏寒肢冷，或伴恶心呕吐，便溏腹泻，舌淡苔白腻，脉沉弦；急、慢性胃炎，胃及十二指肠溃疡见上述证候者。

脾胃气虚，可加党参、白术、黄芪等益气健脾；恶心呕吐，可加半夏、豆蔻、生姜以降逆止呕；腹泻甚者，可加茯苓、白术、煨葛根等健脾除湿，升清止泻；肾阳虚者，可加附子、干姜、乌药等以温阳散寒止痛。

2. 腹痛：因脾肾阳虚、寒凝气滞所致。症见腹部冷痛拘急，脘腹胀满，呕吐泄泻，不思饮食，舌淡苔白腻，脉沉弦；急、慢性肠炎见上述证候者。

气滞胀满甚者，可加陈皮、青皮、砂仁、豆蔻等以行气消胀；腹泻肠滑者，可加菟丝子、五味子、诃子等以温肾涩肠。

3. 呕吐：因寒凝气滞、胃失和降所致。症见恶心呕吐，胃脘胀满冷痛，大便溏薄或腹泻，舌质淡、苔白腻，脉沉弦；急、慢性胃炎见上述证候者。

呕吐甚者，可加半夏、生姜、豆蔻、广藿香等以散寒除湿、降逆止呕。

脾胃气虚者，可加党参、白术、黄芪等益气健脾。

4. 泄泻：因脾肾阳虚、寒凝气滞所致。症见腹痛泄泻，肠鸣腹胀，食欲不振，舌质淡、苔白腻，脉沉弦；急、慢性肠炎见上述证候者。

腹泻甚者，可加菟丝子、五味子、诃子等以温肾涩肠。

【禁忌】 孕妇禁用。

【使用注意】

（1）运动员慎用。

（2）本方含有丁香，不宜与郁金同用。

（3）本方含有肉桂，不宜与赤石脂同用。

（4）本方含有硫黄，不宜与芒硝、玄明粉同用。

（5）方中含有硇砂、硫黄等有毒，故不宜过量或久服，肝肾功能不全者慎用。

（6）湿热中阻所致的胃痛、腹痛等不宜使用。

（7）饮食宜清淡，忌食油腻及不易消化食品。

丁香汤

【处方来源】《圣济总录》卷五十五。

【原文药物组成】 丁香半两，肉豆蔻（去壳）半两，干姜（炮裂）3 分，青橘皮（汤浸，去白，焙）3 分，藿香叶 3 分，麝香（研）半钱。

【原文用法】 上为粗末。每服 2 钱匕，酒 1 盏半，煎至 7 分，去滓温服。

【原文主治】 胃心痛。

【处方解析】 本方为寒湿中阻、脾胃气滞所致的胃痛而设。方中丁香辛温，《本草正》谓"温中快气。治上焦呃逆，除胃寒泻痢，七情五郁"，有温中降逆、散寒止痛之功；肉豆蔻辛温，《日华子本草》谓"调中，下气，止泻痢，开胃，消食"，有行气温中，止痛止泻之功，二药同用，针对寒湿中阻，脾胃气滞的主要病机，共为君药。干姜辛热燥烈，主入脾胃而长于温中散寒，健运脾阳，为温暖中焦之主药；藿香气味芳香，既能芳化湿浊，又能和中止呕；青皮辛温走散，能破气消胀，消积止痛，三者同用，能散寒化湿、和中止呕、行气止痛，共为臣药。麝香辛香，开通走窜，能活血通经，消积止痛，用为佐药。诸药同用，共奏散寒除湿、行气止痛、和中止呕之功。

【推荐用量用法】丁香 3g，肉豆蔻 9g，干姜 6g，青皮 9g，广藿香 9g，麝香（人工麝香）0.1g（冲服）。水煎服，1 日 1 剂，1 日 2 次。

【临床应用】

胃痛：因寒湿中阻，气机不畅所致。症见胃脘部疼痛，得寒则甚，食少，腹胀，便溏，或伴恶心呕吐；急、慢性胃炎，胃及十二指肠溃疡见上述证候者。

若胃痛较甚者，可加延胡索、川楝子、白芷、白芍、甘草等以增强止痛之功；若呕吐吞酸者，可加半夏、生姜、竹茹等以降逆止呕，浙贝母、乌贼骨、瓦楞子等以制酸止痛。

【禁忌】孕妇禁用。

【使用注意】

（1）运动员慎用。

（2）本方含有丁香，不宜与郁金同用。

（3）湿热阻滞、阴虚胃痛者忌服。

（4）服药期间饮食宜清淡，忌食辛辣油腻之品。

十、呕　吐

麝香调中丸

【处方来源】《医方类聚》卷二四五引《施圆端效方》。

【原文药物组成】麝香 1 字，当归（焙）1 分，白术 1 分，人参 1 分，南木香 1 分，甘草（炒）1 分，青皮（去白）1 分，陈皮（去白）1 分，茯苓 1 分。

【原文用法】上为细末，炼蜜为丸，如樱桃大。食前每服 1 丸，白汤化下。

【原文主治】小儿吐泻诸证，脾胃虚损，老人虚乏，正气不复，饮食不下，危困瘦弱。

【处方解析】本方为脾胃虚弱、运化失职、升降失常所致的呕吐、泄泻而设。方中人参味甘而性微温，大补元气，健脾益气，为治疗脾胃虚弱、升降失常所致呕吐、泄泻的要药，故为君药。白术甘苦性温，长于健脾燥湿；茯苓甘淡，能渗湿健脾，二药相伍，能辅助君药增强补中益气，健脾和胃，止吐止泻之功，共为臣药。陈皮、青皮、木香行气消胀、通调气机、健脾燥湿、温中止痛，并能补而不滞，用为佐药；当归甘辛性温质润，补血活血，散寒止痛，既能补益气血，又能化瘀止痛，可为佐助君药；麝香芳香辛烈，《名医别录》谓其"疗中恶，心腹暴痛，胀急痞满"芳香走窜，与当归相合，增强活血散寒，通经止痛之功，亦为佐药。甘草甘温，益气调中，缓急止痛，调和诸药，为佐使药。上药合用，共奏健脾益气、理气和中、止吐止泻之效。

【推荐用量用法】麝香（人工麝香）0.1g（冲服），当归9g，白术9g，人参9g(另煎)，木香9g，甘草（炙)9g，青皮9g，陈皮9g，茯苓9g。水煎服，1日1剂，1日2次。

【临床应用】

1.呕吐：多因脾胃虚弱，胃气上逆所致。症见饮食稍有不慎，或稍有劳倦，即易呕吐，时作时止，胃纳不佳，脘腹痞闷，口淡不渴，面白少华，倦怠乏力，舌质淡、苔薄白，脉濡弱；慢性胃炎，功能性消化不良见上述证候者。

若胃虚气逆，心下痞硬，干呕者，可加旋覆花、代赭石、半夏等以降逆止呕；若中气大亏，少气乏力，可加黄芪、升麻、柴胡等以升阳举陷；若脾肾之阳不振，畏寒肢冷，呕吐清水者，可加干姜、附子、肉桂、吴茱萸等以温补脾肾；若饮食停滞、呕吐吞酸者，可加山楂、麦芽、莱菔子、神曲等以消食化滞。

2.泄泻：因脾胃虚弱，运化失职所致。症见因稍进油腻食物或饮食稍多，大便次数即明显增多而发生泄泻，伴有不消化食物，大便时泻时溏，迁延反复，饮食减少，食后脘闷不舒，面色萎黄，神疲倦怠，舌淡苔白，脉细弱；慢性肠炎，功能性腹泻见上述证候者。

若脾肾阳虚、腹中冷痛、喜温喜按、手足不温、便溏腥秽者，可加附子、肉桂、干姜、补骨脂、肉豆蔻、五味子等；若久泻脱肛者，可加黄芪、升麻、柴胡、葛根等以益气升阳，止泻固脱。

【禁忌】孕妇禁用。

【使用注意】

（1）运动员慎用。

（2）本方含有人参，不宜与五灵脂、藜芦同用。

（3）本方含有甘草，不宜与海藻、京大戟、红芽大戟、甘遂、芫花同用。

（4）体实有热、湿热蕴结者不宜服用。

（5）服药期间饮食宜选清淡易消化之品，忌食辛辣、油腻、生冷之品。

十一、腹　痛

赐方五香汤

【处方来源】《杨氏家藏方》卷五。

【原文药物组成】木香 3 两，沉香 3 两，滴乳香（别研）3 两，藿香叶（去土）3 两，吴茱萸（汤洗 7 次）3 两，麝香（别研）1 两。

【原文用法】上药除乳香、麝香外㕮咀，以水 5 升，煮取 2 升，去滓，入二香煎令再沸，分 3 次服，不拘时候。

【原文主治】积寒攻冲，腹胁疼痛。

【处方解析】本方为寒邪侵袭、气机阻滞的腹痛而设。方中沉香行气止痛，温中降逆，温肾散寒；木香辛香性温走窜，善行脾胃气滞，能行气止痛，健脾消食，针对寒凝气滞的主要病机，共为君药。广藿香芳香化湿和中，降逆止呕；吴茱萸辛散温燥，散寒止痛，燥湿祛浊，降逆止呕，二者同用，增强君药行气散寒止痛、和胃降逆止呕之功，用为臣药。乳香辛香走窜，苦泄温通，既入血分，又入气分，功能行气通滞，散瘀止痛；麝香辛香，开通走窜，可行血中之瘀滞，开经络之壅遏，具有活血通经止痛之功，二药合用功能活血祛瘀，通脉止痛，共为佐药。诸药同用，共奏行气活血、温中散寒、通滞止痛、降逆止呕之功。

【推荐用量用法】木香 9g，沉香 3g（后下），乳香 6g，广藿香 9g，吴茱萸（制）3g，麝香（人工麝香）0.1g（冲服）。水煎服，1 日 1 剂，1 日 2 次。

【临床应用】

腹痛：因寒湿凝滞，气机不畅所致。症见脘腹胀满冷痛，面青肢冷，不思饮食、恶心呕吐等，舌淡苔白或白腻；慢性肠炎见上述证候者。

若脾肾阳虚、腹泻便溏者，可加白术、茯苓、山药、补骨脂、菟丝子、肉豆蔻等以健脾温肾，除湿止泻；腹胀甚者，可加大腹皮、厚朴、陈皮以行气消胀止痛。

【禁忌】孕妇禁用。

【使用注意】

（1）运动员慎用。

（2）湿热蕴结者不宜服用。

（3）本方含有乳香，胃弱者慎用。

（4）忌辛辣、油腻食物。

十二、便　秘

麝香丸

【处方来源】《太平圣惠方》卷四十九。

【原文药物组成】麝香（细研）1分，木香半两，槟榔半两，五灵脂半两，陈皮（汤浸去白瓤，焙）半两，巴豆（去皮心）半两，硫黄1两。

【原文用法】每服5丸，以橘皮汤送下。

【原文主治】心腹气痛。

【处方解析】本方为阴寒内盛，凝滞肠胃，传导失常，冷秘腹痛而设。方中巴豆霜辛热，峻下冷积，用治寒积便秘，脘腹冷痛；硫黄为纯阳之品，能补火助阳通便，用治虚冷便秘，二药合用，能够补火助阳，解散寒凝，峻下冷积，故为君药。木香擅行气消积止痛；槟榔能降气导滞化积；陈皮健脾理气，三药相伍，调节胃肠气机，以复传导之能，有行气通便之效，故为臣药。麝香辛温，开窍醒神，活血通经；五灵脂苦泄温通，擅活血化瘀止痛，二药合用，佐助君药缓解寒凝气滞血瘀，心腹气痛之功，共为佐药。诸药合用，共奏温里散寒、行气导滞、通便止痛之功。

【推荐用量用法】麝香（人工麝香）0.1g（冲服），木香6g，槟榔9g，五灵脂10g（包煎），陈皮9g，巴豆霜0.3g（冲服），硫黄1.5g（冲服）。水煎服，1日1剂，1日2次。

【临床应用】

冷秘：多因阴寒内盛，凝滞肠胃，传导失常而致。症见大便艰涩，腹痛拘急，胀满拒按，手足不温，恶心呕吐，舌苔白腻，脉弦紧；功能性便秘，肠易激综合征见上述证候者。

素体阳虚、便秘腹胀、四肢不温者，可加肉苁蓉、锁阳、当归等以温阳散寒、润肠通便；气滞较重、腹胀明显者，可加枳实、厚朴、青皮等以破气消积除胀。

【禁忌】孕妇禁用。

【使用注意】

（1）运动员慎服。

（2）热结便秘，身热烦躁，面红口干者，不宜服用。

（3）本方含有巴豆、硫黄，有毒，不宜过量久服，不宜与牵牛子、芒硝、玄明粉同用。

（4）本方含有五灵脂，不宜与人参同用。

十三、痢　疾

黄连散

【处方来源】《太平圣惠方》卷十八。

【原文药物组成】黄连（去须，微炒）1两，龙骨1两，当归（剉，微炒）1两，牛黄（细研）1两，麝香（细研）1钱。

【原文用法】上为散，每服2钱，以粥饮调下，不拘时候。

【原文主治】热病毒痢，下脓血，腰脐下痛。

【处方解析】本方为湿热疫毒壅滞大肠所致的痢疾而设。方中黄连大苦大寒，清热燥湿，解毒止痢，为治湿热泻痢之专药，用为君药。龙骨甘涩性平，《日华子本草》言其："涩肠胃，止泻痢。"并能镇惊安神；当归甘辛性温，《药性论》言其："止痢腹痛。"既能补血，又能活血，和血止痛，正所谓"调血则便浊自愈。"同用为臣药。牛黄能清热解毒，化痰开窍，息风镇惊；麝香其性芳烈，开窍醒神，活血止痛，对烦热神昏者，发挥"急则治其标"之功，用为佐药。诸品同用，共奏清热燥湿，解毒止痢，化滞止痛，开窍醒神之功。

【推荐用量用法】黄连5g，龙骨15g(先煎)，当归9g，牛黄0.1g(冲服)，麝香（人工麝香）0.1g（冲服）。水煎服，1日1剂，1日2次。

【临床应用】

痢疾：因饮食不洁，湿热疫毒壅滞大肠所致。症见腹泻脓血样大便，里急后重，腹痛，恶心，呕吐，发热，烦躁，甚至神昏，舌红、苔黄腻，脉滑数；细菌性痢疾见上述证候者。

亦可加白头翁、黄芩、黄柏、秦皮同用，以清热解毒，燥湿止痢；里急后重、泻下不爽者，可加木香、槟榔等行气导滞。

【禁忌】孕妇禁用。

【使用注意】

（1）运动员慎用。

（2）慢性虚寒性泻痢者慎用。

（3）服药期间饮食宜清淡，忌食辛辣油腻之品。

（4）烦躁昏迷、严重脱水者，则应采取相应的治疗措施。

十四、黄　疸

克癀胶囊

【标准来源】《国家药品标准：新药转正标准第 19 册》。

【药物组成】麝香、牛黄、蛇胆汁、三七、郁金、黄芩、黄连、黄柏。

【用法用量】口服，1 次 4 粒，病重者适加至 6 粒，1 日 3 次。

【功能主治】清热解毒，化瘀散结。适用于胁肋胀痛或刺痛，胁下癥块，口苦口黏，纳呆腹胀，面目黄染，小便短赤，舌质黯红或瘀斑、瘀点、舌苔黄腻，脉弦滑或涩等湿热毒邪内蕴、瘀血阻络证及急、慢性肝炎。

【处方解析】方中黄芩、黄连、黄柏苦寒，清热泻火，燥湿解毒，利胆退黄。郁金行气解郁，清热凉血，清心开窍，利湿退黄，活血止痛。牛黄苦凉，清心凉肝，解毒消肿。麝香辛香走窜，活血通经，解毒消肿。三七活血散瘀，消肿定痛。蛇胆苦甘凉，清热解毒。以上诸药合用，共奏清热解毒、化瘀散结、利胆退黄、消肿止痛之功。

【推荐用量用法】麝香（人工麝香）0.1g（冲服），牛黄 0.1g（冲服），蛇胆粉 0.3g（冲服），三七粉 2g（冲服），郁金 10g，黄芩 10g，黄连 5g，黄柏 10g。儿童酌减。水煎服，1 日 1 剂，1 日 2 次。

【临床应用】

1. 黄疸：多因湿热毒邪内蕴、瘀血阻络所致。症见身目发黄如橘，胁肋胀痛或刺痛，胁下癥块，口苦口黏，纳呆腹胀，厌食油腻，口干口苦，舌苔黄腻，脉濡缓或弦滑；急性肝炎见上述证候者。

若湿热甚者，可加茵陈、栀子、大黄、龙胆、板蓝根、大青叶、车前子等以清利湿热。

2. 胁痛：多因湿热毒邪内蕴、瘀血阻络所致。症见胁肋胀痛，或胁下有积块，脘闷纳呆，恶心呕吐，厌食油腻，口干口苦，舌质紫黯、苔黄腻，脉弦滑；慢性肝炎见上述证候者。

气滞血瘀、胁痛较重者，可加柴胡、当归、白芍、延胡索、川楝子、牡丹皮、赤芍等以疏肝活血，消肿止痛；若胁下痞块肿痛者，可加丹参、赤芍、牡丹皮、三棱、莪术、鳖甲、瓦楞子、牡蛎以软坚散结，消肿止痛。

【药品禁忌】孕妇禁用。

【使用注意】

（1）运动员慎服。

（2）本方含有郁金，不宜与丁香同用。

（3）可能会引起轻微腹泻，脾胃虚弱者慎用。

（4）服药期间，忌食膏粱厚味，油腻不化之食。

十五、噎　膈

复方天仙胶囊

【标准来源】《国家药品标准：新药转正标准第 1 册》。

【药物组成】天花粉、威灵仙、白花蛇舌草、人工牛黄、龙葵、胆南星、乳香（制）、没药、人参、黄芪、珍珠（制）、猪苓、蛇蜕、冰片、麝香。

【用法用量】口服，1 次 2~3 粒，1 日 3 次。

【功能主治】清热解毒，活血化瘀，散结止痛。对食管癌、胃癌有一定抑制作用；配合化疗、放疗，可提高其疗效。

【处方解析】方中天花粉甘寒，《名医别录》载其"除肠胃中痼热"，有清热生津，解毒消肿的功效；威灵仙既能消肿散结，又能通络止痛，针对痰瘀积聚的主要病机，共为君药。白花蛇舌草、龙葵、猪苓清热解毒，活血散瘀，利水消肿，共为臣药。乳香、没药活血消癥，消肿生肌；麝香、冰片辛香走窜，活血通经，解毒消癥；牛黄苦凉，清热解毒，化痰散结；胆南星清热化痰，散结消肿；珍珠清热坠痰，解毒生肌；蛇蜕，《医林纂要》谓"去毒热"，善解毒消肿。人参大补元气，补脾益肺；黄芪补气生血，二药合用能扶正祛邪，用为佐药。以上诸药合用，共奏清热解毒、活血消癥、化痰散结之功。

【推荐用量用法】天花粉 10g，威灵仙 10g，白花蛇舌草 10g，人工牛黄 0.1g（冲服），龙葵 3g，胆南星 9g，乳香（醋）5g，没药（醋）5g，人参 10g，黄芪 10g，珍珠粉 2g（冲服），猪苓 10g，蛇蜕 3g，冰片 0.3g（冲服），麝香（人工麝香）0.1g（冲服）。水煎服，1 日 1 剂，1 日 2 次。

【临床应用】

1. 噎膈：多因毒瘀痰阻，凝滞气血所致。症见进食梗阻，胸痛，痞满，食不得下，甚则滴水难进，食入即吐，面色暗黑，肌肤枯燥，形体消瘦，大便艰涩，舌质紫黯或舌红少津，脉细涩；食管癌见上述证候者。

若瘀血凝滞较重者，可加丹参、赤芍、三七、三棱、莪术、大黄、土鳖虫等以破结行瘀；若痰浊甚者，可加海藻、昆布、海浮石、浙贝母、山慈菇、鳖甲、玄参等以化痰软坚；若气阴不足，津亏热结者，可加太子参、南沙参、麦冬、玉竹、石斛、生地黄、玄参等益气养阴，润燥散结。

2. 积聚：多因毒瘀痰阻，凝滞气血所致。症见腹中结块柔软，时聚时散，攻窜胀痛，脘胁胀闷不适，舌质青紫或有瘀点瘀斑，脉弦滑或细涩；胃癌见上述证候者。

若气滞血瘀较甚者，可加柴胡、香附、青皮、川楝子、延胡索、蒲黄、五灵脂、三棱、莪术、大黄、土鳖虫等以行气活血，散结消癥；若毒瘀炽盛者，可加半枝莲、半边莲、蜂房、山慈菇、白英等以解毒消癥。

【药品禁忌】孕妇禁用。

【使用注意】

（1）运动员慎服。

（2）本方含有龙葵，有毒，不宜过量久服。

（3）不宜与洋地黄类药物同用。

（4）忌凉、硬、腥、辣食物。

十六、水　肿

葶苈膏

【处方来源】《宣明论方》卷八。

【原文药物组成】牛黄 1 分，麝香 1 分，龙脑 1 分，昆布 20 分，海藻（洗）20 分，牵牛 8 分，桂心 8 分，椒目 3 分，葶苈（炒）6 分。

【原文用法】上为末，别捣葶苈熬成膏，为丸，如梧桐子大。每服 10 丸，1 日 2 次。稍利小便为度。

【原文主治】水肿腹胀。

【处方解析】本方为湿热壅盛，痰水停聚所致水肿而设。方中葶苈子辛苦大寒，能泻肺气之壅闭，通调水道，行水消肿；牵牛子苦寒降泄，药性峻猛，能通利二便以排泄水湿，为峻下逐水药，二药合用，能泻降肺气，通利二便，逐水消肿，共为君药。椒目苦寒，能利水消肿；昆布、海藻，苦寒性降，能消痰软坚，利水消肿；桂心（肉桂）振奋阳气，以助气化，促进利水，三者共为臣药。牛黄、麝香、龙脑（冰片）三者气味芳香，既能化痰，又能通络散瘀，以利于利水消肿；而且均可开窍醒神，对水气痰浊泛溢，蒙蔽心神之症，可醒神回苏，共为佐药。诸品同用，共奏利水消肿、化痰泄浊、软坚散结、开窍醒神之功。

【推荐用量用法】牛黄 0.1g（冲服），麝香（人工麝香）0.1g（冲服），冰片 0.1g（冲服），昆布 12g，海藻 12g，牵牛子 5g，肉桂 5g（后下），椒目 3g，葶苈子 6g（包煎）。水煎服，1 日 1 剂，1 日 2 次。

【临床应用】

水肿：多因湿热壅盛，痰水停聚所致。症见腹水坚满，脘腹拘急疼痛，烦热口苦，渴而不欲饮，小便赤涩，大便秘结，甚者神昏，舌苔黄腻，脉弦数；肝硬化腹水，慢性肾小球肾炎见上述证候者。

有黄疸者，可加茵陈、虎杖、栀子、大黄等以清热利湿、利胆退黄；若脾胃虚弱、食欲不振，可加黄芪、白术、茯苓等益气健脾、利水消肿；瘀血阻滞者，可加牡丹皮、鳖甲、牛膝、土鳖虫等以活血利水。

【禁忌】孕妇禁用。

【使用注意】

（1）运动员慎用。

（2）本方含有牵牛子，不宜与巴豆、巴豆霜同用。

（3）本方含有肉桂，不宜与赤石脂同用。

（4）本方含有海藻，不宜与甘草同用。

（5）本方为中满热胀、二便不利而设，若寒湿困脾所致水肿腹胀者不宜使用。

（6）服药期间饮食宜用清淡易消化之品，慎食辛辣肥腻之物。

麝香散

【**处方来源**】《外台秘要》卷二十引《小品方》。

【**原文药物组成**】麝香 3 铢，芫花（熬）3 分，甘遂 3 分。

【**原文用法**】上药合下筛。酒服钱半边匕。老小钱边 3 分匕；亦可丸服之，强人如小豆 10 丸，老人 5 丸。

【**原文主治**】水肿。

【**处方解析**】本方为水饮停蓄所致的水肿而设。方中甘遂苦寒，《神农本草经》载其："主大腹疝瘕，腹满，面目浮肿，留饮宿食，破癥坚积聚，利水谷道。"能泻水饮，破积聚，通二便，善行经隧络脉之水湿，用为君药。芫花辛温，《名医别录》谓其"消胸中痰水，喜唾，水肿"，《本草纲目》言其"治水饮痰澼，胁下痛"，善消胸胁伏饮痰癖，用为臣药。麝香芳香走散，因"血不利则为水"，以其走窜活血通经之性，加强利水之功，并能开窍醒神，对水气痰浊泛溢，蒙蔽心神之症，可醒神回苏，用为佐药。诸药合用，共奏利水消肿泻浊之功。

【**推荐用量用法**】麝香（人工麝香）0.1g（冲服），芫花（醋）1.5g，甘遂（醋，研粉）0.5g(吞服)。水煎芫花，送服麝香、甘遂。1 日 1 剂，1 日 2 次。

【**临床应用**】

水肿：多因水湿浊邪停聚腹中所致。症见胸腹胀满，其状如鼓，停饮喘急，甚则不能平卧，四肢浮肿，尿少便秘，舌淡红或边红，脉沉数或滑数；肝硬化腹水，慢性肾小球肾炎见上述证候者。

若胁下痞块、瘀血阻滞较甚者，可加鳖甲、牡丹皮、王不留行、牛膝、土鳖虫等以活血利水；若病程较长、脾胃虚弱者，可加黄芪、白术、茯苓、车前子等以健脾利水；若肾阳不足者，可加附子、干姜、肉桂、茯苓、泽泻等同用以温阳利水。

【**禁忌**】孕妇禁用。

【**使用注意**】

（1）运动员慎用。

（2）本方含有芫花、甘遂，不宜与甘草同用，且有一定的毒性，不可过量久服。

（3）本方为逐水峻剂，年老体虚者服药时应从小剂量开始，逐渐加量为妥。

十七、淋　证

牛麝通淋散

【处方来源】《医级宝鉴》卷八。

【原文药物组成】牛膝 5 钱，麝香 5 厘。

【原文用法】先用水煎牛膝，去滓，调麝香服。

【原文主治】沙淋、石淋，尿如屑块而胀痛者。

【处方解析】本方为湿热蕴结膀胱，煎熬尿液，日积月累，结成砂石，发为石淋而设。方中牛膝酸苦性平，谓其："治五淋尿血，茎中痛。"《本草正》《本草纲目》谓其："通膀胱涩秘，大肠干结，补髓填精，益阴活血。"性善下行，既能利尿通淋，又能活血祛瘀，是治疗热淋、沙淋、石淋、血淋的常用之品。麝香芳香走窜，《本草经疏》言"其香芳烈，为通关利窍之上药"，能活血通经止痛，与牛膝同用，共奏利尿通淋，活血通经止痛之功。

【推荐用量用法】牛膝 12g，麝香（人工麝香）0.1g（冲服）。水煎牛膝，冲服麝香。1 日 1 剂，1 日 2 次。

【临床应用】

石淋：系由湿热蕴结膀胱，煎熬尿液，日积月累，结成砂石。症见小便短赤，淋漓不畅，排尿中断，少腹拘急，伴腰腹绞痛，或尿中带血，舌淡苔黄腻，脉滑数；泌尿系统结石见上述证候者。

若结石较重、腰腹绞痛者，可加金钱草、海金沙、鸡内金、鱼首石以通淋排石，加白芍、甘草以缓急止痛；若见尿中带血，可加小蓟、白茅根、生地黄、藕节以凉血止血。

【禁忌】孕妇禁用。

【使用注意】

（1）运动员慎用。

（2）通常结石直径 ≤ 0.5cm 排石成功率较高，双肾结石或结石直径 ≥ 1.5cm 或结石嵌顿时间长的病例忌用。

（3）淋证属于脾肾两虚，膀胱气化不行者不宜使用。

（4）服药期间饮食宜清淡，忌油腻之品及烟酒等刺激物品，以免助湿生热。

六味汤

【处方来源】《医方类聚》卷一三三引《经验良方》。

【原文药物组成】破故纸（水浸半日，焙干）4 两，川楝子（净肉，微炒）4 两，舶上茴香（酒浸半日，焙干）4 两，南木香 1 两，沉香 1 钱，麝香（别研）2 字。

【原文用法】上为末，每服 3 钱，空心青盐沸汤调下。

【原文主治】男子惊滞疼痛，砂淋，或小便出血。

【处方解析】本方为肾阳虚弱、气化不利所致的石淋而设。方中破故纸（补骨脂）辛温，温肾助阳，化气通淋，针对病机，用为君药。舶上茴香（小茴香）、木香、沉香三者辛温，温肾暖肝，行气止痛，辅助君药以助气化，共为臣药。麝香芳烈，能开通诸窍，并能活血通经止痛，有佐助之功。川楝子苦寒，疏肝解郁，佐助君药调畅气机，通淋止痛，并能佐制诸药燥烈之性，以为佐药。诸品同用，共奏温肾助阳，以助气化，通淋止痛之功。

【推荐用量用法】补骨脂 9g，川楝子（炒）6g，小茴香 9g，木香 6g，沉香 3g（后下），麝香（人工麝香）0.1g（冲服）。水煎服，1 日 1 剂，1 日 2 次。

【临床应用】

石淋：多因肾阳亏虚、膀胱气化无权，气机不畅、小便不利而致尿中杂质互结为沙石。症见小便淋沥不已，或小便艰涩，或排尿时突然中断，少腹拘急，或腰腹绞痛难忍，尿中带血，腰腹冷痛胀满，畏寒肢冷，面色少华，舌淡、边有齿印，脉细而弱；泌尿系统结石见上述证候者。

亦可加金钱草、王不留行、鸡内金、海金沙、车前子、冬葵子等利尿通淋排石之品同用；疼痛盛者，可加蒲黄、延胡索、赤芍、乌药等以行气活血止痛；出血者，加大蓟、小蓟、白茅根、蒲黄、三七等以止血。

【禁忌】孕妇禁用。

【使用注意】

（1）运动员慎用。

（2）双肾结石或结石直径 ≥ 1.5cm 或结石嵌顿时间长的病例慎用。

（3）单纯湿热炽盛所致石淋、热淋，未见肾阳亏虚者忌用。

（4）注意多饮水，避免过度劳累。

牛膝汤

【处方来源】《竹林女科秘方》卷一。

【原文药物组成】大牛膝 3 两，麝香 1 分，乳香（去油）1 钱。

【原文用法】水 1 盏半，煎牛膝至 1 盏，临服磨麝、乳二香入内，空心服。

【原文主治】经来小便痛如刀割。

【处方解析】本方为湿热瘀阻所致的血淋而设。方中牛膝苦酸性平，质重下行，《本草纲目》谓其"治五淋尿血，茎中痛"，功能利尿通淋，活血通经，补益肝肾，引火下行，邪正兼顾，故为君药。麝香芳香走窜，活血化瘀，通经止痛；乳香既能行气，又能活血化瘀止痛，用为臣药，三药同用，共奏通淋止痛，化瘀止血之功。

【推荐用量用法】牛膝 12g，麝香（人工麝香）0.1（冲服），乳香（醋）5g。水煎服，1 日 1 剂，1 日 2 次。

【临床应用】

血淋：多由湿热瘀阻所致。症见小便热涩刺痛，尿色深红，或夹有血块，疼痛满急加剧，或见心烦，舌质红、苔黄，脉滑数；泌尿系感染见上述证候者。

若小便涩痛甚者，可加车前子、滑石、瞿麦、石韦、灯心草、淡竹叶、甘草梢等以利尿通淋止痛；若血尿较甚者，可加栀子、白茅根、小蓟、石韦、蒲黄、藕节、三七等以凉血化瘀止血；若伴有尿路结石者，可加金钱草、海金沙、冬葵子、鸡内金、滑石等以排石通淋。

【禁忌】孕妇禁用。

【使用注意】

（1）运动员慎用。

（2）淋证属于肝郁气滞或脾肾两虚，膀胱气化不行者不宜使用。

（3）服药期间饮食宜清淡，忌油腻之品及烟酒等刺激物品，以免助湿生热。

（4）本方含乳香，胃弱者慎用。

（5）注意多饮水，避免过度劳累。

十八、癃 闭

通利运转汤

【处方来源】《丹台玉案》卷五。

【原文药物组成】寒水石2钱，车前子2钱，木通2钱，滑石2钱，麝香3分，淡竹叶20片。

【原文用法】水煎，空心服。

【原文主治】脬转内热。

【处方解析】脬，膀胱也。脬转，《太平圣惠方·治脬转诸方》："夫脬转者，是脬屈辟，小便不通。"本方为湿热蕴结膀胱所致的癃闭而设。方中车前子甘寒滑利，善于通利水道，清膀胱之热，有清热利尿，通淋止痛之功，针对湿热蕴结的主要病机，故为君药。木通味苦气寒，通利而清降，具有清热泻火、利尿通淋之功；滑石性滑利窍，寒则清热，能清膀胱湿热而通利水道，具有清热利尿通淋之功，二者共为臣药。麝香芳香走窜，可通孔窍之不利，正如《本草述》所谓："麝香之用，其要在能通诸窍一语。盖凡病于为壅、为结、为闭者，当责其本以疗之。"淡竹叶清热除烦，利尿通淋，常用于热病烦渴，小便赤涩淋痛；寒水石辛咸性寒，《医林纂要》谓其"除妄热，治天行大热及霍乱吐泻，心烦口渴，湿热水肿"，有清热降火，利窍之功，三者用为佐药。诸品同用，共奏清热泻火、利尿通淋之功。

【推荐用量用法】寒水石10g（先煎），车前子10g（包煎），木通10g，滑石10g（先煎），麝香（人工麝香）0.1g（冲服），淡竹叶6g。水煎服，1日1剂，1日2次。

【临床应用】

癃闭：因湿热内蕴膀胱所致。症见小便淋漓不畅，尿道灼热，小腹胀满，身热烦躁，舌红苔黄或腻，脉弦数或滑数；多种原因引起的尿潴留见上述证候者。

伴有尿道涩痛者，可加金钱草、海金沙、冬葵子、蒲公英等以清热解毒、通淋止痛；若阴虚火旺者，可加黄柏、知母、生地黄、牡丹皮、赤芍等以滋阴降火；伴有前列腺增生者，可配伍王不留行、益母草、牛膝、琥珀等同用，以活血利水，散结消肿。

【**禁忌**】孕妇禁用。

【**使用注意**】

（1）运动员慎用。

（2）脾胃虚寒者慎用。

（3）服药期间，不宜进食辛辣、油腻和煎炸类食物，以免助湿生热。

十九、关 格

既济丸

【**处方来源**】《活人心统》卷下。

【**原文药物组成**】大附子（炮）1钱，人参1钱，真麝香1分。

【**原文制法**】上为末，饭为丸，如梧桐子大，麝香为衣。

【**原文用法**】每服7丸，灯心汤送下。

【**原文主治**】关格，吐利不得，脉沉，手足微厥。

【**处方解析**】本方为脾肾阳衰兼气脱的关格而设。方中附子大辛大热，纯阳燥烈，入心、脾、肾经，能上助心阳、中温脾阳、下补肾阳，为"回阳救逆第一品药"，回阳破阴以救逆；人参能大补元气，复脉固脱，为拯危救脱要药；麝香辛香走窜，通行十二经，开窍醒神力强，三药合用，共奏回阳复脉、醒神回苏之效。灯心草煎汤送服，以清心火、利小便，取水火既济之意。本方突破麝香多用于闭证神昏，鲜用脱证的惯例。

【**推荐用量用法**】附子（制）15g(先煎)，人参9g，麝香（人工麝香)0.1g（冲服），灯心草3g。水煎服，1日1剂，1日2次。

【**临床应用**】

关格：多为脾肾阳衰兼气脱而致。症见小便不利，全身浮肿，恶心呕吐，手足厥冷，神识昏蒙，脉沉细欲绝；急、慢性肾功能衰竭等见上述证候者。

脾肾亏虚、湿热内蕴者，加山药、茯苓、泽泻、熟地黄、山茱萸健脾益肾，清热利湿，陈皮、枳实、竹茹、黄连降逆和胃止呕；脾肾阳虚、寒浊上犯者，加肉桂、干姜、吴茱萸、白术、泽泻、茯苓温阳利水；肝肾阴虚、肝风内动、小便量极少者，加熟地黄、山茱萸、牡丹皮、山药、茯苓、羚羊角、钩藤、白芍、阿胶、龟甲、鳖甲滋阴息风止痉。

【禁忌】孕妇禁用。

【使用注意】

（1）运动员慎用。

（2）本方含有人参，不宜与五灵脂、藜芦同用。

（3）本方含有附子，不宜与半夏、瓜蒌、天花粉、川贝母、浙贝母、白蔹、白及同用。

（4）密切观察病情变化，及时采取综合救治措施。

二十、遗　精

荆公散

【处方来源】《惠直堂方》卷二。

【原文药物组成】黄芪2两，山药2两，远志（去心）1两，茯苓1两，茯神1两，桔梗3钱，甘草（炙）3钱，麝香1分，木香2分5厘，砂仁2钱。

【原文用法】上为末，每服2钱，酒送下。

【原文主治】梦遗失精，及惊悸郁结。

【处方解析】本方为心气虚弱、心肾不交的遗精、心悸而设。方中黄芪益气升阳、固摄止遗；山药补脾益肾，固精止遗；远志交通心肾、宁心安神，三者共为君药，发挥补气升阳、固摄止遗、交通心肾、宁心安神之功。茯苓、茯神补益心脾，宁心安神，共为臣药。木香、砂仁畅行气机，顾护后天脾胃，并能使补中有行，补而不滞。桔梗祛痰宣畅气机；麝香开窍醒神，使神识聪慧自如，用为佐药。甘草能益气和中，调和诸药，为佐使药。诸品同用，共奏益气固摄止遗、宁心安神定悸之功。

【推荐用量用法】黄芪15g，山药15g，远志6g，茯苓12g，茯神12g，桔梗6g，甘草（炙)6g，麝香（人工麝香)0.1g(冲服)，木香6g，砂仁6g(后下）。水煎服，1日1剂，1日2次。

【临床应用】

1.遗精： 因心气虚弱，心肾不交，封藏失职，精关不固所致。症见遗精，甚则滑泄不禁，神疲倦怠，少气懒言，面色无华，心悸失眠，舌淡胖、苔白滑，脉沉细；神经衰弱见上述证候者。

遗精滑精较重者，可加山茱萸、金樱子、覆盆子、沙苑子、煅龙骨、煅牡蛎等以补肾固精。

2. 心悸：系由思虑过度，劳伤心脾，或脾胃虚弱，气血生化之源不足，心失所养所致。症见心悸、怔忡，头晕目眩，面色不华，倦怠乏力，舌质淡，脉细弱；心律失常见上述证候者。

伴有失眠者，可加酸枣仁、柏子仁、珍珠母等以宁心安神；兼有心血不足者，可加当归、白芍、阿胶、酸枣仁等补养营血、宁心止悸。

【禁忌】孕妇禁用。

【使用注意】

（1）运动员慎用。

（2）本方含有甘草，不宜与海藻、京大戟、红芽大戟、甘遂、芫花同用。

（3）若热邪内伏，心火炽盛，阴虚脉数以及痰湿壅盛、胸闷痰多者禁用。

（4）服药期间应进食营养丰富而易消化吸收的食物，饮食有节。

（5）忌食生冷食物，忌烟酒、浓茶。

（6）保持精神舒畅，劳逸适度。忌过度思虑，避免恼怒、抑郁、惊恐等不良情绪。

茯神散

【处方来源】《太平圣惠方》卷三十。

【原文药物组成】茯神1两，黄芪（剉）1两，人参（去芦头）1两，桂心3分，牡蛎（为粉）3分，龙骨3分，甘草（多微赤，剉）3分，麝香（研）1钱。

【原文用法】上为粗散，入麝香令匀。每服3钱，以水1中盏，加生姜半分，大枣3个，煎至6分，去滓温服，1日3~4次。

【原文主治】虚劳无力，梦与鬼交，神心虚烦。

【处方解析】本方为心气虚弱、肾气不固的遗精而设。方中茯神补益心脾，宁心安神；人参大补元气，宁心安神，温肾助阳；黄芪益气补中，三者共为君药，发挥补气固摄、宁心安神之功。肉桂（桂心）补火助阳、温暖命门；牡蛎、龙骨既能重镇安神，又能收敛固涩、涩精止遗，共为臣药。麝香开窍醒神，使神识自如，用为佐药。甘草能益气和中，调和诸药，为佐使药。诸品同用，共奏益气宁心、安神除烦、温肾固精止遗之功。

【推荐用量用法】茯神 15g，黄芪 15g，人参 9g（另煎），肉桂 3g（后下），牡蛎 15g（先煎），龙骨 15g（先煎），甘草 6g，麝香（人工麝香）0.1g（冲服）。水煎服，1 日 1 剂，1 日 2 次。

【临床应用】

遗精：因心气虚弱，肾元虚衰，封藏失职，精关不固所致。症见遗精，甚则滑泄不禁，精液清稀，形寒肢冷，腰膝酸软，夜尿清长，心悸失眠，舌淡胖、苔白滑，脉沉细；神经衰弱见上述证候者。

亦可加金樱子、覆盆子、沙苑子、熟地黄、山茱萸等以补肾固精；失眠多梦者，可加酸枣仁、柏子仁、远志等以宁心安神。

【使用注意】

（1）运动员慎用。

（2）本方含有人参，不宜与五灵脂、藜芦同用。

（3）本方含有甘草，不宜与海藻、京大戟、红芽大戟、甘遂、芫花同用。

（4）本方含有肉桂，不宜与赤石脂同用。

（5）湿热下注、尿赤浑浊，相火妄动、潮热盗汗所致的遗精不宜服用。

二十一、积 聚

麝香除满膏

【处方来源】《活人心统》卷下。

【原文药物组成】大黄 4 两，朴硝 4 两，麝香 1 钱。

【原文用法】上为末，每服 2 两，以大蒜捣膏，敷患处，即令胀满断消。

【原文主治】男女积聚胀满，血盅。

【处方解析】本方为瘀阻日久的积聚所设。方中大黄苦寒，《神农本草经》曰其能"下瘀血，血闭寒热，破癥瘕积聚"，又曰可"推陈致新"。《本草经疏》曰："大黄气味大苦大寒，性禀直遂，长于下通。"既能泻下攻积，又能逐瘀通经、破血消癥，用为君药。朴硝（芒硝）咸苦寒，泻热通便之中，又长于软坚散结，用为臣药。麝香芳香走窜，《本草纲目》谓其"治积聚癥瘕"，有活血通经、消肿散结止痛之功，用为佐药。诸品同用，共奏逐瘀攻积，散结消癥之功。

【推荐用量用法】大黄 10g，芒硝（溶化）12g，麝香（人工麝香）0.1g（冲服）。水煎服，1日1剂，1日2次。

【临床应用】

积聚：多因瘀血阻络所致。症见胁下痞块，固定不移，神疲倦怠，腹胀食少，舌淡或色暗有瘀点，脉弦缓或涩；肝硬化，腹部肿瘤，胃肠功能紊乱见上述证候者。

食欲不振，腹胀厌食者，可配伍白术、茯苓、黄芪、陈皮、青皮等以健运脾胃，理气除胀；瘀血阻滞甚者，可配伍土鳖虫、丹参、桃仁、姜黄、牛膝等以活血化瘀。

【禁忌】孕妇禁用。

【使用注意】

（1）运动员慎用。

（2）哺乳期妇女慎用。

（3）本方含有芒硝，不宜与硫黄、三棱同用。

（4）阴血不足者不宜使用。

麝香丸

【处方来源】《全生指迷方》卷三引《指南方》。

【原文药物组成】麝香1分，芍药1两，桂心半两，当归半两，人参半两，细辛（去苗）1分，川乌头（炮，去皮脐）1分，巴豆（去皮，出油）1分。

【原文用法】上为细末，白面糊为丸，如绿豆大。食后饮下3粒。

【原文主治】左胁下如覆杯，有头足，久不已，令人发痃疟，寒热，咳，或间日也。始由肺病传肝者，当传脾，脾乘王而不受邪，其气留于肝，故结而为积，其脉涩结。心痛。

【处方解析】本方为气血不足、痰瘀互结所致积聚而设。方中麝香芳香走窜，活血祛瘀，散结止痛，《景岳全书》谓其"消积聚癥瘕"；当归既能补血，又能活血散瘀；人参大补元气，补益肺脾，益气行血，三者同用，补益气血，活血通脉，祛瘀止痛，共为君药。芍药（赤芍）味苦性寒，《神农本草经》谓其"主邪气腹痛，除血痹，破坚积，治寒热疝瘕，止痛"，有活血散瘀止痛之功；桂心（肉桂）辛甘大热，能温经通脉，散寒止痛，并能鼓舞气血生长；细辛、川乌头性温味辛，补火助阳，散寒止痛，五者同用，既能温经散寒，又能祛瘀通脉、散结止痛，用为臣药。巴豆辛热，能峻下冷积，攻逐痰水，用为佐药。诸品同用，共奏补益气血、化瘀消痰，温经通脉、通络止痛之功。

【推荐用量用法】麝香（人工麝香）0.1g（冲服），赤芍 15g，肉桂 4g（后下），当归 12g，人参 9g（另煎），细辛 3g，川乌（制）3g（先煎），巴豆霜 0.1g（冲服）。水煎服，1 日 1 剂，1 日 2 次。

【临床应用】

积聚：因气血不足、痰瘀互结所致。症见胁下痞块，固定不移，脘腹冷痛，喜温喜按，神疲倦怠，腹胀食少，舌淡或色暗有瘀点，脉弦缓或涩；肝硬化，腹部肿瘤，胃肠功能紊乱见上述证候者。

食欲不振，腹胀腹泻者，可配伍党参、白术、茯苓、陈皮、青皮、山楂、莱菔子等以健运脾胃，理气除胀；瘀血阻滞甚者，可配伍土鳖虫、姜黄、丹参、桃仁、牛膝等以活血化瘀。

【禁忌】孕妇禁用。

【使用注意】

（1）运动员慎用。

（2）本方含有制川乌，不宜与半夏、瓜蒌、天花粉、川贝母、浙贝母、白蔹、白及同用。

（3）本方含有人参、细辛、赤芍，不宜与五灵脂、藜芦同用。

（4）本方含有巴豆，不宜与牵牛子同用。

（5）本方含有肉桂，不宜与赤石脂同用。

（6）本方含制川乌、巴豆霜、细辛、半夏等有毒，不宜久服。

（7）饮食宜清淡、低糖、低盐、低脂，食勿过饱，忌食生冷、辛辣、油腻之品，忌烟酒、浓茶。

（8）保持心情舒畅，忌过度思虑、避免恼怒、抑郁等不良情绪。

麝香丸

【处方来源】《太平圣惠方》卷四十九。

【原文药物组成】麝香（细研）1 两，蓬莪术 2 两，萆薢（剉）2 两，芫花（醋拌，炒令黄）2 两，神曲（炒令微黄）2 两，大麦蘗（炒令微黄）1 两，鳖甲（涂醋炙令黄，去裙襕）2 两，干漆（捣碎，炒令烟出）1 两，京三棱（微煨，剉）3 两。

【原文用法】上为末，入麝香研令匀，用醋煮面糊为丸，如梧桐子大。每服 10 丸食前以温酒 t 送下。

【原文主治】久积癥癖气不愈，或于胁肋作块，形大如杯；或如鸡子，透皮肤；或时疼痛，坚硬如石。

【处方解析】本方为气滞血瘀所致的积聚而设。方中麝香辛香走窜，《本草纲目》谓其："通诸窍，开经络，透肌骨，解酒毒，消瓜果食积。治积聚癥瘕。"有活血通经，祛瘀散结之功，用为君药。三棱、蓬莪术（莪术）、干漆活血消癥，破气消积；鳖甲咸寒软坚散结，四者同用以行气破血、软坚散结、消散癥瘕，共为臣药。因"血不利则为水"，故用萆薢利水消肿，芫花峻下逐水；因"见肝之病知肝传脾，当先实脾"，故用神曲、大麦蘖（麦芽）运脾和中，消食开胃，增进饮食，四者用作佐药。诸品同用，共奏行气破血、逐瘀消癥、软坚散结、利水消肿之功。

【推荐用量用法】麝香（人工麝香）0.1g（冲服），莪术 9g，萆薢 9g，醋芫花 1g，神曲 9g，麦芽（炒）9g，鳖甲（醋）15g（先煎），干漆炭 3g，三棱 9g。水煎服，1 日 1 剂，1 日 2 次。

【临床应用】

积聚：因气滞血瘀所致。症见胁下痞块，固定不移，腹胀食少，或伴水肿，舌暗淡或有瘀点，脉弦缓或涩；肝硬化，腹部肿瘤，胃肠功能紊乱见上述证候者。

神疲乏力、食欲不振者，可加黄芪、白术、茯苓等以益气健脾；湿热蕴蒸者，可加茵陈、虎杖、郁金、栀子、大黄等以清利湿热、利胆退黄；阴虚潮热盗汗者，可加生地黄、玄参、枸杞子、麦冬等以滋阴清热。

【禁忌】孕妇及对漆过敏者禁用。

【使用注意】

（1）运动员慎用。

（2）本方含有三棱，不宜与芒硝同用。

（3）本方含有芫花，不宜与甘草同用。

（4）本方含芫花、干漆等有毒之品，不宜久服。

（5）饮食宜清淡、低糖、低盐、低脂，食勿过饱，忌食生冷、辛辣、油腻之品，忌烟酒、浓茶。

（6）保持心情舒畅，忌过度思虑、避免恼怒、抑郁等不良情绪。

二十二、虚 劳

麝香鹿茸丸

【**处方来源**】《是斋百一选方》卷四。

【**原文药物组成**】当归（酒浸 1 宿）3 两，鹿茸（去皮、酥炙）3 两，鹿角霜 3 两，麝香（研细）2 钱，肉苁蓉（酒浸 1 宿）2 两，附子（炮裂，去皮脐）2 两。

【**原文用法**】上为末，用鹿角胶 4 两，溶作汁和药为丸，如梧桐子大。每服 50 丸，空心温酒、盐汤任下，每日 1 次。鹿角胶全用难和药，可入汤 2~3 合同煮，如缺，以阿胶代之。

【**原文主治**】诸虚不足。

【**处方解析**】本方为肾阳不足、精血亏虚所致的虚劳而设。方中鹿茸甘、咸，温。《本草纲目》载其"生精补髓，养血益阳，强健筋骨，治一切虚损"，善治肾阳虚衰、精血亏虚证；附子辛甘大热，上助心阳、中温脾阳、下补肾阳，有峻补元阳之功，与鹿茸相合，为治疗肾阳虚弱、精血亏虚、诸虚百损的要药，共为君药。鹿角胶甘咸性温，温补肝肾，益精养血；鹿角霜咸涩性温，温肾助阳，收敛止血；肉苁蓉温肾壮阳，益精生血，三者合用，辅助君药增强补肾助阳，益精养血之功，共为臣药。当归甘辛性温质润，补血和营，佐助君药增强补益精血之功，并能活血，使补而不滞，用为佐药；麝香芳烈，开窍醒神，振奋机体全身机能，并能活血通经，疏通气血，协同增强作用，亦为佐药。诸药合用，共奏温补肾阳、补益精血之功，为治疗诸虚不足的有效配伍。

【**推荐用量用法**】当归 12g，鹿茸（研末）1g（冲服），鹿角霜 9g，麝香（人工麝香）0.1g（冲服），肉苁蓉 9g，附子（制）9g（先煎），鹿角胶（烊化）9g。水煎服，1 日 1 剂，1 日 2 次。

【**临床应用**】

虚劳：多因先天不足，或久病失养，或年老体衰，或房劳过度，肾阳不足、精血亏虚所致。症见腰膝酸软，神疲乏力，肌体瘦弱，食欲减退，阳事不举，性欲淡漠，舌淡苔薄，脉沉细；神经衰弱，性功能障碍，慢性疲劳综合征，原发性骨质疏松见上述证候者。

若畏寒肢冷、腰膝冷痛、遗精滑泄者，可加菟丝子、锁阳、沙苑子、枸杞子、五味子、芡实、莲子等以补肾兴阳，涩精止遗；若肾阴不足、潮热盗汗者，可加熟地黄、山茱萸、山药、黄柏、知母、牡丹皮、女贞子、龟甲胶、生牡蛎、墨旱莲等以滋阴降火，凉血除蒸；若精血亏虚、骨脆易折者，可加淫羊藿、巴戟天、续断、骨碎补、五加皮、阿胶、制首乌、牡蛎、龟甲等以补益肝肾、强筋壮骨。

【禁忌】孕妇禁用。

【使用注意】

（1）运动员慎用。

（2）本方含有附子，不宜与半夏、瓜蒌、川贝母、浙贝母、白蔹、白及同用。

（3）本方温肾益精，用于肾阳亏虚，精血亏虚之证，若阴虚火旺、心肾不交，湿热下注者不宜服用。

（4）服药期间忌生冷饮食，忌房事。

麝香鹿茸丸

【处方来源】《三因极一病证方论》卷十三。

【原文药物组成】鹿茸（酥炙）1两半，熟地黄1两，沉香3分，麝香（别研）1两。

【原文用法】上为末，入麝香，研匀，炼蜜为丸，如梧桐子大。空心服30丸，温酒、盐汤任下。

【原文主治】诸虚百病，精气耗散，血少不增，阳道不兴。

【处方解析】本方为肾阳不足、精血亏虚所致的虚劳、阳痿而设。方中鹿茸甘咸性温。《本草纲目》载其"生精补髓，养血益阳，强健筋骨。治一切虚损"，为治肾阳不足、精血亏虚的要药，故为君药。熟地黄补血滋阴、益精填髓，为补益精血的要药，与鹿茸相伍，阴阳相济，可达到"阳得阴助而生化无穷"的目的，故为臣药。沉香辛香走窜，功能温肾助阳，纳气平喘，调畅气机，用为佐药；麝香芳烈，开窍醒神，振奋机体全身机能，并能活血通经，疏通气血，能协同增强作用，亦为佐药。诸品同用，共奏补肾助阳、补益精血、壮阳起痿之功。

【推荐用量用法】鹿茸（研末）1g（冲服），熟地黄15g，沉香3g（后下），麝香（人工麝香）0.1g（冲服）。水煎服，1日1剂，1日2次。

【临床应用】

1. 虚劳：多因先天不足，或久病失养，或年老体衰，或房劳过度，肾阳虚弱、精血亏耗所致。症见腰膝酸软，神疲乏力，肌体瘦弱，食欲减退，阳事不举，性欲淡漠，舌淡苔薄，脉沉细；神经衰弱，性功能障碍，慢性疲劳综合征见上述证候者。

若神疲乏力、精神萎靡者，可加人参、黄芪、白术、红景天等以补益元气；若面色无华、头晕心悸者，可加当归、白芍、鸡血藤、阿胶、制首乌、龙眼肉、桑椹等以补血和营；若肾阴不足，潮热盗汗者，可加山茱萸、山药、黄柏、知母、牡丹皮、女贞子、龟甲胶、生牡蛎、墨旱莲等以滋阴降火，凉血除蒸。

2. 阳痿：系由命门火衰，精血亏虚所致。症见阳事不举，精薄清冷，阴囊阴茎冰凉冷缩，或局部冷湿，腰酸膝软，头晕耳鸣，畏寒肢冷，精神萎靡，面色㿠白，舌淡、苔薄白，脉沉细，右尺尤甚；性功能障碍见上述证候者。

若畏寒肢冷、腰膝冷痛者，可加附子、肉桂、淫羊藿、巴戟天、仙茅等以温暖下元，补肾助阳；若遗精滑泄者，可加菟丝子、锁阳、沙苑子、枸杞子、五味子、芡实、莲子等以温肾助阳，涩精止遗；若肝郁不舒，抑郁烦躁，阳痿不举，可加柴胡、香附、贯叶连翘、白芍、当归以疏肝解郁，养血和血。

【禁忌】孕妇禁用。

【使用注意】

（1）运动员慎用。

（2）本方温肾益精，用于肾阳亏虚，精血亏虚之证，若阴虚火旺、心肾不交，湿热下注者不宜服用。

（3）服药期间忌生冷饮食，忌房事。

二十三、外　感

葳蕤汤

【处方来源】《圣济总录》卷十二。

【原文药物组成】萎蕤 2 两，青木香 2 两，白薇（焙）2 两，麻黄（去根节，煎去沫，焙）2 两，独活（去芦头）2 两，杏仁（汤浸，去皮尖双仁，炒）2 两，芎藭 2 两，甘草（炙）3 两，麝香（研）1 分，石膏（研）3 分。

【原文制法】上为粗末。

【原文用法】每服 5 钱匕，水 1 盏半，煎至 8 分，去滓温服，空心、临卧并 2 服，取汗。

【原文主治】中风发热，头痛目眩，咽喉干，舌本强，胸背痛闷，心膈痞满，腰脊强急。

【处方解析】《圣济总录》卷十二载"冬温及春月中风、伤寒则发热头眩痛，喉咽干，舌强，胸内疼，心胸痞满，腰背强。温风之病，脉阴阳俱浮，汗出体重，其息必喘，其形状不仁，嘿嘿但欲眠"。本方为风温而设。方中麻黄发散表邪，开宣肺气，止咳平喘；石膏甘寒，清肺泻火，生津止渴；杏仁宣降肺气，止咳平喘，三药相合，发表清热，宣降肺气，止咳平喘，共为君药。萎蕤（玉竹）既能养肺阴、清肺热，又能养胃阴、清胃热、生津止渴，补而不腻，滋阴而不敛邪；白薇清热凉血，益阴除热，二药相合，善治风温发热，伤阴咽干口渴，共为臣药。芎藭（川芎）祛风止痛，行气活血，以除头痛目眩；独活既能发表散寒，又能祛风除湿，通络止痛，以除腰脊强急；木香善调脾胃气滞，行气除痞，以除心膈痞满；麝香芳香化浊，《神农本草经》载其"辟恶气"，兼能活血通络，消肿止痛，佐助君药，驱除温病时邪，又除头痛目眩，四药合用，共为佐药。甘草既能化痰止咳，又能调和药性，为佐使药。诸药合用，共奏发表清热，滋阴润燥，止咳平喘，祛风止痛之功。

【推荐用量用法】玉竹 12g，木香 6g，白薇 10g，麻黄 5g，独活 10g，苦杏仁（炒）10g，川芎 10g，甘草（炙）10g，麝香（人工麝香）0.1g（冲服），石膏 15g（先煎）。水煎服，1 日 1 剂，1 日 2 次。

【临床应用】

风温：多为风热袭肺，耗伤阴液所致。症见发热，咽喉肿痛，口干口渴，喘逆气急，头痛目眩，舌强，胸膈痞闷，腰背强急；流行性感冒，急性支气管炎，细菌性肺炎，病毒性肺炎见上述证候者。

肺热炽盛者，加金银花、连翘、黄芩、知母、鱼腥草、芦根等以清泄肺热；咯痰黄稠，加浙贝母、瓜蒌、竹茹、竹沥、胆南星等清热化痰；气逆喘急者，加桑白皮、葶苈子、马兜铃、紫苏子、枇杷叶等止咳平喘。

【禁忌】孕妇禁用。

【使用注意】

（1）运动员慎用。

（2）本方含有甘草，不宜与海藻、京大戟、红芽大戟、甘遂、芫花同用。

（3）本方中有麻黄，高血压及失眠患者慎用。

纯阳正气丸

【标准来源】《中华人民共和国药典》一部（2020年版）。

【药物组成】广藿香、姜半夏、木香、陈皮、丁香、肉桂、苍术、白术、茯苓、朱砂、硝石、硼砂、雄黄、金礞石（煅）、麝香、冰片。

【用法用量】口服。1次1.5～3g，1日1～2次。

【功能主治】温中散寒。用于暑天感寒受湿，腹痛吐泻，胸膈胀满，头痛恶寒，肢体酸重。

【处方解析】方中广藿香芳香化湿，解表祛暑，和中止呕，为君药。丁香、肉桂温中散寒；木香健脾和胃，行气止痛，共为臣药。陈皮、姜半夏理气和胃止呕；白术、苍术、茯苓健脾燥湿止泻，麝香、冰片、朱砂、雄黄芳香辟秽解毒；硝石"治伏暑伤冷，霍乱吐利（《本草纲目》）"；硼砂清热消痰，解毒防腐；煅金礞石下气消痰，消食导滞，共为佐药。诸药合用，共奏解表化湿、温中散寒、止呕止泻之功。

【推荐用量用法】广藿香10g，姜半夏9g，木香6g，陈皮6g，丁香3g，肉桂5g（后下），苍术10g，白术10g，茯苓10g，朱砂0.1g（冲服），硝石（精制）1g（冲服），硼砂3g（冲服），雄黄0.05g（冲服），金礞石（煅）10g（先煎），人工麝香0.1g（冲服），冰片0.3g（冲服）。儿童根据体重酌减。水煎服，1日1剂，1日2次。

【临床应用】

1. 暑湿感冒：多因暑天外感风寒，内伤暑湿所致。症见头痛恶寒，肢体酸重，腹痛吐泻，胸膈胀满，舌苔白腻，脉蠕滑；胃肠型感冒，夏秋季节性上呼吸道感染等见有上述证候者。

若暑湿较重者，加佩兰、香薷、厚朴、白扁豆等以祛暑化湿。

2. 呕吐：多因寒湿阻滞，胃气上逆所致。症见呕吐，吐出有力，起病较急，常伴有恶寒发热，胸脘满闷，不思饮食，舌苔白，脉濡缓；胃肠型感冒，急性肠炎，急性胃炎等见有上述证候者。

若暑湿较重者，可加佩兰、香薷、厚朴、白扁豆、薄荷、滑石等以祛湿解暑。

3. 泄泻：多因寒湿阻滞，传导失常所致。症见泄泻清稀，甚则如水样，腹痛肠鸣，脘闷食少，苔白腻，脉濡缓；胃肠型感冒，急性肠炎，急性胃炎等见有上述证候者。

若暑湿较重者，可加佩兰、香薷、厚朴、白扁豆、薄荷、滑石等以祛湿解暑；兼夹湿热者，可加葛根、黄芩、黄连、豆蔻、薏苡仁等以清热利湿止泻。

【药品禁忌】孕妇禁用。

【使用注意】

（1）运动员慎服。

（2）本方含有雄黄、硝石，有毒，不宜过量久服。

（3）本方含有丁香，不宜与郁金同用。

（4）本方含有肉桂，不宜与赤石脂同用。

（5）本方含有半夏，不宜与附子、川乌、草乌同用。

瓜霜退热灵胶囊

【标准来源】《中华人民共和国药典》一部（2020年版）。

【药物组成】西瓜霜、北寒水石、石膏、滑石、磁石、玄参、水牛角浓缩粉、羚羊角、甘草、升麻、丁香、沉香、人工麝香、冰片、朱砂。

【用法用量】口服。1次周岁以内0.15～0.3g，1~3岁0.3～0.6g，3~6岁0.6～0.75g，6~9岁0.75～0.9g，9岁以上0.9～1.2g，成人1.2～1.8g，1日3～4次。

【功能主治】清热解毒，开窍镇静。用于热病高烧，惊厥抽搐，咽喉肿痛等症。

【处方解析】方中羚羊角清肝息风止痉；水牛角清心凉血解毒，二药合用，清肝泻火，凉血解毒，息风止痉。寒水石、石膏、滑石主入气分，清热泻火，生津止渴，三药同用，气血两清，解痉止搐，主治外感热病，高热惊厥。磁石、朱砂重镇安神，朱砂并能清心解毒，磁石又能潜镇肝阳。西瓜霜、玄参、升麻、冰片清热泻火，凉血散结，消肿止痛，解毒利咽。麝香、丁香、沉香芳香走窜，行气通窍，开窍醒神。甘草解毒、调和诸药，和中护胃。诸药相合，共奏清热泻火、凉血解毒、开窍醒神、镇惊止痉、利咽消肿之功。

【推荐用量用法】西瓜霜 5g（冲服），北寒水石 9g（先煎），石膏 9g（先煎），滑石 9g（包煎，先煎），磁石 9g（先煎），玄参 6g，水牛角浓缩粉 2g（冲服），羚羊角粉 2g（冲服），甘草 6，升麻 9，丁香 3g，沉香 3g（后下），人工麝香 0.1（冲服），冰片 0.2g（冲服），朱砂 0.1g（冲服）。水煎服，1 日 1 剂，1 日 2 次。

【临床应用】

1. 高热：多因热毒炽盛，气血两燔所致。症见高热，惊厥，烦躁，神昏，眩晕，舌红绛、苔干黄，脉数有力；各种原因引起的高热见上述证候者。

若抽搐甚者，可加天麻、钩藤、僵蚕、蝉蜕以息风止痉；热邪炽盛、身热烦躁甚者，可加黄连、黄芩、栀子、连翘、竹叶等以清心除烦；兼有大便秘结者，可加大黄、芦荟、枳实以通腑泄热；热入营血、斑疹吐衄者，可加生地黄、赤芍、牡丹皮、紫草、大青叶、青黛等以清营凉血。

2. 咽喉肿痛：多因热毒炽盛，上攻咽喉所致。症见高热烦躁，咽喉肿痛，口苦咽干，尿赤，舌红苔黄，脉数而有力；急性咽炎，急性扁桃体炎见上述证候者。

喉核红肿、疼痛甚者，可加山豆根、板蓝根、黄芩、牡丹皮、赤芍、浙贝母、生牡蛎、桔梗等以解毒散结，消肿利咽。

【禁忌】孕妇禁用。

【使用注意】

（1）运动员慎用。

（2）本方含有朱砂，有毒，不宜过量、久服，肝肾功能不全者慎用。

（3）本方含有丁香，不宜与郁金同用。

（4）本方含有甘草，不宜与海藻、京大戟、红芽大戟、甘遂、芫花同用。

（5）本方含有玄参，不宜与藜芦同用。

避瘟散

【标准来源】《中华人民共和国药典》一部（2020 年版）。

【药物组成】檀香、零陵香、白芷、香排草、姜黄、玫瑰花、甘松、丁香、木香、人工麝香、冰片、朱砂、薄荷脑。

【功能主治】祛暑辟秽，开窍止痛。用于夏季暑邪引起的头目眩晕，头痛鼻塞，恶心，呕吐，晕车晕船。

【用法用量】口服，1 次 0.6g；外用适量，吸入鼻孔。

【处方解析】方中人工麝香辛香温通，走窜之性甚烈，为开窍通闭醒神之要药。冰片味辛气香，开窍醒神。薄荷辛凉芳香，发表解暑。白芷发表散寒。零陵香祛风寒，辟秽浊。香排草祛风除湿，行气止痛。木香、檀香行气止痛。丁香温中和胃。甘松、玫瑰花、姜黄疏肝理气，活血化瘀，行滞止痛。朱砂镇心安神，清热解毒。全方配伍，共奏祛暑辟秽、开窍止痛、和胃降逆之功。

【推荐用量用法】檀香 3g（后下），零陵香 3g，白芷 6g，香排草 6g，姜黄 6g，玫瑰花 3g，甘松 3g，丁香 3g，木香 6g，人工麝香 0.1g（冲服），冰片 0.1g（冲服），朱砂 0.1g（冲服），薄荷 6g（后下）。水煎服，1 日 1 剂，1 日 2 次。

【临床应用】

1. 中暑：多由夏季感受暑湿秽浊之邪所致。症见头痛眩晕，恶心，呕吐，脘腹满闷，食少纳呆，舌苔白腻，脉濡缓；胃肠型感冒见上述证候者。

暑湿甚者，可加广藿香、佩兰、香薷、荷叶、滑石、淡竹叶、绿豆等以化湿解暑；暑热伤津者，可加芦根、生地黄、麦冬、知母、葛根等以生津止渴。

2. 晕车晕船：多由暑湿内停，清阳不升，乘车乘船所致。症见乘坐交通工具时出现头晕，恶心呕吐，面色苍白，汗出肢冷；运动病见上述证候者。

暑湿甚者，可加广藿香、佩兰、香薷、荷叶、滑石、淡竹叶、绿豆等以化湿解暑；肝风上扰者，可加天麻、钩藤、菊花、刺蒺藜、僵蚕、白芍等以平肝止眩。清阳不升者，可加柴胡、升麻、葛根、蔓荆子、蚕沙、半夏等以升清降浊。

【禁忌】孕妇禁用。

【使用注意】

（1）运动员慎用。

（2）服药期间饮食宜清淡，忌食辛辣油腻之品。

（3）本方含有朱砂，不宜过量、久服，肝肾功能不全者禁用。

（4）本方含有丁香，不宜与郁金同用。

二十四、痧　胀

痧药

【标准来源】《中华人民共和国中国药典》一部（2020年版）。

【药物组成】丁香、苍术、天麻、麻黄、大黄、甘草、冰片、人工麝香、蟾酥（制）、雄黄、朱砂。

【用法用量】口服，1次10～15丸，1日1次。

【功能主治】祛暑解毒，辟秽开窍。用于夏令贪凉饮冷，猝然闷乱烦躁，腹痛吐泻，牙关紧闭，四肢逆冷。

【处方解析】方中人工麝香辛香温通，走窜之性甚烈，为开窍通闭醒神之要药；蟾酥解毒，止痛，开窍醒神；冰片味辛气香，开窍醒神；朱砂镇惊安神，清心解毒；雄黄燥湿解毒，以上诸药共奏解毒辟秽，通经止痛，开窍醒神之功。大黄消积导滞，泻下秽浊。苍术、丁香健脾燥湿，化浊辟秽，和胃降逆。麻黄解表散寒，天麻息风止痉。甘草解毒，和中，调和诸药。诸药合用，共奏祛暑除湿、辟秽化浊、开窍醒神之功。

【推荐用量用法】丁香3g，苍术9g，天麻9g，麻黄6g，大黄12g（后下），甘草9g，冰片0.1g（冲服），人工麝香0.1g（冲服），蟾酥（制）0.015g（冲服），雄黄0.05g（冲服），朱砂0.1g（冲服）。水煎服，1日1剂，1日2次。

【临床应用】

暑月痧胀：多因夏令贪凉饮冷，感受暑湿所致。症见寒热腹痛，吐泻兼作，甚或猝然闷乱烦躁，牙关紧闭，四肢逆冷，头目昏晕，不省人事；夏季急性胃肠炎见上述证候者。

若阴寒闭暑较甚者，可加紫苏叶、荆芥、防风以除外寒，香薷、广藿香、佩兰等以化里湿；恶心呕吐甚者，可加广藿香、佩兰、竹茹、半夏、豆蔻、生姜等化湿解暑、和胃止呕；腹泻甚者，可加白术、茯苓、泽泻、车前子、黄连等以健脾除湿止泻；腹痛甚者，可加延胡索、白芍、白芷、徐长卿、陈皮、青皮、木香等以行气通滞止痛。

【禁忌】 孕妇禁用。

【使用注意】

（1）运动员慎用。

（2）服药期间饮食宜清淡，忌食生冷、辛辣、燥热之品。

（3）本方药力峻猛，易伤正气，身体虚弱者慎用。

（4）本方含有朱砂、雄黄，有毒，不宜大量久服，肝肾功能不全者慎用。

（5）本方含有麻黄，心脏病、高血压病人慎用。

（6）本方中蟾酥有强心作用，正在服用洋地黄类药物者慎用。

（7）本方含有丁香，不宜与郁金同用。

（8）本方含有甘草，不宜与海藻、京大戟、红芽大戟、甘遂、芫花同用。

二十五、霍　乱

周氏回生丸

【标准来源】《中华人民共和国药典》一部（2020 年版）。

【药物组成】 五倍子 60g，檀香 9g，木香 9g，沉香 9g，丁香 9g，甘草 15g，千金子霜 30g，红大戟（醋制）45g，山慈菇 45g，六神曲（麸炒）150g，人工麝香 9g，雄黄 9g，冰片 1g，朱砂 18g。

【功能主治】 祛暑散寒，解毒辟秽，化湿止痛。用于霍乱吐泻，痧胀腹痛。

【用法用量】 口服，1 次 10 粒，1 日 2 次。

【处方解析】 方中人工麝香辛香温通，走窜之性甚烈，为开窍通闭醒神之要药，并能活血通经止痛；冰片味辛气香，开窍醒神，清热止痛；朱砂清心解毒，镇惊安神；雄黄燥湿解毒；山慈菇解毒散结；檀香、木香健脾和中，理气止痛；丁香、沉香温中散寒，降逆止呕；红芽大戟、千金子霜逐水攻饮，分利清浊，解毒散结；五倍子涩肠止泻；六神曲消滞和胃；甘草和中，解毒，调和诸药。诸药同用，共奏辟秽化浊，温中除湿，止痛止泻之功。

【推荐用量用法】五倍子 6g，檀香 3g（后下），木香 9g，沉香 3g（后下），丁香 3g，甘草 9g，千金子霜 0.5g（冲服），红大戟 2g，山慈菇 6g，六神曲 12g，人工麝香 0.1g（冲服），雄黄 0.05g（冲服），冰片 0.1g（冲服），朱砂 0.1g（冲服）。水煎服，1 日 1 剂，1 日 2 次。

【临床应用】

霍乱痧胀：多因感受暑湿秽浊疫疬之气，壅遏中焦，气机窒塞，升降格拒所致。症见卒然腹中绞痛，肠鸣泄泻，恶心呕吐，烦躁闷乱；夏季急性胃肠炎见上述证候者。

外感暑湿较重者，加香薷、广藿香、佩兰、荷叶等解暑化湿；恶心呕吐甚者，可加广藿香、半夏、紫苏、生姜等和胃止呕；寒湿泄泻较甚者，可加白术、干姜、薏苡仁、苍术、厚朴、陈皮等以温中健脾，燥湿止泻；腹痛甚者，可加延胡索、白芍、槟榔、陈皮、青皮、木香等以行气通滞止痛。

【禁忌】孕妇禁用。

【使用注意】

（1）运动员慎用。

（2）本方含朱砂、雄黄、千金子霜，有毒，不宜久服，肝肾功能不全者慎用。

（3）本方含有丁香，不宜与郁金同用。

第十二章　妇科类含有麝香的成方临证举隅

一、月经后期

加味调经散

【处方来源】《活人心统》卷三。

【原文药物组成】肉桂 5 钱，白芷 5 钱，川芎 5 钱，川归 5 钱，芍药 5 钱，玄胡索 5 钱，牡丹皮 5 钱，蒲黄 5 钱，细辛 1 两，麝香 1 两。

【原文用法】每服 2 钱，食前白汤调下。

【原文主治】妇人经候不调；带下。

【处方解析】本方为寒凝气滞血瘀，冲任不畅，月经不调（月经后期），带下所设。方中肉桂辛甘大热，补火助阳，温通经脉，散寒止痛；细辛辛散温通，入肾经，善除在里之寒邪，宣泄郁滞而止痛；麝香辛香温通，可行血中之瘀滞，开经络之壅遏，具有活血通经、止痛之功，三药合用，能补火助阳，温经散寒，活血调经，针对寒凝气滞血瘀，冲任不畅的主要病机，故共为君药。当归味甘而辛，既善补血，又能活血，长于养血活血，散寒止痛，为调经之要药；白芍味酸，主入肝经，能养血调经，柔肝止痛；川芎辛散温通，既入血分，又入气分，为"血中气药"，有较好的活血祛瘀、行气止痛之功；玄胡索（延胡索）辛散温通，为活血行气，调经止痛之要药；蒲黄味辛，能活血通经，祛瘀止痛，五药合用，能补血活血，行气散寒，调经止痛，共为臣药。牡丹皮辛行苦泄，有活血祛瘀之功，且能清热凉血，以防温燥伤阴；白芷辛温香燥，善除阳明经湿邪而燥湿止带，二者共为佐药。以上诸药合用，共奏温经散寒、行气活血、调经止带之功。

【推荐用量用法】肉桂 4.5g（后下），白芷 9g，川芎 9g，当归 9g，白芍 15g，延胡索 9g，牡丹皮 12g，蒲黄 6g（包煎），细辛 3g，麝香（人工麝香）0.1g（冲服）。水煎服，1 日 1 剂，1 日 2 次。

【临床应用】

1. 月经后期：多因寒凝气滞血瘀，冲任不畅所致。症见经期错后，量少、经色黯红或有血块，小腹胀痛，舌红、苔薄白，脉弦；月经稀发见上述证候者。

若寒邪较重，小腹冷痛，可加吴茱萸、小茴香、乌药等温里散寒；若气滞较重，小腹、胸胁、乳房胀痛者，加香附、木香、柴胡、郁金等以行气解郁；若血瘀较重、小腹刺痛者，加桃仁、红花、丹参等以活血化瘀调经；若兼血虚、面色萎黄、心悸失眠者，可加人参、熟地黄、山茱萸、枸杞子、阿胶等以益气补血；若肾虚较重、腰膝酸痛、头晕耳鸣者，可加熟地黄、山茱萸、山药、怀牛膝、杜仲等以滋补肝肾。

2. 带下病：多因寒凝气滞血瘀阻滞脏腑气机，任脉不固、带脉失约所致。症见带下量多、色淡、质清稀、绵绵不断，畏寒肢冷，腰腹冷痛，小腹冷感，夜尿频多，小便清长，舌暗，脉沉迟；慢性盆腔炎见上述证候者。

若肾阳不足者，可加鹿茸、制附子、续断、杜仲、菟丝子、熟地黄、山茱萸、山药等以补肾助阳；若兼脾虚湿盛者，可加人参、党参、白术、苍术、山药、白扁豆等以健脾燥湿；若带下过多者，可加海螵蛸、煅龙骨、煅牡蛎、金樱子、芡实等以收涩止带。

【禁忌】孕妇禁用。

【使用注意】

（1）运动员慎服。

（2）本方含有白芍、细辛，不宜与藜芦同用。

（3）本方含有肉桂，不宜与赤石脂同用。

（4）本方含有细辛有毒，不宜长期过量使用。

二、闭　经

干漆散

【处方来源】《圣济总录》卷二五一。

【原文药物组成】干漆（炒令烟出）1两，五灵脂（用浆水1碗熬干，去沙石）2两半，没药（研）半两，桂（去粗皮）半两，当归（切，炒）半两，胡椒1分，麝香（研入）1钱。

【原文用法】每服 1 钱匕，空心食前用热酒或醋汤调下。

【原文主治】血气滞涩，月经不行，呕逆酸水，心腹痛不可忍者。

【处方解析】本方为气滞血瘀所致闭经、痛经、癥瘕所设。方中干漆破血逐瘀力强，功专消散胞宫瘀邪，故为君药。五灵脂有通利血脉，化瘀止痛的功效，行血而不推荡；没药辛香走窜，苦泄温通，功能行气通滞消肿，活血散瘀止痛。二药与干漆同用，增加其活血化瘀，调经止痛之力，故为臣药。麝香辛温，芳香走窜，行三焦气血，通行十二经，消散瘀阻，《本草经疏》言其治"心腹暴痛"，亦为臣药。当归补血活血，滋补阴血，兼和营调经，故为佐药。桂枝温通经脉；胡椒温中下气，二药合用，助阳化气，辛散温通，推动气血，故为佐使药。以上诸药合用，共奏行气通经、破血逐瘀之功。

【推荐用量用法】干漆炭 3g，五灵脂 9g（包煎），醋没药 5g，桂枝 6g，当归 9g，胡椒 0.3g（冲服），麝香（人工麝香）0.1g（冲服）。水煎服，一日一剂，一日二次。

【临床应用】

1. 闭经：多因冲任失调，气滞血瘀所致。症见月经停闭数月，小腹胀痛拒按，舌紫黯或有瘀点，脉沉弦或涩而有力；原发性闭经，多囊卵巢综合征，卵巢储备功能不全，卵巢早衰等见上述证候者。

经闭而不孕者，可加熟地黄、制何首乌、菟丝子、女贞子、枸杞子、墨旱莲、淫羊藿等以调补冲任；潮热汗出者，可加青蒿、生地黄、女贞子、鳖甲、地骨皮等以滋肾养阴；小腹胀痛甚者，可加柴胡、郁金、炒栀子、川楝子、木香等以理气止痛。

2. 痛经：多因气滞血瘀，经行不畅所致。症见经前或经期小腹胀痛拒按，胸胁、乳房胀痛，经行不畅，经色紫黯有块，块下痛减，舌紫黯或有瘀点，脉弦或弦涩有力；原发性痛经，子宫内膜异位症，子宫腺肌病，慢性盆腔炎，子宫内膜炎，卵巢囊肿等见上述证候者。

若腹痛剧烈者，可加延胡索、蒲黄、苏木、乳香、土鳖虫等以活血止痛；若乳房胀痛甚者，可加柴胡、香附、木香、白芍、郁金、青皮等以行气通络；经行不畅者，可加益母草、泽兰、三七、川芎、鸡血藤等以活血散瘀。

3. 癥瘕：多因气滞血瘀，经行不畅所致。症见腹部包块坚硬固定，小腹疼痛据按，经血量多或夹血块，面色晦黯，口干不欲饮，舌紫黯、有瘀点、苔厚而干，脉沉弦或弦；子宫腺肌病，慢性盆腔炎，卵巢囊肿等见上述证候者。

肿块坚硬不消者，可加水蛭、土鳖虫、山慈菇、白花蛇舌草、半枝莲、牡蛎、海藻、昆布、浙贝母、玄参等以散结消癥；经血量多者，可加泽兰、白芍、川芎、桃仁、红花等以活血调经。

【禁忌】孕妇及对漆过敏者禁用。

【使用注意】

（1）运动员慎服。

（2）本方含有干漆有毒，不宜长期过量使用。

（3）本方含有五灵脂，不宜与人参同用。

（4）本方含有没药，胃弱者慎用。

通经丸

【处方来源】《古今医鉴》卷十一。

【原文药物组成】归尾1两，桃仁（去皮尖）1两，大黄（煨）1两，丹皮1两，干漆（炒烟尽）1两，肉桂1两，三棱5钱，莪术（醋炒）1两，牛膝1两，麝香8分。

【原文用法】每服50丸，米汤送下。

【原文主治】经闭不通及血块疼痛。

【处方解析】本方为血瘀气滞，冲任失调所致经闭腹痛、癥瘕痞块而设。方中当归味甘而辛，既善补血，又能活血，为血中之气药，长于养血活血，行气散寒，调经止痛；桃仁味苦通泄，善泄血滞，祛瘀力强，能活血祛瘀，调经止痛；肉桂辛甘大热，温通经脉，调经止痛，三药合用，能活血行气，温通经脉，调经止痛，针对主要病机，故为君药。大黄苦寒泻降，既能活血祛瘀，调经止痛，又能破血逐瘀，散结消癥；干漆性擅下降而破血，张元素言其"削年深坚结之积滞，破日久凝结之瘀血"，能破血逐瘀，调经消癥；三棱、莪术，为血中气药，擅行气破血，通经止痛，消癥散结，四药合用，既能行气活血，调经止痛，又能破血逐瘀，散结消癥，共为臣药。牛膝既能补肝肾，调冲任，又能活血祛瘀，调经止痛；牡丹皮活血散瘀，通经止痛，二药合用，佐助君药增强调补冲任，通经止痛之功，共为佐药。麝香辛香温通，走窜之性甚烈，既能活血祛瘀调经，又能散结消癥止痛，为佐使药。诸药同用，共奏活血行气，调补冲任，调经止痛，破血消癥之功。

【推荐用量用法】当归 9g，桃仁（燀）9g，大黄（煨）9g，牡丹皮 9g，干漆炭 3g，肉桂 5g（后下），三棱 9g，莪术（醋）9g，牛膝 9g，麝香（人工麝香）0.1g（冲服）。水煎服，1 日 1 剂，1 日 2 次。

【临床应用】

1. 闭经：多因瘀血气滞，冲任失调所致。症见月经停闭数月，小腹胀痛拒按，胸胁胀痛，舌紫黯或有瘀点，脉沉弦或涩而有力；原发性闭经，多囊卵巢综合征，卵巢储备功能不全，卵巢早衰等见上述证候者。

若肝郁气滞、乳房胀痛、精神抑郁、烦躁易怒者，可加柴胡、香附、枳壳、木香、郁金、栀子　等以疏肝解郁；若冲任不足、腰膝酸软者，可加熟地黄、制何首乌、菟丝子、女贞子、枸杞子、墨旱莲、淫羊藿、桑寄生、杜仲等以调补冲任；若脾气虚弱、气血不足者，可加人参、黄芪、白术、阿胶、枸杞子等以益气养血。

2. 痛经：多因气滞瘀血，冲任失调，经行不畅所致。症见经前或经期小腹胀痛拒按，胸胁、乳房胀痛，经行不畅，经色紫黯有块，块下痛减，舌紫黯或有瘀点，脉弦或弦涩有力；原发性痛经，子宫内膜异位症，子宫腺肌病，慢性盆腔炎等见上述证候者。

若血瘀较重、腹痛拒按者，可加延胡索、白芷、蒲黄、五灵脂、川芎、乳香、没药等以活血止痛；若气滞较甚、胸胁胀痛者，可加柴胡、香附、木香、枳壳、白芍、郁金等以疏肝解郁、行气止痛。

3. 癥瘕：多因气滞血瘀，冲任失调，经行不畅，渐积成癥所致。症见腹部包块坚硬固定，小腹疼痛拒按，月经周期延后，经期延长，或见漏下不止，面色晦黯，舌紫黯、有瘀点、苔厚而干，脉沉弦或弦；内生殖器官良性肿瘤，盆腔炎性疾病后遗症，卵巢囊肿，子宫内膜异位症，子宫腺肌病等见上述证候者。

若气滞较甚、胸胁胀痛者，可加柴胡、香附、木香、枳壳、乌药、白芍、郁金等以疏肝解郁、行气止痛；若肿块坚硬不消者，可加水蛭、土鳖虫、山慈菇、白花蛇舌草、半枝莲、牡蛎、海藻、昆布、浙贝母、玄参等以散结消癥。

【禁忌】孕妇及对漆过敏者禁用。

【使用注意】

（1）运动员慎服。

（2）本方含有干漆有毒，不宜过量久服。

（3）本方含有肉桂，不宜与赤石脂同用。

（4）本方含有三棱，不宜与芒硝同用。

麝香琥珀丸

【处方来源】《医学从众录》卷八。

【原文药物组成】土鳖虫（炙存性）1两，血珀末5钱，麝香3钱。

【原文用法】每服3分。

【原文主治】经闭。

【处方解析】本方为血瘀阻滞胞宫所致经闭而设。方中土鳖虫咸寒，善破血逐瘀，荡涤胞宫，活血通经。麝香辛温，芳香走窜，温通经脉，调经止痛。琥珀专入血分，擅活血通经，散瘀止痛。三药合用，共奏破血逐瘀、温通经脉、活血通经之功。

【推荐用量用法】土鳖虫（炒）9g，琥珀（研末）3g（冲服），麝香（人工麝香）0.1g（冲服）。水煎服，1日1剂，1日2次。

【临床应用】

闭经：多因血瘀阻滞胞宫而气血运行失常，血海不能满溢，逐致月经停闭所致。症见月经停闭数月，小腹胀痛拒按，舌紫黯或有瘀点，脉沉弦或涩而有力；原发性闭经，多囊卵巢综合征，卵巢早衰，卵巢储备功能不全等见上述证候者。

若气机郁滞、烦躁易怒者，可加柴胡、香附、枳壳、木香、郁金、栀子等行气解郁调经；若脾气虚弱、气血不足者，可加人参、黄芪、白术、阿胶、枸杞子等益气养血调经；若肾气亏虚、腰膝酸软者，可加熟地黄、制何首乌、菟丝子、女贞子、枸杞子、墨旱莲、淫羊藿、桑寄生、杜仲等调补冲任。

【禁忌】孕妇禁用。

【使用注意】

（1）运动员慎服。

（2）本方含有土鳖虫，有小毒，不宜过量久服。

三、崩　漏

伏龙肝散

【**处方来源**】《普济方》卷三五二。

【**原文药物组成**】伏龙肝 5 升，人参 1 两，麝香 2 两，生姜 4 两。

【**原文用法**】以水一大斗煮土，取二升，下药，煎取一升半；更别研伏龙肝一鸡子许，并麝香纳汤中，搅令匀，分服。

【**原文主治**】崩中下血数升，气欲绝。

【**处方解析**】本方为脾阳不足，摄血无权所致崩漏而设。本方重用伏龙肝（灶心土），性温，专入中焦，温暖脾阳，摄血止血，为脾失统摄，虚寒崩漏出血之要药，故为君药。人参甘温，大补元气，补脾益气，温运脾阳，有益气统血止血之功，与灶心土相合，增强益气温阳摄血之力，故为臣药。生姜温热，温中散寒，与灶心土同用，加强其温煦中焦的作用，用为佐药。麝香辛温，温通经脉，开窍醒神，以除失血后昏厥，有佐助之能，亦为佐药。以上诸药合用，共奏益气温阳、摄血止血、通窍醒神之功。

【**推荐用量用法**】灶心土 30g（煎汤代水），人参 6g，麝香（人工麝香）0.1g（冲服），生姜 9g。水煎服，1 日 1 剂，1 日 2 次。

【**临床应用**】

崩漏：多因脾阳不振，脾气虚弱，摄血无权所致。症见女子胞宫不在经期内出血且无定时，腹胀腹痛，纳少便溏，神疲乏力，面色苍白，甚或头晕昏厥，舌质淡、苔白，脉弱、缓或芤；功能失调性子宫出血见上述证候者。

若脾气虚寒者，可加附子、干姜、白术、阿胶、熟地黄等以健脾温阳，补血止血；若气不摄血者，可加黄芪、升麻、葛根、柴胡、当归、三七等以益气升阳，补血止血；若兼有血块者，可加三七、茜草炭、血余炭、藕节炭、棕榈炭、花蕊石、莲房炭、蒲黄炭等以化瘀收敛止血。

【**禁忌**】孕妇禁用。

【**使用注意**】

（1）运动员慎服。

（2）本方含有人参，不宜与五灵脂、藜芦同用。

鹿茸丸

【处方来源】《普济方》卷三二三引《十便良方》。

【原文药物组成】鹿茸 1 两，阳起石半两，麝香 3 铢，地黄 3 两。

【原文用法】每服 30 丸，空心酒或米饮送下。

【原文主治】妇人子宫脏虚损，肌体羸瘦，漏下赤白，脐腹撮痛，瘀血在腹，经候不通，虚劳洒洒如疟，寒热不定。

【处方解析】本方为妇人肾阳不足，精血亏虚，瘀阻冲任所致经闭、痛经、崩漏、带下而设。方中鹿茸甘咸性温，入肾经，禀纯阳之性，具生发之气，为血肉有情之品，能补肾阳，益精血，固冲任，止崩带；阳起石咸温，归肾经，能温肾壮阳，调补冲任，《神农本草经》谓其"主崩中漏下"；熟地黄甘温质润，能补血滋阴，益精填髓；麝香辛温，芳香走窜，能温通经脉，调经止痛，四药合用，共奏温肾壮阳、补益精血、调补冲任、固崩止带、通经止痛之功。

【推荐用量用法】鹿茸（研末）1g（冲服），阳起石 15g（先煎），麝香（人工麝香）0.1g（冲服），熟地黄 15g。水煎服，1 日 1 剂，1 日 2 次。

【临床应用】

1. 崩漏：多因子宫虚损，肾阳亏虚，冲任不固，血失封藏所致。症见出血量多，淋漓不尽，色淡质稀，腰痛如折，畏寒肢冷，小便清长，大便溏薄，面色晦黯，舌淡黯、苔薄白，脉沉弱；功能失调性子宫出血见上述证候者。

若肾阳不足、腰膝冷痛、崩漏不止者，可加制附子、肉桂、续断、杜仲、桑寄生、菟丝子、山茱萸、山药等以补肾助阳；若中气不足、脾不统血者，可加人参、黄芪、党参、白术、当归、升麻、柴胡等益气摄血；若出血过多者，可加棕榈炭、蒲黄炭、血余炭、藕节炭、茜草炭、海螵蛸、五倍子等以收敛止血。

2. 痛经：多因子宫虚损，肾阳不足，寒凝胞宫所致。症见经期或经后小腹隐隐作痛，喜暖喜按，得热痛减，月经量少，色淡质稀、色黯有块，头晕耳鸣，腰酸腿软，小便清长，面色晦黯，舌淡、苔薄，脉沉细；原发性痛经，子宫内膜异位症，慢性盆腔炎等见上述证候者。

若肾阳不足、腰膝冷痛者，可加制附子、肉桂、续断、杜仲、桑寄生、菟丝子、山茱萸、山药等以补肾助阳；若血瘀较重、腹痛拒按者，可加延胡索、白芷、蒲黄、五灵脂、川芎、乳香、没药等以活血止痛；若气滞较甚、胸胁胀痛者，可加柴胡、香附、木香、枳壳、白芍、郁金等以疏肝解郁、行气止痛。

3. 闭经：多因子宫虚损，肾阳不足，寒凝胞宫所致。症见月经停闭数月，头晕耳鸣，腰痛如折，畏寒肢冷，小便清长，夜尿多，大便溏薄，面色晦黯，或目眶黯黑，舌淡、苔白，脉沉弱；原发性闭经，多囊卵巢综合征，卵巢早衰，卵巢储备功能不全等见上述证候者。

若肾气亏虚、腰膝酸软者，可加制何首乌、菟丝子、女贞子、枸杞子、墨旱莲、淫羊藿、桑寄生、杜仲等调补冲任；若脾气虚弱、气血不足者，可加人参、黄芪、白术、阿胶、枸杞子等益气养血调经；若兼气滞较甚、烦躁易怒、胸胁胀满者，可加柴胡、香附、枳壳、木香、郁金等疏肝理气；若瘀血较重、小腹刺痛者，可加当归、赤芍、桃仁、红花、牡丹皮、川芎、五灵脂、蒲黄、延胡索等活血止痛。

4. 带下：多因子宫虚损，肾气亏虚，气化失常，水湿内停，损及任带而致。症见带下量多，色白清冷，头晕耳鸣，腰痛如折，畏寒肢冷，小腹冷感，舌淡润、苔薄白，脉沉细而迟；慢性盆腔炎，妇产科术后感染等见上述证候者。

若肾阳不足、带下清稀腰膝冷痛者，可加制附子、肉桂、续断、杜仲、菟丝子、山茱萸、山药等以补肾助阳；若兼脾虚湿盛者，可加人参、黄芪、党参、白术、苍术、山药、白扁豆等以健脾燥湿；若带下不止者，可加海螵蛸、煅龙骨、煅牡蛎、金樱子、芡实等收涩止带。

【禁忌】孕妇禁用。

【使用注意】

（1）运动员慎服。

（2）本方含有阳起石，不宜长期服用。

四、癥 瘕

神仙聚宝丹

【**处方来源**】《女科百问》卷上。

【**原文药物组成**】木香（研令末）1两，琥珀（别研）1两，当归1两，没药（别研）1两，滴乳（别研）1分，麝香（别研）1钱，辰砂（别研）1钱。

【**原文用法**】每服1丸，温酒磨下。胎息不顺，腹内疼痛，一切难产，温酒和童便磨下，不拘时候；产后血晕，败血奔心，口噤舌强，或恶露未尽，发渴面浮，煎乌梅汤和童便磨下；产后气力虚赢，诸药不效，和童便磨下；室女经候不调，每服半丸，温酒磨下。

【**原文主治**】妇人血海虚寒，外乘冷风，搏结不散，积聚成块，或成坚瘕，及血气攻注，腹胁疼痛，小腹急胀，或时虚鸣，呕吐痰沫，头旋眼花，腿膝重痛，面色萎黄，肢体浮肿，经候欲行，先若重痛，或多或少，带下赤白，崩漏不止，惊悸健忘，小便频数，或下白水，时发虚热，盗汗赢瘦，胎息不顺，腹内疼痛，一切难产，产后血晕，败血奔心，口噤舌强，或恶露未尽，发渴面浮，产后气力虚赢，室女经候不调。

【**处方解析**】本方为妇人气血亏虚，瘀阻经络所致产后血晕、恶露不尽等而设。方中滴乳（乳香）辛温香润，善行血中之气，舒筋活络，化瘀止痛；没药辛香走窜，苦泄温通，能行气通滞消肿，活血散瘀止痛，二药并用，为宣通脏腑、流通经络之要药，针对其血瘀病机，共为君药。当归活血补血，既消散血瘀，又生养新血，为妇人要药；麝香辛温，行三焦气血，通行十二经，消肿止痛；琥珀专入血分，消磨渗利，擅活血通经散瘀，三药合用，活血化瘀令血脉畅和，故为臣药；木香长于行气止痛，与乳香、麝香同用，辛温芳香可开窍通经，亦为臣药。辰砂（朱砂）辛寒质重，寒以通之，佐助辛香之品通滞，亦佐制辛温之品温燥伤阴。以上诸药合用，共奏行气化瘀、活血通经之功。

【**推荐用量用法**】木香6g，琥珀（研末）3g（冲服），乳香（醋）5g，没药（醋）5g，当归9g，朱砂0.1g（冲服），麝香（人工麝香）0.1g（冲服）。水煎服，1日1剂，1日2次。

【临床应用】

1. 癥瘕：多因气滞瘀血聚结于冲任、胞宫所致。症见下腹包块质硬，小腹冷痛，喜温，月经后期量少，经行腹痛，色暗淡、有血块；面色晦暗，形寒肢冷，手足不温；舌质淡暗、边见瘀点或瘀斑、苔白，脉弦紧；内生殖器官良性肿瘤，盆腔炎性疾病后遗症，子宫内膜异位症等见上述证候者。

肿块坚硬不消者，可加水蛭、土鳖虫、山慈菇、白花蛇舌草、半枝莲、牡蛎、海藻、昆布、浙贝母、玄参等以散结消癥。

2. 崩漏：多因气滞瘀血，血不归经，胞脉失养所致。症见经血非时而下，时下时止，或淋漓不净，色紫黑有块；或有小腹不适；舌质紫黯、苔薄白，脉涩或细弦；功能失调性子宫出血，内分泌失调见上述证候者。

经血有块者，可加益母草、炒蒲黄、血余炭、红花、桃仁、五灵脂等以祛瘀止血；腰膝酸痛者，可加补骨脂、桑寄生、续断、枸杞子、覆盆子、骨碎补等以补肝肾，固冲任。

3. 产后血晕：多因产时或产后失血过多，气滞瘀血，不能上荣头面所致。症见产后恶露不下，或下亦甚少，少腹疼痛拒按，突然头晕眼花，不能起坐，甚则心下急满，气粗喘促，神昏口噤，不省人事，两手握拳，牙关紧闭，面色青紫，唇舌紫黯，脉涩；产后出血见上述证候者。

阴道出血不止者，可加干姜炭、茜草炭、海螵蛸、地榆炭、血余炭等以固冲止血；口渴频饮者，可加麦冬、五味子、煅龙骨、煅牡蛎、南沙参等以养阴固脱。

4. 恶露不绝：多因气血亏虚，复因产时气随血耗，气滞瘀血，瘀阻冲任，血不归经所致。症见产后恶露过期不止，淋漓量少，或突然量多、色暗有块，或伴小腹疼痛拒按，块下痛减；舌紫黯，或有瘀点、苔薄，脉弦涩；子宫复旧不全，胎盘胎膜残留，晚期产后出血，人工流产术后子宫复旧不全，药物流产后子宫复旧不全等见上述证候者。

气血亏虚较甚者，可加黄芪、党参、白术、柴胡、升麻、阿胶等益气升阳，补气摄血。

【禁忌】孕妇禁用。

【使用注意】

（1）运动员慎服。

（2）本方含有朱砂有毒，不宜过量久服。

（3）本方含有乳香、没药，胃弱者慎用。

五、恶露不行

五香连翘汤

【处方来源】《妇人良方》卷二十。

【原文药物组成】木香2两，沉香2两，丁香2两，乳香2两，麝香2两，连翘2两，升麻2两，独活2两，桑寄生2两，木通2两。

【原文用法】每服5钱，水2盏，入竹沥少许，搅停，去滓，温服。

【原文主治】产后血滞于经络，恶露方行，忽然渐少，断绝不来，腰中重痛，下注两股，痛如锥刀刺痛，恐作痈者，产后伤于经血，虚损不足，或分解之时，恶血不尽，在于腹中，而脏腑挟于宿冷，致气血不调，令恶露淋漓不绝。

【处方解析】本方为气滞血瘀所致恶露不行、恶露不绝而设。方中木香、沉香、丁香辛香走窜，行气通滞；乳香活血行气，散瘀止痛；麝香辛香走窜，力达胞宫，活血祛瘀，通经止痛，五香同用，行气活血，通经止痛。木通苦降通利，主入血分，善活血祛瘀，通经止痛；连翘解毒散结行滞；升麻升举清阳，有升清降浊之功；桑寄生滋补肝肾，调补冲任；独活辛香温通，主入肾经，善除下焦寒湿，通经止痛。以上诸药合用，共奏行气活血、逐瘀通经、排出恶露之功。

【推荐用量用法】木香6g，沉香5g（后下），丁香3g，乳香（制）5g，麝香（人工麝香）0.1g（冲服），连翘10g，升麻6g，独活9g，桑寄生12g，木通6g。水煎服，1日1剂，1日2次。

【临床应用】

1.恶露不行：多因气滞血瘀，闭阻冲任所致。症见产后恶露不下或量少、涩滞不畅、色黯有块，腹痛，块下痛减，舌紫黯、或有瘀点，脉弦涩；胎盘胎膜残留见上述证候者。

若寒凝瘀血较重、小腹冷痛拒按者，可加桃仁、红花、川芎、当归、延胡索、干姜、吴茱萸、乌药等以活血温经止痛；若兼气血亏虚、面色萎黄、心悸怔忡者，可加黄芪、当归、熟地黄、阿胶、山药、龙眼肉、酸枣仁等以益气养血。

2. 恶露不绝：多因气滞血瘀，闭阻冲任所致。症见产后恶露过期不止、量较多、色深红、质稠黏，或伴有血块，或伴小腹疼痛拒按，块下痛减，舌紫黯或有瘀点，苔薄，脉弦涩；胎盘胎膜残留，子宫复旧不全，晚期产后出血，人工流产术后子宫复旧不全，药物流产后子宫复旧不全等见上述证候者。

若瘀血阻滞、出血不止者，可加三七、茜草炭、蒲黄、五灵脂、地榆炭、血余炭、棕榈炭等以化瘀止血；若气不摄血者，可加黄芪、党参、葛根、干姜、阿胶、灶心土、艾叶等以益气温经摄血。

【使用注意】

（1）本方含有丁香，不宜与郁金同用。

（2）本方含有乳香，胃弱者慎用。

五香汤

【处方来源】《全生指迷方》卷四。

【原文药物组成】木香2两，丁香2两，沉香2两，乳香2两，麝香2两，升麻2两，独活2两，连翘2两，桑寄生2两，木通2两，大黄1两。

【原文用法】每服5钱，水2盏，煎至1盏，去滓，食后温服。

【原文主治】妇人恶露顿绝或渐少，腰重痛，下注两股，刺痛如锥刀刺，此留血于经络，不即通之，痛处必作痈肿。

【处方解析】本方为气滞血瘀所致恶露不行而设。方中木香、丁香、沉香辛香走窜，气行则血行，有行气通滞之功；乳香活血行气，散瘀止痛；麝香辛香走窜，力达胞宫，活血祛瘀，通经止痛，五香同用，功能行气活血，通经止痛，共为君药。大黄苦寒泻降，既能活血祛瘀，调经止痛，又能逐瘀散结，荡涤胞宫；木通苦降通利，主入血分，善活血祛瘀，通经止痛；连翘解毒散结，兼散胞宫瘀结，三药合用，辅助君药增强破血逐瘀，攻下产后瘀阻之功，故为臣药。升麻升举清阳，有升清降浊之功；桑寄生滋补肝肾，调补冲任；独活辛香温通，主入肾经，善除下焦寒湿，通经止痛，三药相合，佐助君药调补冲任，通经止痛，故为佐药。以上诸药合用，共奏行气活血、逐瘀通经、荡涤胞宫、排出恶露之功。

【推荐用量用法】木香6g，丁香3g，沉香5g（后下），乳香（醋制）5g，麝香（人工麝香）0.1g（冲服），升麻6g，独活9g，连翘10g，桑寄生12g，木通6g，大黄6g。水煎服，1日1剂，1日2次。

【临床应用】

恶露不行：多因气滞瘀血，闭阻冲任所致。症见产后恶露不下或量少、涩滞不畅、色黯有块，腹痛，块下痛减，舌紫黯或有瘀点，脉弦涩；子宫复旧不全，胎盘胎膜残留见上述证候者。

若寒凝瘀血较重、小腹冷痛据按者，可加干姜、吴茱萸、乌药、川芎、当归、桃仁、红花、延胡索等以温经活血止痛；若兼血虚、面色萎黄、心悸怔忡者，可加黄芪、党参、茯苓、山药、当归、熟地黄、阿胶、龙眼肉、酸枣仁等以益气养血。

【使用注意】

（1）本方含有丁香，不宜与郁金同用。

（2）本方含有乳香，胃弱者慎用。

六、产后血晕

麝香散

【处方来源】《太平圣惠方》卷八十。

【原文药物组成】麝香1分，牛黄1分，雄黄1分，朱砂3分，龙脑3分，麒麟竭半两。

【原文用法】每服1钱，以豆淋酒调下，不拘时候。

【原文主治】产后血邪攻心，言语无度，烦闷不安。

【处方解析】本方为恶露不下，血瘀上逆，上扰神明所致产后血晕而设。方中麝香辛温，活血化瘀，开窍醒神，针对血瘀闭阻心窍的主要病机，故为君药。牛黄苦寒，清心豁痰开窍，凉肝息风止痉；龙脑（冰片）主清心火，开窍醒神；雄黄解毒祛痰；朱砂清心安神，四药同用，增强君药清心开窍之功，故为臣药。麒麟竭（血竭）活血祛瘀，排除恶露，是为佐药。豆淋酒破血祛风，主治妇人产后一切中风诸病，故为佐使药。以上诸药合用，共奏活血化痰、开窍醒神之功。

【推荐用量用法】麝香（人工麝香）0.3g（冲服），牛黄0.3g，雄黄0.3g，朱砂0.9g，冰片0.9g，血竭15g。研粉，混合均匀。豆淋酒（《本草纲目》："豆淋酒，即黑豆炒焦，以酒淋之。"现建议以黄酒代之）送服，1次3g。

【临床应用】

产后血晕：多因恶露不下，血瘀上逆，上扰神明所致。症见产后头晕眼花，心胸满闷，心烦不安，面色青紫，心悸怔忡，甚则昏不知人，神昏口噤，两手握拳，舌紫黯，脉涩有力；产后出血见上述证候者。

恶露不下者，可加当归、川芎、桃仁、红花、三棱、莪术、炮姜、益母草等以活血化瘀，排除恶露；神昏较重者，可加姜半夏、胆南星、竹沥、石菖蒲、郁金、浙贝母等以豁痰开窍醒神。

【使用注意】

本方含有雄黄、朱砂，有毒，不宜过量久服。

七、产后身痛

琥珀散

【处方来源】《太平圣惠方》卷七十一。

【原文药物组成】琥珀1两，牛膝（去苗）1两，当归1两，凌霄花1两，赤芍药1两，没药1两，地龙（微炒）半两，麝香（细研入）1分，桃仁（汤浸，去皮尖双仁，麸炒微黄）1两半，水蛭（炒令黄焦）1两。

【原文制法】上为细散。

【原文用法】每服2钱，食前以温酒调下。

【原文主治】妇人血风攻注，腰脚疼痛，经络滞涩，四肢烦疼。

【处方解析】本方为妇人血风攻注所致产后身痛而设。"治风先治血，血行风自灭"，本方以活血之品为主组成，方中琥珀入心肝血分，有活血通经，散瘀消癥之效。牛膝活血祛瘀力较强，性善下行，尤多用于妇科经产诸疾，并能补肝肾强筋骨。当归辛行温通，既能活血行气，又能散寒止痛。凌霄花辛散行血，活血力强，能破瘀血，通经脉，止痛。赤芍入肝经血分，有活血散瘀止痛之功。没药辛散走窜，味苦通泄，既入血分，又入气分，能活血行气，伸筋止痛。桃仁善泄血滞，祛瘀力强，为治疗多种瘀血阻滞病证的常用药。水蛭咸苦入血，破血逐瘀力强。麝香辛香，开通走窜，可行血中之瘀滞，开经络之壅遏，而具活血通经、止痛之效。地龙性走窜，善于通行经络。诸药合用活血通络，祛瘀止痛。

【推荐用量用法】琥珀（研末）1.5g（冲服），牛膝10g，当归10g，凌霄花 9g，赤芍 10g，没药 3g，地龙 10g，麝香（人工麝香）0.1g（冲服），桃仁（炒）10g，水蛭（炒）2g。水煎服，1 日 1 剂，1 日 2 次。

【临床应用】

产后身痛：多因妇人产后恶露去少，瘀血留滞于经络、筋骨之间，气血运行受阻而致。症见腰脚疼痛，四肢烦疼，麻木，重着；产褥期中因风湿、类风湿引起的关节痛，产后坐骨神经痛，产后多发性肌炎，产后血栓性静脉炎等见上述证候者。

产后气血亏虚者，加黄芪、熟地黄、阿胶、白芍、何首乌、鸡血藤等补气养血；产后受风者，加防风、独活、羌活、威灵仙、木瓜等以祛风除湿止痛；肝肾不足者，可加淫羊藿、巴戟天、杜仲、桑寄生、五加皮等补肝肾、强筋骨、祛风湿。

【禁忌】孕妇禁用。

【使用注意】

（1）运动员慎用。

（2）风湿热痹不宜使用。

（3）本方含有赤芍，不宜与藜芦同用。

（4）本方含有没药，胃弱者慎用。

（5）本方含有水蛭，有毒，不宜大量久服。

第十三章 儿科类含有麝香的成方临证举隅

一、急惊风

茯神丸

【处方来源】《直指小儿》卷一。

【原文药物组成】胆南星3钱，胡黄连3钱，天麻3钱，茯神3钱，青黛2钱，牙消2钱，朱砂2钱，麝香1字。

【原文制法】上为末，粟米糊为丸，如梧桐子大。

【原文用法】每服1丸，石菖蒲、荆芥煎汤调下。

【原文主治】壮热发惊，痰壅直视。

【处方解析】本方为外感风热，内郁化火，热盛生痰，痰热动风所致急惊风而设。方中天麻味甘质润，主入肝经，既能散外风，又息内风，为息风止痉的要药。胆南星味苦性凉，主归肝、胆经，长于清热化痰，息风定惊，是治疗痰热急惊的常用药。麝香芳香走窜，芳香化浊，开窍醒神，《药性论》载其除"小儿惊痫"；石菖蒲辛开苦燥温通，芳香走窜，善于化湿、豁痰、辟秽而开窍醒神，二药合用，芳香开窍，化湿豁痰，为治疗小儿痰热急惊昏迷的常用药。青黛咸寒，归肝经，善清肝泻火，息风止痉。朱砂性寒，归心经，功善清心降火，镇惊安神。芒硝味咸苦寒，攻下软坚，清热通肠。胡黄连苦寒，入心肝二经血分，《开宝本草》载其除"小儿惊痫"，有清热凉血止痉之功。荆芥发散解表，祛散外感邪热。茯神宁心安神。诸药合用，共奏清热化痰、息风止痉、镇惊宁心、开窍醒神之功。

【推荐用量用法】胆南星9g，胡黄连5g，天麻10g，茯神10g，青黛2g（包煎），芒硝6g（冲服），朱砂0.1g（冲服），麝香（人工麝香）0.1g（冲服），石菖蒲10g，荆芥10g。用量随患儿年龄加减。水煎服，1日1剂，1日2次。

【临床应用】

急惊风：多为感受外邪，内蕴痰热，引动肝风而致。症见四肢抽搐，颈项强直，或角弓反张，痰盛气粗，身热烦躁，神昏，躁扰不宁，舌红、苔黄腻，脉滑数；小儿惊厥见上述证候者。

高热烦渴者，加石膏、知母、黄芩、黄连、黄柏、栀子以清热解毒；血分有热者，加水牛角、玄参、生地黄、赤芍、牡丹皮、板蓝根等以清热凉血；抽搐频繁者，加全蝎、蜈蚣、僵蚕以息风镇痉。

【使用注意】

（1）脾虚慢惊风者慎用。

（2）本方含朱砂，有毒，不宜过量久服，肝肾功能不全者慎用。

（3）本方含有芒硝，不宜与硫黄、三棱同用。

（4）高热、惊厥严重者，应及时送医院救治。

截惊丸

【处方来源】《活幼心书》卷下。

【原文药物组成】龙胆草（去芦）5钱，防风（去芦）5钱，青黛5钱，钩藤（和钩）5钱，净黄连5钱，牛黄5钱，甘草5钱，朱砂末（水飞）5钱，薄荷叶2钱半，麝香半钱。

【原文制法】上除牛黄、麝香外，余8味剉晒，或焙为末，仍同前2味乳钵内杵匀，炼蜜为丸，如芡实大。

【原文用法】每用1~2丸，温汤或茶清化服。

【原文主治】小儿惊风搐搦，烦躁有热，两目上视，口噤牙关。

【处方解析】本方为外感风热，内郁化火，肝火炽盛，引动肝风所致小儿急惊风而设。方中钩藤味甘性凉，凉散风热，清肝泻火，息风止痉；牛黄苦凉，归心肝经，凉肝息风止痉，清心豁痰，开窍醒神；麝香辛香走窜，开窍醒神回苏，《药性论》载其除"小儿惊痫"，三药合用，是治心肝有热，肝风内动，痰热急惊的要药。龙胆苦寒，归肝经，清肝胆实火；青黛性寒，归肝经，长于清肝火，凉血热，定惊；朱砂主清心火，镇惊安神；黄连清心火，泻肝火，解热毒，四药合用，清心凉肝，息风定惊，是治疗心肝有热，热急生风的有效配伍。防风既能辛散外风，又能息内风以止痉，为治风通用药。薄荷辛凉，能疏散风热，凉肝搜风。甘草调和药性。诸药合用，共奏凉肝息风、清心开窍、镇惊安神之效。

【推荐用量用法】龙胆 6g，防风 6g，青黛 2g（包煎），钩藤 10g（后下），黄连 3g，牛黄 0.15g（冲服），甘草 6g，朱砂 0.1g（冲服），薄荷 6g（后下），麝香（人工麝香）0.1g（冲服）。用量随患儿年龄加减。水煎服，1 日 1 剂，1 日 2 次。

【临床应用】

急惊风：多为外感风热，内郁化火，肝火炽盛，引动肝风而致。症见四肢抽搐，角弓反张，两目上视，牙关紧闭，烦躁，甚则神志昏迷，发热，舌红；小儿惊厥见上述证候者。

高热烦躁者，加栀子、石膏、知母以清热除烦；抽搐频繁者，加全蝎、蜈蚣、僵蚕以息风止痉；喉间痰鸣者，可加浙贝母、郁金、天竺黄、胆南星、竹沥等以清热化痰。

【使用注意】

（1）本方为急救之品，中病即止，不可过用。

（2）脾虚慢惊风者慎用。

（3）本方含朱砂，有毒，不宜过量、久服，肝肾功能不全者慎用。

（4）本方含有甘草，不宜与海藻、京大戟、红芽大戟、甘遂、芫花同用。

（5）高热、惊厥严重者，应及时送医院救治。

金枣丸

【处方来源】《慎斋遗书》卷十。

【原文药物组成】天麻（米炒）3 钱，枳壳（酒炒）1 钱，牛黄 1 钱，劈砂 2 钱，块雄黄 2 钱，槐角 2 钱，麝香 7 分，胆南星 3 钱，半夏（姜制）3 钱，皂角（酒炒）1 分。

【原文制法】上为末，用枣肉 2 两，巴豆 6 粒，同火煨；煨熟去巴豆，用枣捣为丸，如黄豆大，朱砂为衣。

【原文用法】随证用汤化下 1 丸。

【原文主治】急惊，脉刚急。

【处方解析】本方为外感风热，内郁化火，热盛生痰，痰热动风所致小儿急惊风而设。方中天麻主入肝经，味甘质润，药性平和，既散外风，又息内风，为治惊风抽搐常用药物；牛黄清心豁痰开窍，凉肝息风止痉，与麝香同用以醒脑回苏，《药性论》载麝香除"小儿惊痫"，三药合用，为治心肝有热，痰热上壅，小儿急惊风的有效配伍。胆南星味苦性凉，长于清热化痰、息风定惊，善治痰热惊风抽搐；半夏温燥，燥湿化痰力胜；枳壳辛行苦降，长于行气化痰除痞，使气顺痰消；皂角既能祛除顽痰，又能开噤通窍，是治疗痰涎壅盛，窍闭神昏的常用之品；雄黄祛痰解毒；巴豆祛痰利气，开通闭塞，六药合用，清热化痰，息风止痉，通关开窍。劈砂（朱砂）清心泻火；槐角清肝泻火，二药合用，用治心肝火盛，惊风抽搐，烦躁不安。大枣保护胃气，缓和毒烈药性。诸药合用，共奏息风止痉、清热化痰、镇惊开窍之功。

【推荐用量用法】天麻10g，炒枳壳10g，牛黄0.15g（冲服），朱砂0.1g（冲服），雄黄0.05g（冲服），槐角6g，麝香（人工麝香）0.1g（冲服），胆南星9g，姜半夏9g，大皂角（炒）1g（冲服），巴豆霜0.1g（冲服），大枣6g。用量随患儿年龄加减。水煎服，1日1剂，1日2次。

【临床应用】

急惊风：多为外感风热，内郁化火，热盛生痰，痰热动风而致。症见发热，手足抽搐，神志昏迷，烦躁，喉间痰鸣声，舌红、苔黄腻，脉滑数；小儿惊厥见上述证候者。

高热者，加黄芩、黄连、栀子等以清热解毒；痰盛者加天竺黄、石菖蒲等化痰开窍；大便秘结者，加大黄、芦荟等以通腑泄热；抽搐频繁者，加全蝎、僵蚕、蕲蛇等以息风定痉。

【使用注意】

1. 体质虚弱，脾虚慢惊风者慎用。

2. 本方含朱砂、雄黄、巴豆霜，有毒，不宜过量久服，肝肾功能不全者慎用。

3. 本方含有半夏，不宜与川乌、草乌、附子同用。

4. 本方含有巴豆，不宜与牵牛子同用。

5. 本方含有皂角，咯血、吐血患者忌服。

6. 高热、惊厥严重者，应及时送医院救治。

天青膏

【处方来源】《仙拈集》卷三。

【原文药物组成】青黛1钱，天麻1钱，白附子1钱半，麝香2分，天竺黄 1 钱半，全蝎 5 分，乌梢蛇（酒浸，去骨，瓦上焙干）5 分。

【原文制法】上为末，蜜调为膏，密贮于瓷器中。

【原文用法】大儿服 1 分，小儿服半分，薄荷汤下。

【原文主治】小儿急、慢惊风，咳嗽喘急。

【处方解析】本方为感受外邪，内蕴痰热，引动肝风所致的惊风所设。方中天麻，主入肝经，善平肝潜阳，息风止痉，是治疗肝风内动、惊痫抽搐的要药；青黛性寒，入肝经，能清肝泻火止咳，息风止痉定搐，二药合用，清热泻火，息风止痉，定搐止咳，共为君药。白附子善祛风痰，定惊搐而解痉，是治疗风痰证的常用药；天竺黄清热化痰，清心定惊，善治小儿痰热惊风，痰热咳喘，二药合用，息风止痉，化痰平喘，共为臣药。全蝎、乌梢蛇主入肝经，性善走窜，息风止痉力强，增强天麻止痉挛，定抽搐之效；麝香芳香开窍醒神，《药性论》又载其除"小儿惊痫"；薄荷辛凉，能疏散风热，凉肝搜风，四药合用，佐助君药，疏散外风，息风止痉，开窍醒神，共为佐药。诸药合用，共奏息风止痉、化痰平喘、开窍醒神之功。

【推荐用量用法】青黛 2g（包煎），天麻 10g，白附子（制）3g，麝香（人工麝香）0.1g（冲服），天竺黄 6g，全蝎 3g，乌梢蛇（酒）9g，薄荷 6g（后下）。用量随患儿年龄加减。水煎服，1 日 1 剂，1 日 2 次。

【临床应用】

1. 急惊风：因感受外邪，内蕴痰热，引动肝风所致。症见四肢抽搐，喉间痰鸣或咳嗽痰多，发热，神志不清；小儿惊厥见上述证候者。

高热不退者，可加黄芩、黄连、栀子、羚羊角、牛黄等以清热泻火，息风止痉；大便秘结者，加大黄、芒硝、芦荟等泻热通腑。

2. 慢惊风：因脾虚肝旺，风阳夹痰所致。症见四肢抽搐，时发时止，精神萎靡，嗜睡露睛，倦怠乏力，面色萎黄，纳呆便溏，舌淡苔白，脉沉细；非感染性小儿惊厥等见上述证候者。

脾虚甚者，可加党参、黄芪、白术、山药等补脾益气；脾肾阳虚者，加肉桂、干姜、丁香、肉豆蔻、五味子等温肾暖脾。

【使用注意】

（1）本方含有全蝎，有毒，不宜过量久服。

（2）高热、惊厥严重者，应及时送医院救治。

麝香青饼子

【处方来源】《永乐大典》卷九七八引《烟霞圣效方》。

【原文药物组成】青黛（水飞）1两，天麻半两，全蝎4钱，麝香半钱，白附子4钱。

【原文制法】上为细末，水和为丸，如桐子大，捏作饼子。

【原文用法】每服1~2饼，薄荷汤化下。

【原文主治】小儿急慢惊风。

【处方解析】本方为痰热引动肝风所致小儿急惊风或脾虚肝旺所致慢惊风而设。方中青黛咸寒，归肝经，《本草汇言》记载青黛"定惊痫"，《本草求真》"青黛色清，大泻肝经实火及散肝经火郁"，故青黛能清热凉肝，息风止痉，为治疗肝经郁热，惊风抽搐，小儿急慢惊风的常用药，故为君药。天麻味甘质润，药性平和，主入肝经，息风止痉，为治肝风内动，惊痫抽搐的良药；麝香辛香走窜，开窍醒神力强，《药性论》载其除"小儿惊痫"，增强君药定痉之效，为臣药。全蝎性善走窜，有良好的息风定痉之效；白附子善除风痰，通经络，治风痰壅盛，拘急抽搐；薄荷辛凉，质轻上浮，疏散风热，凉肝搜风，共为佐药。诸药合用，共奏清热，息风，化痰，镇惊之效。

【推荐用量用法】青黛2g（包煎），天麻10g，全蝎3g，麝香（人工麝香）0.1g（冲服），白附子（制）3g，薄荷6g（后下）。用量随患儿年龄加减。水煎服，1日1剂，1日2次。

【临床应用】

1. 急惊风：多为痰热引动肝风而致。症见四肢痉挛抽搐，头痛项强，角弓反张，牙关紧闭，发热，舌红、苔黄或腻，脉滑数；小儿惊厥见上述证候者。

痰盛者，可加天竺黄、胆南星等以清热化痰；大便秘结，可加大黄、芒硝等以泻下通便。抽搐频繁者，可加全蝎、僵蚕、地龙等以息风止痉。

2. 慢惊风：多为脾虚肝旺而致。症见肢体抽搐无力，时作时止，精神萎靡，嗜睡露睛，倦怠乏力，面色萎黄，纳呆便溏，舌质淡、苔白，脉沉细；非感染性小儿惊厥见上述证候者。

脾胃虚弱者，加黄芪、党参、白术、茯苓等补脾益气；脾肾阳虚者，加肉桂、干姜、补骨脂、吴茱萸、肉豆蔻等温肾暖脾；抽搐明显者，加僵蚕、蜈蚣、钩藤等止痉定搐。

【使用注意】

（1）高热、惊厥严重者，应及时送医院救治。

（2）本方含有全蝎，有毒，用量不宜过大。

牛黄镇惊丸

【标准来源】《中华人民共和国药典》一部（2020年版）。

【药物组成】牛黄、僵蚕（炒）、人工麝香、雄黄、钩藤、琥珀、白附子（制）、全蝎、珍珠、朱砂、天麻、防风、胆南星、半夏（制）、天竺黄、冰片、薄荷、甘草。

【用法用量】口服。水蜜丸1次1g，小蜜丸1次1.5g，大蜜丸1次1丸，1日1~3次；3岁以内小儿酌减（大蜜丸每丸重1.5g）。

【功能主治】镇惊安神，祛风豁痰。用于小儿惊风，高热抽搐，牙关紧闭，烦躁不安。

【处方解析】方中牛黄苦凉，息风止痉，清心解毒，豁痰开窍；珍珠质重，镇心安神，定惊止搐；天麻、钩藤平肝息风，止痉定搐，四药合用，清心化痰，息风止痉，共为君药。僵蚕、全蝎、防风主入肝经，平肝息风；胆南星、天竺黄、半夏、白附子清热化痰，七药合用，增强君药清热化痰，平肝息风之效，共为臣药。朱砂、琥珀清心安神，镇惊止痉；麝香、冰片开窍醒神，薄荷芳香通窍；雄黄豁痰解毒定惊，共为佐药。甘草调和药性，为使药。诸药合用，共奏清热化痰，息风止痉，镇惊安神，开窍醒神之功。

【推荐用量用法】牛黄0.15g（冲服），僵蚕（炒）8g，人工麝香0.1g（冲服），雄黄0.05g（冲服），钩藤10g（后下），琥珀1.5g（冲服），白附子（制）3g，全蝎5g，珍珠粉0.1g，朱砂0.1g（冲服），天麻6g，防风6g，胆南星6g，半夏（制）6g，天竺黄3g，冰片0.2g（冲服），薄荷6g（后下），甘草6g。用量随患儿年龄加减。水煎服，1日1剂，1日2次。

【临床应用】

小儿急惊风：多为小儿外感热邪，热盛生风，兼痰热内盛，闭塞神明而致。见高热，肢体痉挛抽搐，牙关紧闭，神志不清，痰涎壅盛，烦躁不安，舌红，苔黄、脉滑数；小儿惊厥见上述证候者。

心肝火盛、发热甚者，可加羚羊角粉、板蓝根、栀子、连翘心、淡竹叶以清心凉肝，泻火解毒。

【使用注意】

（1）慢惊风者不宜使用。

（2）本方含朱砂、雄黄，有毒，不宜过量久服。

（3）本方含半夏，不宜与川乌、草乌、附子同用。

保婴散

【标准来源】《中华人民共和国卫生部药品标准：中药成方制剂》（第六册）。

【药物组成】胆南星、钩藤、牛黄、冰片、僵蚕（姜制）、全蝎（制）、珍珠、麝香、白附子（姜醋制）、天麻（姜制）、蝉蜕、琥珀、防风、天竺黄、朱砂。

【用法用量】口服。1~2岁1次1袋，1日1~2次，周岁以内小儿酌减（每袋装0.3g）。

【功能主治】除痰，定惊，清热解毒。用于小儿惊风，痰涎壅盛。

【处方解析】方中胆南星清热化痰，又善祛风痰而止痉厥；天竺黄清化热痰，清心定惊，善治小儿痰热惊风；白附子善祛风痰而解痉，三者合用清热化痰，祛风解痉，是治疗痰热惊痫的主药。全蝎平肝息风，搜风通络；天麻味甘性平，平肝息风止痉；钩藤、蝉蜕性寒凉，清热凉肝，息风止痉；防风辛散外风，息风止痉，上药合用，平肝息风止痉力盛，为治肝风内动、痉挛抽搐的常用之品。麝香辛香走窜，开窍醒神，止惊定痫；冰片性偏寒凉，为凉开之品；牛黄清心豁痰开窍，平肝息风止痉，三者合用芳香开窍醒神，平肝息风止痉。朱砂、琥珀、珍珠质重，清心泻火，镇惊安神。诸药合用，共奏豁痰开窍、平肝息风、定惊止搐、清心安神之效。

【推荐用量用法】胆南星6g，钩藤6g（后下），牛黄0.15g（冲服），冰片0.2g（冲服），僵蚕（制）6g，全蝎（制）3g，珍珠粉0.1g（冲服），麝香（人工麝香）0.1g（冲服），白附子（制）3g，天麻6g，蝉蜕6g，琥珀粉1.5g（冲服），防风6g，天竺黄6g，朱砂0.1g（冲服）。用量随患儿年龄加减。水煎服，1日1剂，1日2次。

【临床应用】

小儿急惊风：多为小儿感受外邪，内蕴痰火，引动肝风所致，症见发热面赤，肢体抽搐痉挛，痰涎壅盛，呼吸气促，神昏烦躁，舌红、苔黄，脉滑数；小儿惊厥见上述证候者。

心肝火盛、发热甚者，可加羚羊角粉、青黛、板蓝根、栀子、黄连、连翘心、竹叶卷心以清心凉肝，泻火解毒。

【使用注意】

（1）脾虚慢惊风不宜使用。

（2）本方含朱砂，有毒，不宜过量久服。

二、慢惊风

钩藤饮子

【处方来源】《小儿药证直诀》卷下。

【原文药物组成】钩藤 3 分，蝉壳半两，防风（去芦头，切）半两，人参（去芦头，切）半两，麻黄（去节，秤）半两，白僵蚕（炒黄）半两，天麻半两，蝎尾（去毒，炒）半两，甘草（炙）1 分，川芎 1 分，麝香（别研入）1 分。

【原文制法】上为细末。

【原文用法】每服 2 钱，以水 1 盏，煎至 6 分，温服，不拘时候。

【原文主治】吐利，脾胃虚风慢惊。

【处方解析】本方为脾虚肝旺所致的慢惊风而设。方中天麻主入肝经，能平肝潜阳，息风止痉，为治疗肝风内动，惊痫抽搐的要药，不论寒热虚实，皆可应用；人参甘温，入脾经，大补元气，补脾益气，二药合用，既能补脾益气，又能息风止痉，针对脾虚肝旺的主要病机，共为君药。钩藤、僵蚕、蝎尾（全蝎），皆入肝经，辅助君药，增强平肝潜阳，息风止痉的功效，共为臣药。防风、麻黄、蝉壳（蝉蜕）、川芎辛温行散，既祛外风，又息内风；麝香开窍醒神，除惊痫客忤，搜风以治诸风，共为佐药。甘草健脾益气，调和药性，为佐使药。诸药合用，共奏息风止痉、健脾益气之效。

【推荐用量用法】钩藤 10g（后下），蝉蜕 6g，防风 10g，人参 9g，麻黄 3g，僵蚕（炒）6g，天麻 10g，全蝎（炒）3g，甘草（炙）6g，川芎 6g，麝香（人工麝香）0.1g（冲服）。用量随患儿年龄加减。水煎服，1 日 1 剂，1 日 2 次。

【临床应用】

慢惊风：多为脾虚肝旺而致。症见抽搐无力，时发时止，精神萎靡，倦怠乏力，面色萎黄，纳呆便溏，舌淡苔白，脉沉细；非感染性小儿惊厥见上述证候者。

脾虚甚者，可加党参、黄芪、山药等健脾益气；纳呆食少者，加山楂、神曲、麦芽、鸡内金等消食开胃；四肢不温、大便稀溏者，改用附子理中汤（附子、人参、白术、干姜）加减。

【使用注意】

（1）急惊风者慎用。

（2）本方含有全蝎，有毒，用量不宜过大。

（3）本方含有人参，不宜与五灵脂、藜芦同用。

（4）本方含有甘草，不宜与海藻、京大戟、红芽大戟、甘遂、芫花同用。

（5）忌食生冷、油腻之品。

生珠膏

【处方来源】《医方大成》卷十引《幼幼方》。

【原文药物组成】天麻1分，朱砂2钱，僵蚕2钱，白附子（煨）2钱，花蛇（酒浸，炙干）2钱，全蝎21个，黑附子（炮）1钱，麝香半分，蜈蚣（酒浸）1条，天南星（煨）1钱半。

【原文制法】上为末，和匀，炼蜜为丸，如鸡头子大。

【原文用法】每服1丸，金银薄荷汤化下（经考证金银薄荷即指家里种的薄荷，叶子较小，与金钱花叶子相似，名金钱薄荷）。

【原文主治】急慢惊风。

【处方解析】本方为小儿惊风而设。方中天南星温燥，燥湿化痰，息风止痉，善治风痰所致惊风抽搐；白附子善除头面风痰、止痉；僵蚕清热化痰，息风止痉，三者合用，化痰息风止痉，为治小儿急慢惊风的要药。天麻主入肝经，既能散外风，又能息内风，是治肝风内动，惊厥抽搐的通用药。全蝎、蜈蚣、花蛇（蕲蛇）蛇虫类灵动之品，走窜经络，搜剔邪风，以息风止痉，截惊定搐。朱砂质重，镇心安神，定惊止搐。麝香辛香走窜，通关开窍，醒脑回苏，《药性论》载其除"小儿惊痫"。薄荷辛凉，能疏散风热，凉肝搜风。附子补火助阳，温肾暖脾，"主小儿慢惊"，为脾虚慢惊的常用药。诸药合用，共奏化痰息风、截惊定搐、开窍醒神之功。

【推荐用量用法】天麻10g，朱砂0.1g（冲服），僵蚕10g，白附子（制）

3g，蕲蛇（酒）3g，全蝎 3g，附子（制）10g（先煎），麝香（人工麝香）0.1g（冲服），蜈蚣（酒）3g，天南星（制）9g，薄荷 6g（后下）。用量随患儿年龄加减。水煎服，1 日 1 剂，1 日 2 次。

【临床应用】

1. 慢惊风：多为脾虚肝旺，痰动生风而致。症见肢体抽搐缓慢，时作时止，反复难愈，面色萎黄，纳呆便溏，舌质淡、苔白腻，脉沉细或濡软；非感染性小儿惊厥见上述证候者。

脾虚明显者，可加党参、白术、茯苓、山药等健脾益气；纳呆食少者，加神曲、麦芽、鸡内金等消食和胃。

2. 急惊风：多为感受外邪，内蕴痰热，引动肝风而致。症见四肢抽搐，颈项强直，或角弓反张，痰盛气粗，身热烦躁，神昏，躁扰不宁，舌红、苔黄腻，脉滑数；小儿惊厥见上述证候者。

本方为燥湿化痰，息风止痉之品，药性多属温燥，原方用治急惊风，当配伍羚羊角、龙胆、青黛、黄芩、钩藤等清肝泻火药；牛黄、郁金、黄连、栀子等清泻心火药；方中南星选用胆南星，酌加竹沥、天竺黄等清热化痰药，以共成清热泻火、化痰息风、定惊止搐之用。

【使用注意】

（1）本方含朱砂、全蝎、蜈蚣有毒之品，不宜过量久服，肝肾功能不全者慎用。

（2）本方含有附子，不宜与半夏、瓜蒌、天花粉、浙贝母、川贝母、白蔹同用。

（3）忌食生冷、油腻之品。

天竺黄散

【处方来源】《圣济总录》卷一七○。

【原文药物组成】天竺黄 1 分，人参 1 分，胡黄连 1 分，使君子（炮）1 分，半夏（生姜汁浸，炒）3 枚，藿香半分，丹砂（研）半钱，麝香（研）半钱，蝎梢（炒）1 分，甘草（炙）1 分。

【原文制法】上 10 味，将 8 味捣为细散，入丹砂、麝香研匀。

【原文用法】每服 1 字，冷蜜汤调下；熟水亦得。

【原文主治】小儿慢惊风，久不愈。

【处方解析】本方为脾虚生痰，肝旺动风所致小儿慢惊风而设。方中天竺黄味苦性凉，长于清热化痰、息风定惊，常用于治疗小儿痰热惊痫抽搐；全蝎性善走窜，有良好的息风定痉之效，为治痉挛抽搐之要药；人参味甘，归脾经，善补脾益气，开气血生化之源，三者合用，标本兼顾，针对脾虚肝旺，痰热惊风，惊厥抽搐的主要病机，共为君药。半夏燥湿化痰，降逆止呕，散结除痞；广藿香芳香化湿，和中止呕，二者合用，芳香醒脾，燥湿化痰，和胃止呕，共为臣药。胡黄连苦寒沉降，善治小儿疳积发热，《开宝本草》谓其除"小儿惊痫"；使君子健脾杀虫疗疳，二药合用，健脾杀虫疗疳，佐助君药增强治疗脾虚慢惊之效。麝香辛香走窜，开窍醒神，《药性论》载其除"小儿惊痫"；丹砂（朱砂）重镇，善镇惊安神，二药合用，佐助君药增强重镇安神，定惊止搐之效，亦为佐药。甘草补益脾气，调和药性，为佐使药。诸药合用，共奏补脾祛痰、息风止痉之效。

【推荐用量用法】天竺黄 6g，人参 9g，胡黄连 6g，使君子（炒）10g，半夏（制）6g，广藿香 6g，朱砂 0.1g（冲服），麝香（人工麝香）0.1g（冲服），全蝎（炒）3g，甘草（炙）6g。用量随患儿年龄加减。水煎服，1 日 1 剂，1 日 2 次。

【临床应用】

慢惊风：多为脾虚生痰，肝旺动风而致。症见手足抽搐，时发时止，日久不愈，形神疲惫，面色萎黄，舌淡、苔白腻；非感染性小儿惊厥见上述证候者。

脾虚明显者，可加党参、黄芪、白术、山药等以健脾益气；痰多者，可加陈皮、天南星、茯苓等以燥湿化痰；抽搐明显，可加天麻、钩藤、僵蚕等以息风止痉。

【使用注意】

（1）本方含朱砂、全蝎，有毒，不宜过量久服，肝肾功能不全者慎用。

（2）本方含有人参，不宜与五灵脂、藜芦同用。

（3）本方含有甘草，不宜与海藻、京大戟、红芽大戟、甘遂、芫花同用。

（4）本方含有半夏，不宜与附子、川乌、草乌同用。

（5）忌食生冷、油腻之品。

天王散

【处方来源】《本草纲目》卷十七引《钱乙小儿方》。

【原文药物组成】天南星（重 8~9 钱者，去脐，黄土坑深 3 寸，炭火 5 斤，煅赤，入好酒半盏，安南星在内，仍架炭 3 条在上，候发裂取剉，再炒熟为末，用 5 钱）1 个，天麻（煨熟，研木）1 钱，麝香 1 分。

【原文制法】上和匀。

【原文用法】3 岁小儿用半钱，以生姜、防风煎汤调下。

【原文主治】小儿吐泻，或误服冷药，脾虚生风痰慢惊，及久嗽恶心。

【处方解析】本方为脾虚肝旺，风痰内扰的慢惊风而设。方中天南星性温而燥，有较强的燥湿化痰之功，其归肝经，又能祛风止痉，善祛风痰而止痉搐，是治疗肝风夹痰，惊风抽搐的要药；天麻主入肝经，能息风止痉，味甘质润，药性平和，善治肝风内动，惊痫抽搐；麝香辛香走窜，开窍醒神力强，《药性论》载其除"小儿惊痫"，三药合用，共奏化痰、息风、定惊、开窍之功。生姜温中散寒，降逆止呕；防风息风止痉以定搐，升清燥湿以止泻，二药合用，佐助上药，增强息风止痉，温中散寒，止呕止泻之功。诸药合用，共奏息风止痉、化痰开窍、暖脾和胃、止呕止泻之效。

【推荐用量用法】天南星（制）9g，天麻 10g，麝香（人工麝香）0.1g（冲服），防风 10g，生姜 6g。用量随患儿年龄加减。水煎服，1 日 1 剂，1 日 2 次。

【临床应用】

慢惊风：因脾虚肝旺，风痰内扰所致。症见抽搐无力，时作时止，精神萎靡，面色萎黄，嗜睡露睛，四肢不温，抽搐无力，时作时止，不欲饮食，大便稀溏，舌质淡、苔白，脉沉细；非感染性小儿惊厥见上述证候者。

脾虚明显者，加黄芪、党参、白术、山药、茯苓等健脾益气；食欲不振者，可加山楂、神曲、鸡内金等消食和胃；恶心呕吐者，加陈皮、半夏、广藿香等以止呕；咳嗽有痰者，加陈皮、法半夏等燥湿化痰。

【使用注意】忌食生冷、油腻之品。

天麻丸

【处方来源】《圣济总录》卷一七〇。

【原文药物组成】天麻 2 钱，白僵蚕（炒）2 钱，干蝎（去土，炒）2 钱，白附子 2 钱，牛黄（研）半钱，丹砂（研）半钱，麝香（研）半钱，雄黄（研）1 钱。

【原文制法】上为末，炼蜜为丸，如鸡头子大。

【原文用法】每服 1 丸，薄荷汤化下。

【原文主治】小儿慢惊，神识昏塞，时发时省，手足搐搦，目睛直视。

【处方解析】本方为脾虚肝旺，风痰上扰，蒙蔽心窍所致慢惊风所设。方中天麻主入肝经，能息风止痉，且味甘质润，药性平和，为治肝风内动，惊痫抽搐的要药，为君药。僵蚕既能息风止痉，又能化痰定惊；干蝎（全蝎）性善走窜，有良好的息风定痉之效，为治痉挛抽搐之要药，二者合用，增强君药息风止痉之效，治疗惊风抽搐。白附子、僵蚕、牛黄、雄黄均可祛痰，牛黄又能息风止痉，以治风痰所致惊风抽搐，共为臣药。牛黄、麝香醒神开窍，《药性论》又载麝香除"小儿惊痫"；丹砂（朱砂）镇惊安神；薄荷芳香通窍，共为佐药。诸药合用，共奏息风止痉、化痰开窍之功。

【推荐用量用法】天麻 10g，僵蚕（炒）10g，全蝎（炒）3g，白附子（制）3g，牛黄 0.15g（冲服），朱砂 0.1g（冲服），麝香（人工麝香）0.1g（冲服），雄黄 0.05g（冲服），薄荷 6g（后下）。用量随患儿年龄加减。水煎服，1 日 1 剂，1 日 2 次。

【临床应用】

慢惊风：多为脾虚肝旺，风痰上扰，蒙蔽心窍而致。症见神识昏塞，时发时省，手足搐搦，目睛直视，身倦乏力；非感染性小儿惊厥见上述证候者。

脾虚明显者，可加党参、黄芪、白术等补脾益气；脾肾阳虚者，加益智仁、补骨脂、吴茱萸、肉豆蔻等温肾暖脾；痰多咳嗽者，可加法半夏、陈皮、天南星等燥湿化痰。

【使用注意】

（1）本方含朱砂、雄黄、白附子、全蝎，有毒，不宜过量久服，肝肾功能不全者慎用。

（2）忌食生冷、油腻之品。

（3）密切观察病情变化，及时采取综合救治措施。

三、夜 啼

红轮散

【处方来源】《永类钤方》卷二十。

【原文药物组成】牙消 2 两，寒水石（煅）2 两，麝香半钱，脑子半钱，朱砂 2 两，甘草（炙）1 两。

【原文制法】上为末。

【原文用法】周岁儿 1 字，薄荷汤调下。

【原文主治】小儿惊热夜啼，涎壅心燥，并治中暑昏冒。

【处方解析】本方为热邪内郁所致小儿夜啼或中暑昏冒而设。方中芒硝咸寒，清热泻火，又能泻下通便，以釜底抽薪；寒水石性寒，清热泻火力强，与牙消（芒硝）合用，清热泻火，除烦止渴。麝香辛香走窜，开窍通闭力强，为醒神回苏的要药；脑子（冰片）功似麝香，性偏寒凉，为凉开之品，与麝香合用，增强其开窍醒神之效。朱砂性寒质重，为清心镇惊安神的要药。薄荷辛凉，凉散风热，解暑止痉。甘草既能补脾气，防金石损伤脾胃，又能调和药性。诸药合用，共奏清热镇惊，开窍醒神之效。

【推荐用量用法】芒硝 6g（溶化），寒水石 10g（先煎），麝香（人工麝香）0.1g（冲服），冰片 0.15g（冲服），朱砂 0.1g（冲服），甘草 6g，薄荷 6g（后下）。用量随患儿年龄加减。水煎服，1 日 1 剂，1 日 2 次。

【临床应用】

1. 夜啼：多为心肝火盛而致。症见夜间啼哭，哭声响亮，面赤唇红，烦躁不安，身热，大便干结，小便短赤，舌尖红、苔薄黄，指纹紫滞；小儿夜啼症见上述证候者。

心肝火盛者，可加黄连、灯心草、淡竹叶、钩藤、蝉蜕、龙胆等清热泻火；暴受惊恐者，可加龙齿、琥珀、珍珠母等镇惊安神；便秘甚者，可加大黄、枳实、厚朴泻下攻积；乳食积滞、腹部胀满者，可加麦芽、莱菔子、鸡内金等消食健胃。

2. 中暑：多为暑热侵袭，邪热内郁而致。症见高热无汗，面色潮红，烦躁不安，或猝然昏倒，不省人事，手足痉挛，舌红、苔燥无津，脉细促；热射病见上述证候者。

暑热炽盛者，可加生石膏、知母、滑石、淡竹叶、荷叶、西瓜翠衣、丝瓜络、扁豆花清热解暑；暑热烦渴者，可配伍天花粉、白茅根、芦根、石斛、麦冬、五味子等以生津止渴。

【使用注意】

（1）运动员慎用。

（2）脾胃有寒者不宜使用。

（3）夜啼无原发性疾病者，方可使用。

（4）本方含朱砂，有毒，不宜过量久服，肝肾功能不全者慎用。

（5）本方含芒硝，不宜与硫黄、三棱同用。

（6）本方含甘草，不宜与海藻、京大戟、红芽大戟、甘遂、芫花同用。

（7）密切观察中暑患者病情变化，及时采取综合救治措施。

珠珀惊风散

【标准来源】《中华人民共和国卫生部药品标准：中药成方制剂》（第二册）。

【药物组成】珍珠、琥珀、牛黄、天竺黄、胆南星、僵蚕（姜制）、全蝎（甘草制）、钩藤、人中白（漂飞）、蝉蜕、麝香、山药（麸炒）、朱砂、冰片。

【用法用量】口服。小儿6个月以内1次0.22克，6个月至3岁1次0.44克，1日3~4次，初生婴儿擦牙龈（每袋装0.22克）。

【功能主治】息风化痰，镇惊安神。用于小儿夜啼，惊跳痰多，高烧惊厥。

【处方解析】方中珍珠质重，性寒，主入心、肝经，清心安神，镇惊止痉；琥珀重可镇怯，安神定惊；牛黄清心凉肝，息风止痉，豁痰开窍，三者合用镇惊安神，息风止痉，清热豁痰，共为君药。天竺黄、胆南星清热化痰，息风定惊；钩藤、僵蚕、全蝎、蝉蜕平肝潜阳，息风止痉，六药合用，共助君药清热化痰，平肝息风，定惊止搐，共为臣药。麝香、冰片、朱砂芳香开窍，清心泻火，镇惊安神；山药健脾益气，顾护中州；人中白清热降火消痰，共为佐药。诸药合用，共奏镇惊安神、息风止痉、清热化痰之效。

【推荐用量用法】珍珠粉0.1g（冲服），琥珀1.5g（冲服），牛黄0.1g（冲服），天竺黄6g，胆南星6g，僵蚕（制）9g，全蝎（制）4g，钩藤10g（后下），人中白3g，蝉蜕4g，麝香（人工麝香）0.1g（冲服），山药（炒）10g，朱砂0.1g（冲服），冰片0.3g（冲服）。用量随患儿年龄加减。水煎服，1日1剂，1日2次。

【临床应用】

1. 小儿夜啼：多为心经积热，热扰神明而致。症见夜间啼哭，喉间痰鸣，面赤唇红，烦躁不安，大便干结，小便短赤，舌尖红、苔薄黄；小儿夜啼症见上述证候者。

兼外感风热者，加薄荷、连翘、金银花以疏散风热；心火炽盛者，可加栀子、黄连、灯心草、淡竹叶清心泻火除烦；痰多者，可加浙贝母、竹沥等清热化痰；便秘者，可加大黄、枳实以通腑泄热；乳食积滞者，可加麦芽、莱菔子、鸡内金等消食导滞。

2. 小儿惊风：多为感受邪热，生痰动风而致。症见发热，四肢抽搐，角弓反张，两目上视，牙关紧闭，烦躁不安，甚则神志昏迷，舌红、苔黄；小儿惊厥等见上述证候者。

心肝火盛，发热甚者，可加羚羊角粉、青黛、栀子、连翘心、竹叶卷心、木通以清心凉肝，泻火解毒；痰多咳嗽者，可加浙贝母、石菖蒲、郁金、竹沥、天竺黄等清热豁痰醒神。

【使用注意】

（1）本方为急救之品，中病即止，不可过用。

（2）脾虚慢惊风者慎用。

（3）本方含朱砂，有毒，不宜过量久服。

（4）高热、惊厥严重者，应及时送医院救治。

四、胎　痫

麝香膏

【处方来源】《幼幼新书》卷八引张涣方。

【原文药物组成】麝香1分，牛黄1分，白附子1分，蚕蛾（微炒）1分，白僵蚕（微炒）1分，全蝎21个。

【原文用法】上取净末，更研细，蜜和膏如皂子。每服1粒，人参、荆芥汤化下。

【原文主治】胎痫，不得安卧。

【处方解析】考据古籍，并结合现代医学对癫痫尤其是新生儿及婴幼儿癫痫的认识，胎痫当指发生在围生期至周岁之内的新生儿发作性脑病。以身热面青，手足搐搦，牙关紧闭，腰直身僵，睛斜目闭，多啼不乳为主要临床表现，包括脐风、内钓、天钓在内，类似于现代医学中良性家族性新生儿惊厥，良性特发性新生儿惊厥，婴儿早期癫痫性脑病，婴儿痉挛症及新生儿缺血缺氧性脑病等。胎痫的病因病机主要有孕母因素、胎热、风动痰扰及惊痫、客忤，临证需辨证施治。

本方为风动痰扰所致胎痫而设。方中牛黄甘凉，归心肝经，能豁痰开窍，清心凉肝，息风镇惊，为治疗风动痰扰胎痫之要药，故为君药。全蝎辛散，长于息风镇痉，攻毒通络；僵蚕祛风定惊，化痰散结，辅助君药，化痰、息风、止痉，是为辅药。白附子辛温，可祛风痰，定惊搐，解毒散结，《品汇精要》言其"主小儿惊风"；麝香辛香走窜，开窍醒神；荆芥祛风止痉；蚕蛾治小儿撮口及发噤者（《证类本草》）；人参大补元气，安神增智，共为佐药。上诸药合用，共奏化痰息风、安神镇惊之功。

【推荐用量用法】麝香（人工麝香）0.1g（冲服），牛黄 0.1g（冲服），白附子 6g，蚕蛾（炒）6g，僵蚕（炒）9g，全蝎 6g，人参 6g，荆芥 9g。用量随患儿年龄加减。水煎服，1 日 1 剂，1 日 2 次。

【临床应用】

胎痫：多因风动痰扰所致。症见身热面青，手足搐掣，牙关紧闭，腰直身僵，睛斜目闭，多啼不乳等；良性家族性新生儿惊厥，良性特发性新生儿惊厥，婴儿早期癫痫性脑病，婴儿痉挛症及新生儿缺血缺氧性脑病等见上述症状者。

若肝阳上亢者，可加钩藤、天麻、菊花、石决明、刺蒺藜等以平肝潜阳。

【使用注意】

（1）本方含有全蝎、白附子有毒，不宜过量久服。

（2）本方含有人参，不宜与五灵脂、藜芦同用。

五、疳 积

茯苓消气丸

【处方来源】《普济方》卷三八〇。

【原文药物组成】汉防己 1 钱，茯神 1 钱，茯苓 1 钱，胡连 1 钱，麝香 1 分。

【原文制法】上为末，炼蜜为丸，如麻子大。

【原文用法】每服 5 丸，米饮送下。

【原文主治】小儿脾疳，手足浮肿。

【处方解析】本方为疳积日久，脾失健运，水湿内停所致疳积而设。方中茯苓味甘，入脾经，能健脾补中，以开气血化源，扶助正气，又能淡渗利湿消肿，扶正祛邪，为治疗疳积脾虚，湿盛水肿之要药，故为君药。防己苦寒降泄，使内蕴之水湿下行，能利水消肿，善治疳积水湿内停所致水肿，辅助增强君药利水消肿之效，为臣药。胡黄连苦寒，善退虚热，除疳热，是治疗小儿疳积发热的要药。麝香"消瓜果食积"（《本草纲目》）、"去三虫"（《神农本草经》），有消积导滞，杀虫疗疳之效，尚能通经止痛；茯神宁心安神，专治心神不安，共为佐药。诸药合用，共奏健脾补中、利水消肿、消积疗疳之效。

【推荐用量用法】防己 6g，茯神 6g，茯苓 6g，胡黄连 6g，麝香（人工麝香）0.1g（冲服）。用量随患儿年龄加减。水煎服，1 日 1 剂，1 日 2 次。

【临床应用】

疳积：多为疳证日久，脾胃受损，水湿内停而致。症见手足浮肿，眼睑浮肿，甚或颜面及全身浮肿，面色无华，神疲乏力，小便短少，舌质淡、苔薄白，脉沉迟无力；营养不良见上述证候者。

水肿甚者，可加猪苓、泽泻、五加皮、桑白皮、大腹皮等以利水消肿；阳虚水肿者，可加附子、干姜、桂枝等以温阳利水；虫积腹痛者，可加使君子、槟榔、鹤虱、榧子、芜荑等杀虫消积止痛；脾虚食少者，可加党参、黄芪、白术、山药、甘草、鸡内金、山楂、麦芽等以健脾消食。

【使用注意】

（1）疳证无水肿者，不宜使用。

（2）养成良好的饮食习惯，注意饮食卫生。

神效换肌丸

【处方来源】《婴童百问》卷八。

【原文药物组成】川黄连（炒）半两，鳖甲（酒炙）半两，肉豆蔻（煨）半两，使君子半两，神曲（炒）半两，麦芽（炒）半两，麝香半钱，诃子肉 1 钱半。

【原文制法】上为末，面糊为丸，如芥子大。

【原文用法】米汤送下，量儿大小加减。

【原文主治】小儿脾疳，肌瘦，潮热盗汗，饮食易伤，脏腑不调，泄泻糟粕不化，头大腹急。

【处方解析】本方为喂养不当，损伤脾胃，或夹有虫积所致疳积而设。方中黄连苦寒，清热泻火力强；鳖甲咸寒，善滋阴清热除蒸，共为君药。使君子功善健脾杀虫疗疳；麝香能"消瓜果食积"（《本草纲目》），以防因积成疳，又能"去三虫"（《神农本草经》），有消积导滞，杀虫疗疳之效；神曲、麦芽尚能健脾和胃，共为臣药。肉豆蔻辛温而涩；诃子酸涩，二者均归大肠经，善于涩肠止泻，为佐药。诸药合用，共奏清热滋阴、消积疗疳、涩肠止泻之功。

【推荐用量用法】黄连 2g，鳖甲（炙）10g（先煎），肉豆蔻（煨）6g，使君子 10g，神曲（炒）10g，麦芽（炒）10g，麝香（人工麝香）0.1g（冲服），诃子 5g。用量随患儿年龄加减。水煎服，1 日 1 剂，1 日 2 次。

【临床应用】

疳积：多为喂养不当，损伤脾胃，或夹有虫积而致。症见形体消瘦，潮热盗汗，头大腹急，大便稀溏，完谷不化；营养不良见上述证候者。

潮热盗汗明显者，可加青蒿、银柴胡、地骨皮、秦艽等以清虚热，除疳热；阴虚者，可加麦冬、石斛等滋阴清热。

【使用注意】养成良好的饮食习惯，注意饮食卫生。

麝香猪胆丸

【处方来源】《杨氏家藏方》卷十八。

【原文药物组成】胡黄连 1 两，黄连（去须炒）1 两，川芎 3 分，没石子（面裹煨黄，去面）半两，麝香（别研）2 钱，使君子仁（醋煮十余沸，薄切，焙、令干）半两，川楝子肉（剉，麸炒黄）1 两，芜荑仁（炒、研）1 两。

【原文制法】上为细末，次入研者药和匀，用獖猪胆汁和蒸饼为丸，如黍米大。

【原文用法】每服 30 丸，温米饮送下，不拘时候。

【原文主治】小儿诸疳羸瘦，齿龈溃烂，或作虫痛，乳食虽多，不长肌肤。

【处方解析】本方为喂养不当，损伤脾胃，或感染虫卵所致疳积、虫积而设。方中胡黄连苦寒，善退虚热，除疳热，是治疗小儿疳积发热的要药。使君子仁（使君子）味甘气香而不苦，性温入脾胃经，有良好的杀虫作用，为驱蛔要药，又能益脾胃，消食积，为治小儿虫积和疳积的常用之品，二者合用，健脾杀虫，清热疗疳，针对主要病机，共为君药。黄连苦寒，苦能下虫，《药性论》载其"杀小儿疳虫"，又能清泻胃火，疗口疮牙疳。芜荑仁（芜荑）、川楝子肉（川楝子）均能杀虫消积疗疳，川楝子又能清泄肝火，行气止痛；麝香"消瓜果食积""去三虫"，有消积导滞，杀虫疗疳之效，又能通经止痛，三药佐助君药增强杀虫疗疳，清除疳热之效，故为佐药。猪胆汁（猪胆粉）苦寒，能清热润燥，解毒；没食子善敛疮，与黄连相合，以治齿龈溃烂；川芎血中气药，畅通气血，化瘀止痛，亦为佐药。诸药合用，共奏杀虫疗疳，泻火解毒，祛瘀止痛之效。

【推荐用量用法】 胡黄连 5g，黄连 3g，川芎 6g，没食子 10g，麝香（人工麝香）0.1g（冲服），使君子（制）12g，川楝子（炒）6g，芜荑（炒）6g，猪胆粉 0.3g（冲服）。用量随患儿年龄加减。水煎服，1 日 1 剂，1 日 2 次。

【临床应用】

1. 疳积： 多为喂养不当，损伤脾胃，或夹有虫积而致。症见形体消瘦，面色萎黄少华，毛发稀疏干枯，脘腹胀满，或虫积腹痛；营养不良等疾病见上述证候者。

腹胀明显者，可加木香、枳实、陈皮等行气止痛；大便秘结者，可加火麻仁、决明子等润肠通便；大便稀溏者，可加肉豆蔻、炮姜等温中止泻；兼脾气虚者，可加党参、白术、茯苓等健脾益气。

2. 虫积： 多为饮食不洁，感染虫卵而致。症见腹痛，时作时止，不思饮食，或嗜食异物，大便不调，或便下虫体等；小儿寄生虫病见上述证候者。

虫积重者，可加南瓜子、槟榔、榧子等增强杀虫之效；腹痛明显者，可加枳实、木香、槟榔等以行气止痛。

【使用注意】

（1）本方含川楝子有毒，不宜过量久服。

（2）脾胃虚弱者慎用。

（3）养成良好的饮食习惯。

麝香丸

【处方来源】《元和纪用经》。

【原文药物组成】 麝香、芦荟、胡黄连末各等分（一方胡黄连 4 分，麝香 2 分，芦荟 2 分）。

【原文制法】上研匀，滴水为丸，如黄米大。

【原文用法】1 岁 3 丸，3 岁 5~7 丸，人参汤送下，每日 3 次。

【原文主治】小儿疳瘦，面黄，发穗骨立，减食肌热，惊痫疳虫；及疳痢温疟，颠痫惊风，五疳三虫，蛔虫作疾，形神枯瘁，久痢不住。

【处方解析】本方为喂养不当，损伤脾胃，或夹有虫积所致疳积和虫积而设。方中胡黄连苦寒，善退虚热，除疳热，是治疗小儿疳积发热的要药。芦荟苦寒降泄，杀虫疗疳，且能泻下通便，以利虫体排出，善治小儿疳积、虫积腹痛；麝香"消瓜果食积""去三虫"，有消积导滞，杀虫疗疳之效，又能通经止痛，共为臣药。人参甘温补虚，健脾益气，调和脾胃，作为佐药。诸药合用，共奏杀虫，消积，疗疳，除热之效。

【推荐用量用法】麝香（人工麝香）0.03g（冲服），芦荟（研末）1g（冲服），胡黄连 5g，人参 3g（另煎）。用量随患儿年龄加减。水煎服，1 日 1 剂，1 日 2 次。

【临床应用】

1. 疳积：多为喂养不当，损伤脾胃，或夹有虫积而致。症见形体消瘦，面色萎黄，毛发稀疏，干枯如穗，时而发热，食欲不振，脘腹疼痛，大便稀溏，舌质红；营养不良见上述证候者。

脾胃虚弱者，可加黄芪、党参、白术、山药等以健脾益气，调和脾胃；发热明显者，可加胡黄连、银柴胡等以清虚热，除疳热。

2. 虫积：多为饮食不洁，感染虫卵而致。症见腹痛，时作时止，不思饮食，或嗜食异物，大便不调，或便下虫体等；小儿寄生虫病见上述证候者。

虫积重者，可加使君子、芜荑、苦楝皮、槟榔等增强杀虫之效；腹痛明显者，可加木香、枳实、陈皮等以行气止痛。

【使用注意】

（1）本方含有人参，不宜与五灵脂、藜芦同用。

（2）养成良好的饮食习惯，注意饮食卫生。

麝连丸

【处方来源】《永类钤方》卷二十引《全婴方》。

【原文药物组成】黄连（酒浸 1 宿）1 两，使君子半两，鳖甲（米醋炙）

半两，柴胡半两，净陈皮半两，芜荑半两，青皮（上7味剉碎，巴豆仁49粒炒黄色，去巴豆）半两，槟榔1分，木香1分，麝香半钱，秦艽半两。

【原文制法】上为末，酒糊为丸，如小豆大。

【原文用法】3岁30丸，米汤送下，不拘时候。

【原文主治】小儿疳积劳热，黄瘦发稀，腹急气喘，阻乳盗汗。

【处方解析】本方为喂养不当，或感染诸虫，脾胃受损，耗伤津液所致小儿疳积而设。方中使君子味甘气香而不苦，性温入脾胃经，有良好的杀虫作用，为驱蛔要药，又能益脾胃，消食积，为小儿虫积和疳积的要药；芜荑辛行苦降，具杀虫消积之功；槟榔苦辛性温，功能杀虫，消积，行气，疗疳；麝香"消瓜果食积""去三虫"，消积导滞，杀虫疗疳，又能通经止痛，四药合用，既能杀虫疗疳，又能消积止痛。黄连苦寒泄降，《药性论》载其"杀小儿疳虫"，又能清热泻火除蒸；鳖甲咸，微寒，为血肉有情之品，入肝肾经，善补益肝肾，以滋阴退热，凉血除蒸，以止骨蒸盗汗；秦艽既能退虚热，除骨蒸，又能除疳热；柴胡功善和解退热，四药合用除疳热，退虚热。青皮消积导滞，行气止痛；陈皮、木香健脾和中，行气止痛。用巴豆仁炒制，取用微量巴豆，以增强温通祛积导滞的作用。诸药合用，共奏除疳热、退虚热、疗疳积之效。

【推荐用量用法】黄连（酒）3g，使君子10g，鳖甲（醋）10g（先煎），柴胡10g，陈皮10g，芜荑6g，青皮6g，槟榔6g，木香6g，麝香（人工麝香）0.1g（冲服），秦艽10g，巴豆霜0.1g（冲服）。用量随患儿年龄加减。水煎服，1日1剂，1日2次。

【临床应用】

疳积：多因喂养不当，或感染诸虫，脾胃受损，耗伤津液而致。症见发热盗汗，形体消瘦，肌肤无泽，面色萎黄，头发稀疏干枯，腹部胀满或疼痛，食欲不振，气喘，舌红少津，脉细数；营养不良见上述证候者。

虫积腹痛，可加芦荟、使君子、乌梅、鹤虱、雷丸等以杀虫疗疳；食积者，可加鸡内金、山楂、六神曲、麦芽等以健脾养胃，消积化滞；疳积发热甚者，可加胡黄连、银柴胡、青蒿、地骨皮、牡丹皮等以除疳热、退虚热；阴虚甚者，可加生地黄、知母、黄柏、石斛、女贞子、龟甲等以养阴生津。

【使用注意】

（1）养成良好的饮食习惯，注意饮食卫生。

（2）本方含有巴豆霜，不宜与牵牛子同用。

龙香散

【处方来源】《小儿卫生总微论方》卷十二。

【原文药物组成】白术1分，石胆（研）半钱，龙齿1钱，陈皮（末）1钱，麝香（研）半字。

【原文制法】上为细末。

【原文用法】每服半钱，2岁以下者每服1字，米饮调下，不拘时候。

【原文主治】小儿五疳瘦悴，多啼叫唤，口疮发穗。

【处方解析】本方为喂养不当、食积内停、肠道虫积所致小儿疳积而设。方中白术主归脾经，长于补气健脾，有"补气健脾第一要药"之称，是治疗脾虚小儿疳积的主药，故为君药。陈皮辛行温通，有行气止痛、健脾和中之功，辅助君药增强健脾行气和中之功，以治其本，故为臣药。麝香"消瓜果食积"（《本草纲目》）、"去三虫"（《神农本草经》），有消积导滞，杀虫疗疳之效；石胆（胆矾）既能解毒，又能杀虫，二药合用，增强君药消积杀虫疗疳之效，故为佐药；龙齿质重，可安神镇惊，亦为佐药。诸药合用，共奏补气健脾、消积疗疳、安神镇惊之功。

【推荐用量用法】白术10g，胆矾0.3g，龙齿10g（先煎），陈皮8g，麝香（人工麝香）0.1g（冲服）。用量随患儿年龄加减。水煎服，1日1剂，1日2次。

【临床应用】

疳积：多因喂养不当或病后饮食失调，肠道虫积，脾胃虚弱，营养不良而致。症见形体消瘦，口舌生疮，头发稀疏结穗，夜卧不宁，时常哭闹；营养不良见上述证候者。

脾虚甚者，可加党参、太子参、山药、白扁豆等益气健脾；虫积较重者，加使君子、槟榔、雷丸等以驱虫消积；心火亢盛，烦躁不宁较重者，可加黄连、栀子、灯心草、竹叶等以清心除烦；口舌糜烂者，可配合外用冰硼散或珠黄散涂搽患处。

【使用注意】养成良好的饮食习惯，注意饮食卫生。

芦荟丸

【处方来源】《幼幼新书》卷二十五引《张氏家传》。

【原文药物组成】芦荟1两，胡黄连半两，宣黄连2两，麝香（另研入）1字。

【原文制法】上为末，用猪胆数个拌，盛尽前药末，麻系口了，放净碟内于蒸饼甑内炊，候蒸饼熟取出研烂，饭为丸，如麻子大。

【原文用法】每服1岁2丸，2岁7丸，3岁15丸，以温米饮送下。

【原文主治】小儿疳瘦萎黄，肌体壮热，揉鼻吃土。

【处方解析】本方多为喂养不当或感染诸虫所致小儿疳积、虫积而设。方中芦荟苦寒降泄，杀虫疗疳，且能泻下通便，以利虫体排出，善治小儿疳积、虫积腹痛。胡黄连苦寒，既能除小儿疳热，又能清退虚热，常用治小儿疳积发热。宣黄连（黄连）苦寒，《药性论》载其"杀小儿疳虫"，增强芦荟杀虫之效，又能清热泻火，与胡黄连合用，增强清退疳热之效。麝香"消瓜果食积""去三虫"，可消积导滞，杀虫疗疳，且能通经止痛。猪胆（猪胆粉）苦寒，能清热润燥，解毒。诸药合用，共奏杀虫消积，疗疳除热之功。

【推荐用量用法】芦荟（研末）1g（冲服），胡黄连5g，黄连5g，麝香（人工麝香）0.1g（冲服），猪胆粉0.3g（冲服）。用量随患儿年龄加减。水煎服，1日1剂，1日2次。

【临床应用】

1. 疳积：多因喂养不当，损伤脾胃，或夹有虫积而致。症见形体消瘦，面色不华，毛发稀疏枯黄，发热，食欲不振，或善食易饥，或嗜食异物，动作异常，揉眉挖鼻，吮指磨牙等；营养不良见上述证候者。

食积者，可加六神曲、焦山楂、炒麦芽、鸡内金等消积导滞；脘腹胀满，可加陈皮、枳实、厚朴、木香、槟榔等行气除满；脾胃虚弱，可加太子参、黄芪、白术、山药等补脾益气。

2. 虫积：多因饮食不洁，感染虫卵而致。症见腹痛，时作时止，不思饮食，或嗜食异物，大便不调，或便下虫体等；小儿寄生虫病见上述证候者。

虫积重者，可加使君子、芜荑、南瓜子、槟榔等增强杀虫之效；腹痛明显者，可加木香、枳实、陈皮等以行气止痛。

【使用注意】养成良好的饮食习惯，注意饮食卫生。

六、虫 积

贯众散

【处方来源】《太平圣惠方》卷五十七。

【原文药物组成】贯众1两，鹤虱（纸上微炒）1两，狼牙1两，麝香（研细）1钱，芜荑仁1两，龙胆（去芦头）1两。

【原文制法】上为细散。

【原文用法】每服2钱，食前以淡醋汤调下。

【原文主治】蛔虫攻心，吐如醋水，痛不能止。

【处方解析】本方为虫积所设。方中贯众味苦，有杀虫之功，可驱杀蛔虫等多种肠道寄生虫。鹤虱味苦，专杀蛔虫。芜荑仁（芜荑）辛行苦下，具杀虫消积之功。狼牙（鹤草芽）既能杀虫，又能泻下以促虫体排出。《名医别录》记载龙胆"去肠中小蛊"，蛔"得苦则下"（《伤寒论》）故龙胆又能下虫。《神农本草经》记载麝香"去三虫"，《本草蒙筌》记载麝香"诛蛔虫"。诸药合用，共奏驱蛔杀虫之功。

【推荐用量用法】贯众6g，鹤虱9g，鹤草芽（研粉）30g（吞服，小儿0.7~0.8g/kg），麝香（人工麝香）0.1g（冲服），芜荑6g，龙胆9g。用量随患儿年龄加减。水煎服，1日1剂，1日1次，早起空腹服。

【临床应用】

虫积：因蛔虫寄生肠腑，脾胃失和所致。症见腹痛时作时止，虫动则腹痛，痛不能止，呕吐吞酸，或吐清水涎沫，或吐蛔虫，多食而瘦，面色萎黄，或见白斑等；小儿寄生虫病见上述证候者。

可加使君子、槟榔、苦楝皮、乌梅等以增强驱杀蛔虫之功；腹痛明显者，加川楝子、延胡索、木香、槟榔以行气止痛；脘腹胀满，大便不畅者，加大黄、芒硝等泻下通便，并促使虫体排出；呕吐者，加竹茹、生姜以和胃止呕。

【使用注意】

（1）本方含贯众、鹤虱，有小毒，不宜过量久服。

（2）养成良好的饮食习惯，注意饮食卫生。

七、食　积

麝香安中丸

【处方来源】《幼幼新书》卷二十二引《张氏家传》。

【原文药物组成】甘松叶3两，益智3两，丁香皮3两，香附3两，莪术1两，南木香半两，麝香1钱。

【原文用法】上为细末，面糊为丸，更用生蜜熟油为丸，如黍米大。服20~30丸，生姜汤送下，不拘时候。

【原文主治】饮食不化。

【处方解析】本方为肝郁气滞、升降失常的食积所设。方中香附善走肝经，疏肝解郁，理气止痛；甘松叶（甘松）理气止痛，开郁醒脾，二药合用，能疏肝理脾，开胃进食，共为君药。南木香（木香）辛行苦泄温通，芳香气烈，能通理三焦辛香通达，能行气止痛，健脾消食；丁香皮（丁香）辛温芳香，暖脾胃而行气滞，尤善降逆，有温中止呕，散寒止痛之功；莪术行气除痞，消积止痛，并能活血化瘀；益智（益智仁）温脾以助运化，温肾以暖脾阳，四者共为臣药。麝香芳烈走窜，活血通经，消积止痛，用为佐药。诸品同用，共奏疏肝解郁、运脾和胃、消积导滞之功。

【推荐用量用法】甘松6g，益智仁6g，丁香3g，香附9g，莪术6g，木香6g，麝香（人工麝香）0.1g（冲服）。用量随患儿年龄加减。水煎服，1日1剂，1日2次。

【临床应用】

食积：因肝郁气滞、升降失常所致。症见脘腹胀满，嗳腐吞酸，不欲饮食，恶心呕吐，胃寒喜暖；小儿功能性消化不良，肠易激综合征见上述证候者。

脾胃虚弱、神疲乏力者，可加党参、白术、茯苓、山药等以益气健脾；饮食停滞者，可加山楂、神曲、麦芽、莱菔子、鸡内金等以消食化滞。

【使用注意】

（1）本方含有丁香，不宜与郁金同用。

（2）湿热蕴结所致痞满食积者不宜使用。

（3）忌食生冷油腻等不易消化食物。

八、呕 逆

麝沉散

【处方来源】《圣济总录》卷一七六。

【原文药物组成】麝香（研）、沉香（剉）各一分。

【原文用法】上二味，捣研为散拌匀，每服半钱，或一钱匕，沸汤点服，量儿大小加减。

【原文主治】小儿哕逆。

【处方解析】此方为小儿脾胃虚寒所致胃气上逆、哕逆呕吐而设。方中麝香辛温芳香，走窜性烈，可以通达上下，辟秽化浊，以止哕逆，故为君药；沉香辛温，降气温中，暖肾纳气，《医林纂要》言"凡一切不调之气皆能调之"，故为臣药，二药配伍，共奏芳香化浊、温中降逆之功。

【推荐用量用法】麝香（人工麝香）粉、沉香粉按1:1混合均匀，每次0.2g，1日2次。根据儿童年龄加减（经考证一钱匕多用于量取毒性较大的药物如甘遂等，其量很小。一钱匕植物药的质量不会大于0.2g。本方是小儿用量，应取量小之意）。

【临床应用】

1.小儿呕吐：多因脾胃虚寒、胃气上逆所致。症见吐出物多不消化，吐时少而出物多，无臭味，伴有腹隐痛，大便稀溏，舌苔白滑，脉虚弦；神经性呕吐，功能性消化不良见上述证候者。

若呕吐频作者，噫气连连者，可加旋覆花、代赭石、法半夏、生姜以降逆止呕；若兼有食积、呕吐不消化物臭秽者，可加焦山楂、莱菔子、炒麦芽、炒神曲等以消食和胃；若呕吐清水者，可加肉桂、乌药、吴茱萸、干姜以温中降逆止呕。

2.呃逆：多因脾胃虚寒、胃气上逆所致。症见呃声沉缓有力，连续不已，胸膈及胃脘不舒，得热则减，遇寒更甚，进食减少，喜食热饮，口淡不渴，舌苔白润，脉迟缓；单纯性膈肌痉挛，胃神经官能症见上述证候者。

兼湿浊重者，可加苍术、厚朴、陈皮、广藿香以醒脾祛湿；若气滞腹痛甚者，可加丁香、柿蒂、木香、砂仁以行气降逆。

【使用注意】忌食生冷、油腻，不消化食物。

九、腹　痛

牡丹丸

【处方来源】《太平圣惠方》卷八十二。

【原文药物组成】牡丹皮 3 分，代赭半两，赤芍药半两，麝香（细研）1 分。

【原文制法】上为末，都研令匀，炼蜜为丸，如麻子大。

【原文用法】每服 3 丸，以蜜汤研下，连夜 4~5 服。

【原文主治】小儿腹痛夜啼。

【处方解析】本方为瘀血内阻的腹痛而设。方中赤芍药（赤芍）芍入肝经血分，主通利，能活血散瘀止痛，为君药。代赭（代赭石）石重以镇逆，《本经逢原》指出其治"小儿惊气入腹，取重以镇之"，可辅助君药治疗腹痛夜啼。牡丹皮辛行苦泄，活血祛瘀，可增强赤芍散瘀止痛之效；麝香辛香走窜，行血中之瘀滞以活血止痛，二者合用，增强君药活血止痛之效，上药共为臣药。诸药合用，共奏祛瘀止痛之效。

【推荐用量用法】牡丹皮 6g，代赭石 15g（先煎），赤芍 6g，麝香（人工麝香）0.1g（冲服）。用量随患儿年龄加减。水煎服，1 日 1 剂，1 日 2 次。

【临床应用】

小儿腹痛：多因瘀血内阻，气机不利而致。症见腹痛，痛有定处，痛如针刺，腹部拒按，肚腹硬胀，夜啼不安，舌质紫黯或有瘀点，脉涩，指纹紫滞；肠痉挛见上述证候者。

胀痛明显者，可加枳壳、木香、乌药等行气止痛；遇寒痛甚者，可加干姜、高良姜、小茴香等散寒止痛；食积者，可加山楂、六神曲、麦芽等消食和胃；腹有包块者，可加三棱、莪术等以活血消癥；夜啼甚者，可加钩藤、蝉蜕、牡蛎、灯心草、淡竹叶等清心凉肝，镇惊止啼。并可配合针灸、推拿等外治方法。

【使用注意】

（1）虚证腹痛慎用。

（2）忌食生冷、油腻之品。

（3）本方含有赤芍，不宜与藜芦同用。

十、五　迟

加味六味地黄丸

【处方来源】《医宗金鉴》卷五十五。

【原文药物组成】熟地黄1两，山萸肉1两，怀山药（炒）8钱，茯苓8钱，泽泻5钱，牡丹皮5钱，鹿茸（炙）3钱，五加皮5钱，麝香5分。

【原文用法】大儿每服2钱，小儿1钱5分，盐汤送下。

【原文主治】小儿五迟证。

【处方解析】本方为先天禀赋不足、肝肾亏虚所致小儿五迟证而设。方中熟地黄味甘纯阴，主入肾经，长于滋阴补肾，填精益髓，故为君药；山萸肉（山茱萸）味酸且温，主入肝经，滋补肝肾，秘涩精气；怀山药甘平之品，主入脾经，张景岳称其可"健脾补虚，涩精固肾"，补后天以充先天，此三者配伍，滋阴益肾之力相得益彰，兼具养肝补脾之效，共为臣药。茯苓、泽泻健脾利湿泄浊，并防熟地黄之滋腻恋邪；且茯苓、怀山药增强健脾益气之效，以开气化之源；阴虚火旺，故以牡丹皮清泻相火，并制山茱萸之温，用为佐药，六味相合，为六味地黄丸，在此基础另加麝香温通开窍，活血通经，醒神启智，为小儿语迟之佳品，用为佐药。鹿茸温补肾阳，合六味地黄丸以成阳生阴长之意。且合五加皮同用，补肝肾、益精髓、强筋骨，为治小儿行迟之良品，是为佐使药。此方盐汤送服，借咸味归肾经之效，引药下行入肾。诸药合用，共奏补肾益精、强筋壮骨之功。

【推荐用量用法】熟地黄9g，山茱萸9g，山药（炒）6g，茯苓6g，泽泻6g，牡丹皮6g，鹿茸（研末）1g（冲服），五加皮9g，麝香（人工麝香）0.1g（冲服）。用量随患儿年龄加减。水煎服，1日1剂，1日2次。

【临床应用】

小儿五迟：多因小儿先天禀赋孱弱，气血亏虚，精髓不充所致。症见筋骨萎弱，发育迟缓，坐起、站立、行走、生齿等明显迟于正常同龄小儿，头项萎软，天柱骨倒，舌淡、苔少，脉沉细无力；佝偻病，脑发育不全，智力低下见上述证候者。

运动发育迟缓，立迟、行迟者，可加牛膝、杜仲、骨碎补、续断、龟甲等以补肾强筋；语言迟缓者，可加远志、石菖蒲等以补肾宁心；齿迟者，可加骨碎补、补骨脂等以补肾温阳，促进牙齿萌出；发迟者，可加制首乌、女贞子、黑芝麻等以补肾益精血；智力低下者，可加人参、远志、益智仁、石菖蒲等以化痰开窍，醒神益智。

【使用注意】忌食生冷、油腻，不消化食物。

十一、水　痘

鹿茸活血丹

【处方来源】《痘疹仁端录》卷十四。

【原文药物组成】紫草 4 两，鹿茸 1 钱，山甲 1 钱半，麝香 5 分。

【原文制法】上为末。将紫草用水五碗熬成膏，去滓，入末为丸，如黍米大。

【原文用法】每服 10 丸。

【原文主治】痘不起，及小儿痘形隐隐。

【处方解析】本方为感受水痘时邪，邪毒炽盛，内传气营所致水痘而设。水痘是由外感时行邪毒引起的急性发疹性时行疾病。以发热，皮肤分批出现丘疹、疱疹、结痂为特征。因其疱疹内含水液，形态椭圆，状如豆粒，故称水痘，也称水花、水疮、水疱，西医亦称水痘。

方中重用紫草，咸寒入肝经血分，有凉血活血、解毒透疹之效，外感痘毒，邪入营血，血热毒盛者，最为适宜，为方中主药。山甲（穿山甲）既能活血祛瘀，又能消肿排脓，解毒散结，《本草备要》载其"发痘"，有透发痘毒之效。麝香活血通经，散结消肿。少用鹿茸补阳气、益精血，《本草切要》载其"治小儿痘疮虚白，浆水不充"，有温补托疮排毒之功。诸药合用，共奏清热凉血、活血祛瘀、解毒消疮之功。

【推荐用量用法】紫草 10g，鹿茸（研末）1g（冲服），穿山甲 3g，麝香（人工麝香）0.1g（冲服）。用量随患儿年龄加减。水煎服，1 日 1 剂，1 日 2 次。

【临床应用】

水痘：多因感受水痘时邪，邪毒炽盛，内传气营而致。症见烦躁不安，口渴欲饮，面红目赤，大便干结，小便短黄，疹色紫黯，胞浆浑浊，根盘红晕明显，舌红或绛、苔黄而干，脉洪数，指纹带紫，西医亦称水痘。

气分热盛者，加石膏、知母、黄芩、黄连、栀子清热泻火；血分热盛者，加生地黄、玄参、牡丹皮、赤芍、水牛角、大青叶、板蓝根、贯众清热凉血；皮肤瘙痒，疱疹密集者，加防风、蝉蜕、地肤子、白鲜皮、荆芥祛风止痒、疱疹密集色红者，加蒲公英、车前草清热解毒；口舌生疮、大便干结者，加石膏、知母、升麻、栀子、大黄、芒硝、瓜蒌仁泻火通便；津伤口渴者，加麦冬、芦根、天花粉生津止渴。

【使用注意】

（1）患病期间要严密隔离，预防疾病传染。

（2）密切观察病情变化，及早发现变证。

通经逐瘀汤

【处方来源】《医林改错》卷下。

【原文药物组成】桃仁（研）8钱，红花4钱，赤芍3钱，山甲（炒）4钱，皂刺6钱，连翘（去心）3钱，地龙3钱（去心），柴胡1钱，麝香（绢包）3厘。

【原文用法】水煎服。

【原文主治】痘形攒簇，蒙头覆釜，周身细碎成片，或夹疹夹斑，浮衣水泡，其色或紫，或暗，或黑，其症或干呕、烦躁，昼夜不眠，逆形逆症。

【处方解析】本方为毒邪炽盛，内传气营所致的水痘而设。方中桃仁活血化瘀，润肠通便；红花活血祛瘀，透疹消斑；赤芍清热凉血，活血化瘀，三药合用，针对疹毒入营，毒瘀互阻，疹色紫黯发黑的主要病机，共为君药。连翘疏风解表，清热解毒，消肿散结；柴胡疏风解表退热，二者合用，辅助君药退邪热，解痘毒，共为臣药。皂刺（皂角刺）搜风拔毒，消肿排脓；山甲（穿山甲）消肿排脓，解毒散结，活血祛瘀；地龙活血通络，清热消肿；麝香辛香走窜，通达十二经，活血散结，通经活络，四药共用，佐助君药增强活血消斑，消肿排脓之功。诸药合用，共奏清营凉血、活血消斑、消肿排脓之效。

【推荐用量用法】桃仁10g，红花5g，赤芍5g，穿山甲3g，皂角刺6g，连翘9g，地龙6g，柴胡3g，麝香（人工麝香）0.1g（冲服）。用量随患儿年龄加减。水煎服，1日1剂，1日2次（原书《医林改错》记载"五六日后，见清浆、白浆，去麝香，加黄芪，穿山甲、皂角刺用量减半。七八日后，桃仁、红花用量亦减半，黄芪可加量"）。

【临床应用】

水痘：多因毒邪炽盛，内传气营而致。症见痘疹密布，周身细碎成片，或夹疹夹斑，疹色紫黯或发黑，疱浆浑浊，烦躁不安，昼夜不眠，或伴干呕，舌红或红绛、苔黄，指纹紫滞。西医亦称水痘。

若见壮热不退，烦躁不安、口渴欲饮者，可加生石膏、知母、栀子、黄芩、天花粉、芦根以清热泻火，生津止渴；若气营两燔者，可加板蓝根、大青叶、玄参、生地黄、水牛角以清热凉血消斑；大便秘结者，可加大黄、芒硝、枳实等。

【使用注意】

（1）患病期间要严密隔离，预防疾病传染。

（2）密切观察病情变化，及早发现变证。

（3）本方含有赤芍，不宜与藜芦同用。

第十四章 风湿骨伤科类含有麝香的成方临证举隅

一、痹 病

通灵丸

【处方来源】《妇人大全良方》卷四。

【原文药物组成】白附子 1 两，僵蚕（炒，去丝）1 两，全蝎（炒）半两，麝香 1 分。

【原文制法】上为末，炼蜜为丸，如梧桐子大。

【原文用法】每服 7 丸，温酒送下，日 3 次。

【原文主治】男子、妇人手足痛风，不可忍者。

【处方解析】《医学入门》记载"痛风历节分怯勇，形怯瘦者，多内因血虚有火；形肥勇者，多外因风湿生痰。以其循历遍身，曰历节风。甚如虎咬，曰白虎风。痛必夜甚者，血行于阴也"。本方为风痰瘀血，痹阻经络的痛风而设。方中白附子辛温燥烈，善祛风痰，定惊搐而解痉，是治疗风痰证的常用药，故为君药。僵蚕咸、辛、平，能息风止痉，祛风化痰通络；全蝎专入肝经，性善走窜，善于搜风、通络止痛，二药合用，祛风止痉，化痰散结，通络止痛，共为臣药。麝香辛香走窜，活血通络止痛。诸药合用，共奏祛风化痰、活血通络、散结止痛之效。

【推荐用量用法】白附子（制）6g，僵蚕（炒）10g，全蝎（炒）6g，麝香（人工麝香）0.1g（冲服）。水煎服，1 日 1 剂，1 日 2 次。

【临床应用】

痛风：多为风痰瘀血，痹阻经络而致。症见手足关节疼痛，痛不可忍，屈伸不利；风湿性关节炎，类风湿性关节炎，骨性关节炎等见上述证候者。

风邪偏盛者，可加防风、羌活、独活、白芷等祛风通络止痛；寒邪偏盛者，可加附子、川乌、干姜、细辛等温经散寒止痛；兼有湿邪者，可加苍术、薏苡仁、独活、木瓜等祛湿舒筋活络；湿热偏重者，可加黄柏、苍术、牛膝、防己、秦艽等清热除湿，消肿止痛；兼肝肾不足者，可加桑寄生、续断、杜仲、淫羊藿、五加皮等滋补肝肾，强筋壮骨。

【禁忌】孕妇禁用。

【使用注意】

（1）运动员慎用。

（2）本方含有白附子、全蝎有毒之品，不宜长期大量服用。

通痹散

【处方来源】《普济方》卷一八七引王海藏方。

【原文药物组成】独活半两，羌活 3 钱，防风半两，细辛半两，当归半两，白术 1 两，没药 2 钱，僵蚕 2 钱，藁本 3 钱，甘草 2 钱，白芷 1 两，川芎 2 钱，苍术 3 钱，川山甲 3 钱，麝香半两。

【原文用法】上为末。每服 3 钱，食后酒调下。

【原文主治】腰脚冷痹。

【处方解析】本方为风寒湿阻、经络不通的痹病而设。方中独活、羌活，辛温发散，气味雄烈，有较强的祛风胜湿、散寒止痛之功。独活主入肾经，尤以治腰膝、腿足关节疼痛属下部寒湿者为宜；羌活主入足太阳膀胱经，善治上半身风寒湿痹、肩背肢节疼痛，二者同用能治全身风寒湿痹，用为君药。防风为治风通药，祛风胜湿；细辛芳香辛烈，祛风散寒止痛；藁本祛风散寒，除湿止痛；白芷辛香温燥，祛风止痛，散寒燥湿；川芎祛风止痛、行气活血；僵蚕走窜通行，善祛风通络、化痰散结，六者同用，增强君药祛风除湿、散寒止痛之功，用为臣药。麝香、川山甲（穿山甲）、当归、没药善入血分，活血、通经、止痛，正所谓"治风先治血，血行风自灭"。白术、苍术健运中州，祛风燥湿。同用为佐药。甘草缓急止痛、调和药性，用为使药。诸品同用，共奏祛风除湿、散寒止痛、活血通络、散结消肿之功。

【推荐用量用法】独活 12g，羌活 9g，防风 12g，细辛 3g，当归 10g，白术 10g，没药 6g，僵蚕 6g，藁本 9g，甘草 6g，白芷 10g，川芎 6g，苍术

9g，穿山甲 6g，麝香（人工麝香）0.1g（冲服）。水煎服，1 日 1 剂，1 日 2 次。

【临床应用】

痹病：多为外感风寒湿邪，凝滞于经络而致。症见腰腿肩臂疼痛，肢体麻木，不肿或肿胀而不红不热，遇寒加重，小便清长，舌苔淡白或白腻，脉弦紧或浮紧；风湿性关节炎，类风湿性关节炎见上述证候者。

寒痹冷痛甚者，可加制川乌、桂枝、威灵仙、徐长卿等以散寒止痛；关节肿胀，屈伸不利，可加秦艽、姜黄、牛膝等以化瘀通络；肝肾不足、腰膝酸软者，加桑寄生、五加皮、淫羊藿、杜仲等以补肝肾、强筋骨；关节变形者，可加浙贝母、白芥子、天南星、土鳖虫等以化痰散结。

【禁忌】孕妇禁用。

【使用注意】

（1）运动员慎用。

（2）风湿热痹，关节红肿热痛者慎用。

（3）本方含没药，胃弱者慎用。

（4）本方含有细辛，不宜与藜芦同用。

（5）本方含有甘草，不宜与海藻、京大戟、红芽大戟、甘遂、芫花同用。

麝香丸

【处方来源】《圣济总录》卷十。

【原文药物组成】麝香（研）半两，秦艽（去土）4 两，独活（去芦头）2 两，白术 2 两，槟榔 2 两。

【原文用法】除麝香外，上为细末，入麝香研匀，炼蜜为丸，如龙眼大。每服 1 丸细嚼，温酒或腊茶清任下，不拘时候。

【原文主治】风湿外侵，身体疼痛，头目不利，肩背拘急，肌肉瘴痹，痰涎壅滞，胸膈满闷。

【处方解析】本方为风湿侵袭、筋脉不通所致的痹病而设。方中麝香芳烈走窜，善通经络之不利，散瘀血之阻滞，有良好的通经消肿止痛之功，故为君药。独活气缓善搜，善除腰膝筋骨疼痛；秦艽养血荣筋，祛风除湿，通络止痛，为风药中之润剂，二者同用，辅助君药增强散风除湿，通经活络，养血荣筋，消肿止痛之功，故为臣药。白术健脾燥湿，利尿消肿；槟榔行气利水消肿，二者佐助君药增强祛风除湿，消肿止痛之功，故为佐药。诸品同用，共奏祛风除湿、舒经活络、养血荣筋、消肿止痛之功。

【推荐用量用法】麝香（人工麝香）0.1g（冲服），秦艽 12g，独活 9g，白术 9g，槟榔 6g。水煎服，1 日 1 剂，1 日 2 次。

【临床应用】

痹病：因风湿瘀阻所致。症见肢体关节身体疼痛，肿胀麻木，肩背拘急，屈伸不利，痰涎壅滞，胸膈满闷；舌苔白腻，脉浮缓或濡缓；风湿性关节炎，类风湿关节炎见上述证候者。

冷痛明显者，可加川乌、羌活、细辛、徐长卿等以祛风散寒止痛；关节肿胀疼痛者，可加防己、茯苓、薏苡仁、木瓜等以利水除湿，消肿止痛；关节变形者，可加天南星、白芥子、穿山甲、姜黄、全蝎、蜈蚣等以化痰散结、消肿止痛；肝肾亏虚者，可加桑寄生、五加皮、千年健、狗脊、杜仲、淫羊藿等以补益肝肾、强筋健骨。

【禁忌】孕妇禁用。

【使用注意】运动员慎用。

麝香丸

【处方来源】《本事方释义》卷三。

【原文药物组成】生川乌（大八角者）3 个，生全蝎 21 个，黑豆 21 粒，生地龙半两，麝香半字。

【原文用法】上为细末，入麝香，糯米糊为丸，如绿豆大。每服 7 丸，甚者 10 丸，夜卧令膈空，温酒送下。微出冷汗一身，便愈。

【原文主治】白虎历节诸风。疼痛游走无定，状如虫啮，昼静夜剧，及一切手足不测疼痛。

【处方解析】《本事方释义》："川乌气味苦辛大热，入足太阳、少阴；全蝎气味甘平，入足厥阴，善能走经络；黑豆气味苦平，入足少阴；地龙气味咸寒，入足阳明、厥阴，能行诸经络；麝香气味辛香微温，善能入窍。白虎历节诸风痛楚无时，流走无定，送药以酒，亦是引经，非辛香不能走窍，非辛热能行之药不能入络，非甘平咸寒及谷味不能调和正气，痛既蠲，病鲜不愈矣。"

本方为风湿瘀阻，痹塞经络所致的白虎历节病而设。方中川乌性大热，祛风除湿，温通经脉，善止痹痛，为治疗白虎历节病要药，故为君药。全蝎性善走窜，通络祛风，消肿止痛；地龙性善走窜，活血化瘀，散结通络，二药合用，辅助君药增强祛风通络，活血散结，消肿止痛之功，共为臣药。麝香芳香走窜，活血通经，消肿止痛，故为佐药。黑豆祛风利水，消肿止痛，补益肝肾，扶正固本，寓驱邪而不伤正，有佐助佐制之能，亦为佐药。诸品同用，共奏温经散寒、除湿化瘀、散结消肿、通络止痛之功。

【推荐用量用法】川乌（制）3g（先煎），全蝎1g（冲服），黑豆10g，地龙10g，麝香（人工麝香）0.1g（冲服）。水煎服，1日1剂，1日2次。

【临床应用】

痹病：因风湿瘀阻，痹塞经络所致。症见肢体关节疼痛，游走无定，疼痛剧烈，痛如白虎啮咬，昼轻夜重，或顽麻肿胀；舌苔白腻，脉浮缓或濡缓；类风湿性关节炎，痛风性关节炎见上述证候者。

疼痛游走不定者，可加羌活、独活、防风、威灵仙等以祛风止痛；冷痛不移明显者，可加桂枝、细辛、附子、干姜等以温经散寒止痛；关节肿胀变形者，可加白芥子、姜黄、穿山甲、牛膝、僵蚕等以化痰祛瘀、消肿止痛。

【禁忌】孕妇禁用。

【使用注意】

（1）运动员慎用。

（2）本方含制川乌，不宜与半夏、瓜蒌、天花粉、川贝母、浙贝母、白蔹、白及同用。

（3）本方含有制川乌、全蝎有毒之品，不可过量、久服。

赤龙丸

【处方来源】《元和纪用经》。

【原文药物组成】赤芍1两，地龙（去土，微炒）1两，当归1两，防风1两，五加皮1两，麝香2钱半，乳香1分，没药1分。

【原文用法】上为末，酒煮稀面糊为丸，如梧桐子大。每服15~20丸，温酒送下。

【原文主治】风毒走注疼痛。

【处方解析】走注，别称行痹，俗称鬼箭风。本方为风毒痹阻经络，气血运行不畅所致行痹而设。方中防风辛温发散，祛风散寒，胜湿止痛，尤能胜风，为治疗风毒走注，行痹疼痛的要药；地龙性善走窜，长于通行经络，搜风止痛，亦为治疗行痹疼痛之要药，二者共为君药。赤芍入肝经血分，有活血化瘀止痛之功；当归辛行温通，为活血行瘀散寒止痛之良药；乳香、没药辛散通泄，既入血分，又入气分，能行血中气滞，透达经络，行气伸筋止痛，四者共为臣药。麝香辛香，开通走窜，可行血中之瘀滞，开经络之壅遏，《得配本草》"祛风止痛"，《本草求真》"逐风逐滞"，具有活血祛风、通经止痛之功；五加皮辛散苦燥，主入肝肾经，功能祛风除湿，补益肝肾，强筋壮骨，标本兼治，有扶正祛邪之效，二者共为佐药。诸药合用，共奏搜风通络、活血止痛之功。

【推荐用量用法】赤芍 10g，地龙（炒）10g，当归 10g，防风 10g，五加皮 10g，人工麝香 0.1g（冲服），乳香 5g，没药 5g。水煎服，1 日 2 次。

【临床应用】

痹病：多由风毒痹阻经络，气血运行不畅所致。症见周身关节疼痛，游走不定，苔薄白或薄腻，脉浮缓或濡缓；风湿性关节炎，类风湿性关节炎见上述证候者。

若风邪较重、游走窜痛较甚者，可加麻黄、桂枝、羌活、独活、姜黄等；若关节肿胀、兼感湿邪者，可加苍术、防己、薏苡仁、木瓜、牛膝等；若兼感寒邪、关节冷痛者，可加制川乌、桂枝、细辛、干姜等以散寒止痛。

【禁忌】孕妇禁用。

【使用注意】

（1）运动员慎用。

（2）本方含有赤芍，不宜与藜芦同用。

（3）本方含有乳香、没药，胃弱者慎用。

（4）饮食宜清淡，忌食辛辣、油腻、海鲜发物及炙煿之品。

麝香风湿胶囊

【标准来源】《中华人民共和国药典》一部（2020 年版）。

【药物组成】川乌（制）、全蝎、地龙（酒洗）、黑豆（炒）、蜂房（酒洗）、人工麝香、乌梢蛇（去头、酒浸）。

【用法用量】口服。1 次 4~5 粒，1 日 3 次（每粒装 0.3g）。

【功能主治】祛风散寒，除湿活络。用于风寒湿闭阻所致的痹病，症见关节疼痛、局部畏恶风寒、屈伸不利、手足拘挛。

【处方解析】方中麝香辛香走窜，可行血中之瘀滞，开经络之壅遏，活血散结，通络消肿，通痹止痛；制川乌味辛大热，祛风除湿，温经散寒，通络止痛，二者合用，针对风寒瘀阻，寒痹疼痛的主要病机，故为君药。全蝎、乌梢蛇、地龙、蜂房透骨搜风，通经活络，通痹止痛，上药合用，助君药增强祛风除湿，散寒止痛，通络除痹之功，共为臣药。黑豆补肝肾、强筋骨，扶正祛邪，故为佐药。诸药合用，共奏祛风散寒、除湿活络、通痹止痛之功。

【推荐用量用法】川乌（制）3g（先煎），全蝎6g，地龙10g，黑豆10g，蜂房5g，人工麝香0.1g（冲服），乌梢蛇12g。水煎服，1日1剂，1日2次。

【临床应用】

痹病：多为风寒湿闭阻经络而致。症见关节疼痛，麻木不仁，局部畏恶风寒，得热则舒，屈伸不利，手足拘挛；风湿性关节炎，类风湿性关节炎见上述证候者。

寒邪偏盛者，可加附子、桂枝、麻黄、细辛等以散寒除痹止痛；湿邪偏盛者，可加独活、羌活、苍术等祛湿通络；肝肾不足者，可加五加皮、桑寄生、杜仲、牛膝等以补肝肾，强筋骨；兼瘀血者，可加三七、延胡索、当归、川芎、姜黄、鸡血藤等祛瘀通络止痛。

【禁忌】孕妇、儿童禁用。

【使用注意】

（1）运动员慎用。

（2）风湿热痹，红肿热痛者不宜使用。

（3）本方含川乌，有毒，不宜过量久服。

（4）本方含川乌，不宜与半夏、川贝母、浙贝母、瓜蒌、天花粉、白蔹、白及合用。

复方夏天无片

【标准来源】《中华人民共和国药典》一部（2020年版）。

【药物组成】夏天无、夏天无总碱、草乌（制）、人工麝香、乳香（制）、蕲蛇、独活、豨莶草、安痛藤、威灵仙、丹参、鸡矢藤、鸡血藤、山楂叶、牛膝、当归、防己、苍术、五加皮、川芎、没药（制）、秦艽、羌活、木香、赤芍、防风、骨碎补、马钱子（制）、僵蚕、全蝎、麻黄、三七、冰片。

【用法用量】口服。1次2片，1日3次。小儿酌减或遵医嘱（薄膜衣片，每片重 0.32g；糖衣片，片心重 0.3g）。

【功能主治】祛风逐湿，舒筋活络，行血止痛。用于风湿瘀血阻滞，经络不通引起的关节肿痛、肢体麻木、屈伸不利、步履艰难；风湿性关节炎、坐骨神经痛、脑血栓形成后遗症及小儿麻痹后遗症见上述证候者。

【处方解析】方中重用夏天无，《全国中草药汇编》载其："祛风湿，降血压。主治风湿性关节炎，腰肌劳损，高血压病，脑血管意外引起偏瘫。"本品善祛风除湿，舒筋活络，活血止痛，为治疗风湿痹症，中风偏瘫，小儿麻痹的良药。草乌、蕲蛇、独活、豨莶草、鸡矢藤、鸡血藤、安痛藤、威灵仙、防己、苍术、秦艽、羌活、防风祛风除湿，通络止痛。僵蚕、全蝎祛风止痉，通络止痛。骨碎补、五加皮祛风湿，补肝肾，强筋骨，止痹痛。丹参、山楂叶、牛膝、当归、川芎、乳香、没药、赤芍、马钱子、三七活血祛瘀，通经活络，消肿止痛。木香行气活血止痛，麻黄散寒通滞止痛。麝香、冰片芳香走窜，通经活络，消肿止痛。诸药合用，共奏祛风逐湿、强筋壮骨、通经活络、消肿止痛之效。

【推荐用量用法】夏天无 12g，草乌（制）3g（先煎），人工麝香 0.1g（冲服），乳香 3g，蕲蛇 3g，独活 5g，豨莶草 12g，安痛藤 9g，威灵仙 10g，丹参 10g，鸡矢藤 30g，鸡血藤 15g，山楂叶 5g，牛膝 5g，当归 12g，防己 5g，苍术 5g，五加皮 5g，川芎 5g，没药 3g，秦艽 5g，羌活 5g，木香 5g，赤芍 5g，防风 5g，骨碎补 5g，马钱子（制）0.3g（冲服），僵蚕 3g，全蝎 3g，麻黄 3g，三七粉 1g（冲服），冰片 0.15g（冲服）。水煎服，1 日 1 剂，1 日 2 次（本方药味较多，临床应用可酌情精简）。

【临床应用】

1.痹病：多为肝肾不足，风湿瘀阻，经络不通所致。症见关节肿胀疼痛，屈伸不利，步履艰难，腰膝酸软；风湿性关节炎，坐骨神经痛见上述证候者。

2.中风：多为肝肾不足，风湿瘀阻，经络不通所致。症见半身不遂，肢体麻木，口眼歪斜，语言謇涩等；脑血栓形成后遗症见上述证候者。

兼痰浊者，可加法半夏、陈皮、天南星、白附子等化痰通络；气虚血滞者，可加党参、黄芪等益气行滞。

3.痿证：多为感受时邪，气血瘀阻，筋脉失养所致。症见肢体困重，痿软无力，肌肉瘦削；小儿麻痹后遗症见上述证候者。

兼气血不足者，可加人参、党参、黄芪、白术、熟地黄、川芎、阿胶等健脾益气；兼肝肾亏损者，可加熟地黄、龟甲、续断、淫羊藿、桑寄生等补益肝肾，强壮筋骨。

【禁忌】孕妇禁用。

【使用注意】

（1）运动员慎用。

（2）本方含草乌、马钱子，有毒，不宜过量久服。

（3）本方含草乌，不宜与半夏、川贝母、浙贝母、瓜蒌、天花粉、白蔹、白及同用。

（4）本方含丹参、赤芍，不宜与藜芦同用。

（5）本方治疗痿证时，可配合针刺、推拿等综合疗法。

二、骨 折

吊药

【处方来源】《伤科方书》。

【原文药物组成】赤芍2钱，麝香5分，没药2钱，乳香2钱。

【原文用法】临用糯米饭、烧酒调涂。

【原文主治】打伤骨头。

【处方解析】本方为外伤骨折而设。方中麝香辛温走窜，活血化瘀，通经活络，疗伤止痛，故为君药。乳香、没药辛香走窜，苦泄温通，功能行气通滞消肿，活血散瘀止痛，可增强君药活血化瘀、疗伤之痛之功，故为臣药。赤芍苦寒泄降，善清肝火，凉血活血以清外伤骨折瘀热，又能佐制以上香药温燥伤阴之弊，有佐助佐制之能，故为佐药。以上诸药合用，共奏活血消肿、疗伤愈骨之功。

【推荐用量用法】赤芍12g，人工麝香0.1g（冲服），没药（醋）5g，乳香（醋）5g。水煎服，1日1剂，1日2次。

【临床应用】

骨折：多因跌打损伤，血瘀气滞所致。症见局部肿胀，疼痛，有瘀斑，活动受限，舌质红或有瘀斑，苔黄；骨折等见上述证候者。

骨折初期，可加大黄、芒硝、牡丹皮、生地黄、桃仁、三七、三棱、莪术、姜黄、土鳖虫等以泻下凉血逐瘀；骨折中期，可加当归、川芎、鸡血藤、骨碎补、续断、自然铜、血竭、儿茶、苏木等以养血和营，续筋接骨；骨折后期，可加黄芪、桂枝、当归、川芎、熟地黄、白芍、杜仲、续断、五加皮、桑寄生等以补益气血、滋补肝肾。

【禁忌】孕妇禁用。

【使用注意】

（1）运动员慎用。

（2）妇女经期慎用。

（3）本方含有赤芍，不宜与藜芦同用。

（4）本方含有乳香、没药，胃弱者慎用。

（5）骨折、脱臼应先复位后，再行药物治疗。

三、跌打损伤

当归导滞汤

【处方来源】《血证论》卷八。

【原文药物组成】大黄1钱，当归3钱，麝香少许，丹皮3钱，桃仁3钱，红花1钱，白芍3钱，乳香3钱，没药3钱，生地3钱，桂枝3钱，柴胡2钱，黄芩3钱，枳壳1钱，甘草1钱。

【原文用法】水煎服。

【原文主治】跌打损伤，内外瘀血。

【处方解析】本方为外伤骨折、瘀血肿痛而设。方中大黄苦寒泻降，能荡涤凝瘀败血，导瘀下行，推陈致新，具有活血逐瘀，通经止痛之功；当归辛甘温通，能补血活血，化瘀行气止痛，二药合用，针对外伤肿痛的主要病机，共为君药。桃仁、红花破血祛瘀，通经止痛；乳香、没药味苦，通泄入血，有活血化瘀，消肿止痛之功；丹皮（牡丹皮）、生地（生地黄）清热凉血，散瘀止痛，使活血而无耗血之虑；桂枝辛温通脉，活血化瘀；麝香辛香走窜，通行十二经，活血消肿；以上八味共用，增强君药活血化瘀，疗伤止痛之力，用为臣药。《伤科补要》云："跌打损伤……皆以肝为主。"柴胡辛行苦泄，性善条达肝气，功能疏肝解郁；白芍酸敛肝阴，养血柔肝而止痛，与柴胡相伍，为疏肝解郁，柔肝止痛的要药；黄芩性苦寒，善泻肝火，以治外伤郁久化热；枳壳疏肝理气，使气行则血行，以行气活血，散瘀止痛，四者共为佐药。甘草缓急止痛，调和诸药，用为使药。以上诸药合用，共奏破血行气、逐瘀通络、疗伤止痛之功。

【推荐用量用法】大黄（制）3g，当归9g，麝香（人工麝香）0.1g（冲服），牡丹皮9g，桃仁9g，红花3g，白芍9g，乳香（醋）5g，没药（醋）5g，生地黄9g，桂枝9g，柴胡6g，黄芩9g，枳壳6g，甘草3g。水煎服，1日1剂，1日2次。

【临床应用】

跌打损伤：症见局部肿痛、青紫，如针刺。活动受限，舌质紫黯，脉象弦涩；软组织损伤，骨折等见上述证候者。

若肿痛较重者，可加苏木、骨碎补、血竭、延胡索、姜黄、徐长卿等以行气活血、疗伤止痛；若肝肾不足者，可加牛膝、杜仲、续断、五加皮、桑寄生、补骨脂等以补益肝肾，强筋壮骨。

【禁忌】孕妇禁用。

【使用注意】

（1）运动员慎用。

（2）妇女经期慎用。

（3）本方含有白芍，不宜与藜芦同用。

（4）本方含有乳香、没药，胃弱者慎用。

（5）骨折、脱臼应先复位后，再行药物治疗。

定痛散

【处方来源】《医宗金鉴》卷八十八。

【原文药物组成】当归1钱，川芎1钱，白芍1钱，官桂1钱，山柰3钱，麝香3分，红花5钱，紫丁香根5钱，升麻1钱，防风1钱。

【原文用法】老葱捣汁合敷患处，再用熨法。

【原文主治】一切打仆损伤。

【处方解析】本方为跌打损伤、瘀血肿痛而设。方中红花辛散温通，善于通利血脉，活血化瘀，消肿止痛；当归辛甘温通，能补血活血，化瘀行气止痛，二药合用，为治跌打损伤、瘀滞肿痛之要药，共为君药。川芎辛香行散，调畅气血，能活血行气，消肿止痛；官桂（肉桂）辛甘温通，能温通经脉；白芍酸寒，能滋阴养血，柔筋止痛；山柰辛温，能行气温中，消肿止痛；麝香辛香走窜，通行十二经，能活血通经，消肿止痛；（老葱）葱白辛散温通，宣通阳气，温散寒凝，六药合用，辅助君药增强调畅气血，温通经脉，活血消肿，疗伤止痛，共为臣药。紫丁香根甘咸性寒，清热凉血，散瘀止痛，升麻辛甘性寒，发表升阳，清热解毒，消肿止痛；防风辛散，祛风解表，胜湿止痛，三药相伍，既可佐助君药祛风除湿化瘀，消肿止痛，又可佐制温热诸品燥烈伤阴，有佐助佐制之能，共为佐药。以上诸药合用，共奏活血祛瘀、行气止痛之功。

【推荐用量用法】当归9g，川芎9g，白芍9g，肉桂3g（后下），山柰9g，麝香（人工麝香）0.1g（冲服），红花9g，紫丁香根15g，升麻6g，防风9g，葱白3根。水煎服，1日1剂，1日2次。

【临床应用】

跌打损伤：症见局部肿痛、青紫，如针刺，活动受限，舌质紫黯，脉弦涩；软组织损伤见上述证候者。

若瘀血阻络，肿痛较甚者，可加三棱、莪术、苏木、骨碎补、血竭、延胡索、川楝子、徐长卿等以行气活血、疗伤止痛；若肝肾不足、腰膝酸痛者，可加五加皮、桑寄生、牛膝、杜仲、续断、骨碎补等以补益肝肾，强筋壮骨。

【禁忌】孕妇禁用。

【使用注意】

（1）运动员慎用。

（2）妇女经期慎用。

（3）本方含有肉桂，不宜与赤石脂同用。

（4）本方含有白芍，不宜与藜芦同用。

十宝散

【处方来源】《种福堂公选良方》卷四。

【原文药物组成】冰片1分2厘，麝香1分2厘，辰砂1钱2分，乳香（去油）1钱2分，子红花4钱，血竭1钱6分，雄黄4钱，儿茶2钱4厘，归尾1两，没药1钱4分。

【原文用法】治跌打损伤皮肉青肿未破者，用陈醋调敷患处，肿消即愈；刃伤并各器械伤皮破血出者，以药末掺上包裹，不可见风，血止即愈；内伤骨碎或骨已断折,先将骨节凑准,用陈醋调药末,厚敷患处,以纸裹,外加老棉紧包好,再用薄板片夹护,将绳慢慢捆紧不可移动,药性一到,骨自接矣;刃伤深重未致透膜者,先用桑皮线缝好,多掺药于上,以活鸡皮急急贴护;跌打昏迷不醒,急用少许,以陈醋冲服,自然醒转,以便调治。

【原文主治】跌打损伤,金刃器械伤,骨折骨碎。

【处方解析】本方为跌打损伤、瘀血肿痛而设。方中归尾(当归)辛甘温通,功能补血活血,化瘀行气止痛;子红花(红花)辛散温通,善于通利血脉,活血化瘀,消肿止痛,二药合用,为治疗跌打损伤、瘀滞肿痛之要药,共为君药。乳香、没药辛香走窜,苦泄温通,能行气通滞消肿,活血散瘀止痛;血竭味咸入血,能活血散瘀,消肿止痛;儿茶苦寒,能活血散瘀,疗伤止痛,敛疮止血;麝香辛温走窜,活血化瘀,通经活络,疗伤止痛,五味配合,可增强君药活血化瘀、疗伤止痛之功,共为臣药。辰砂(朱砂)、冰片均能清热泻火,防腐生肌,消肿止痛;雄黄解毒消肿止痛,三药相合,佐助君药增强消肿止痛之功,且辰砂(朱砂)、冰片药性寒凉,以防温燥伤阴之弊,兼能镇定心神,共为佐药。以上诸药合用,共奏活血化瘀、疗伤止痛、敛疮止血之功。

【推荐用量用法】冰片 0.3g(冲服),麝香(人工麝香)0.1g(冲服),朱砂 0.1g(冲服),乳香(醋)5g,红花 9g,血竭(研末)2g(冲服),雄黄 0.05g(冲服),儿茶 3g(包煎),当归 9g,没药(醋)5g。水煎服,1 日 1 剂,1 日 2 次。

【临床应用】

1. 跌打损伤:症见局部肿痛、青紫,如针刺,活动受限,舌质紫黯,脉象弦涩;软组织损伤见上述证候者。

若瘀血阻络,肿痛较甚者,可加刘寄奴、苏木、骨碎补、延胡索、徐长卿以行气活血、疗伤止痛;外伤出血者,可加三七、茜草、蒲黄、血余炭、藕节炭、地榆炭、灶心土以化瘀收敛止血。

2. 外伤出血:多因刃伤及各器械伤所致皮破血出;创伤出血见上述证候者。

先清洁创口,局部消毒,再服用本方。若血量较多者,可加三七、地榆、血余炭、花蕊石、白及、仙鹤草、蒲黄、茜草等以收涩止血。

3. 骨折:症见局部肿胀,疼痛,有瘀斑,活动受限,舌质红或有瘀斑、苔黄;骨折见上述证候者。

骨折治疗先行复位固定，骨折初期，可加大黄、芒硝、牡丹皮、生地黄、桃仁、三七、三棱、莪术、姜黄、土鳖虫以泻下凉血逐瘀，消肿止痛；骨折中期，可加当归、川芎、鸡血藤、骨碎补、续断、自然铜、苏木等养血和营，续筋接骨；骨折后期，可加黄芪、桂枝、当归、川芎、熟地黄、白芍、杜仲、续断、五加皮、桑寄生等以补益气血，滋补肝肾。

【禁忌】孕妇禁用。

【使用注意】

（1）运动员慎用。

（2）妇女经期慎用

（3）本方含有朱砂、雄黄有毒，不宜长期使用，肝肾功能不全者慎用。

（4）本方含有乳香、没药，胃弱者慎用。

神效七厘散

【处方来源】《救伤秘旨》。

【原文药物组成】乳香（去油）1钱5分，没药（去油）1钱5分，红花1钱5分，儿茶2钱4分，朱砂1钱2分，血竭1两，冰片1分2厘，麝香1分2厘。

【原文用法】每服7厘，不必多服。

【原文主治】金疮。

【处方解析】本方为外伤出血所设。方中重用血竭为君药，可活血止血、散瘀止痛、生肌敛疮。乳香、没药、红花善活血止痛，祛瘀消肿；儿茶既能活血散瘀，又能收敛止血，为臣药。冰片、麝香辛香走窜，能除瘀滞而止疼痛；朱砂清热解毒、镇心安神，尚可防腐，为佐药。以上诸药合用，共奏化瘀消肿、止痛止血之功。

【推荐用量用法】乳香（醋）5g，没药（醋）5g，红花9g，儿茶3g（包煎），朱砂0.1g（冲服），血竭（研末)2g(冲服)，冰片0.3g（冲服），麝香（人工麝香）0.1g（冲服）。水煎服，1日1剂，1日2次。

【临床应用】

1.外伤出血：多因刃伤及各器械伤所致皮破血出，创伤出血见上述证候者。

先清洁创口，局部消毒，再服用本方。若血量较多者，可加三七、地榆炭、血余炭、蒲黄炭、棕榈炭、花蕊石、白及、仙鹤草、茜草等以收涩止血。

2. 跌打损伤：因跌打损伤、瘀血肿痛所致。症见局部肿痛、皮色青紫，活动受限，或皮破肉绽，疼痛出血，舌质紫黯，脉象弦涩；软组织损伤见上述证候者。

若瘀血阻络，肿痛较甚者，可加刘寄奴、苏木、骨碎补、延胡索、徐长卿以行气活血、疗伤止痛；外伤出血者，可加三七、茜草、蒲黄、血余炭、藕节炭、地榆炭、灶心土以化瘀收敛止血。

【禁忌】孕妇禁用。

【使用注意】

（1）运动员慎用。

（2）妇女经期慎用。

（3）本方含有朱砂有毒，不宜长期使用，肝肾功能不全者慎用。

（4）本方含有乳香、没药，胃弱者慎服。

麝香散

【处方来源】《普济方》卷三一二引《肘后备急方》。

【原文药物组成】麝香1两，水蛭1两。

【原文用法】每服酒调1钱。当下蓄血，未效再服。

【原文主治】从高坠下，及打扑伤损。

【处方解析】本方为跌打损伤、瘀血肿痛所设。方中麝香辛温走窜，《本草征要》言其"穿筋透骨"，能温通经脉，活血化瘀，消肿止痛；水蛭咸苦通泄，能破血逐瘀，通经活络，消肿止痛，二药同用，共奏温通经脉、破血逐瘀、消肿止痛之功。

【推荐用量用法】水蛭打粉，与麝香（人工麝香）按照1:1的比例，共研混合均匀，黄酒送服，1次0.5g，1日2次。

【临床应用】

跌打损伤：症见局部肿痛、青紫，如针刺，活动受限，舌质紫黯，脉象弦涩；软组织损伤见上述证候者。

若瘀血阻络，肿痛较甚者，可加延胡索、鸡血藤、刘寄奴、苏木、骨碎补、血竭、儿茶、乳香、没药等以行气活血，疗伤止痛。

【禁忌】孕妇及月经过多者禁用。

【使用注意】

（1）运动员慎用。

（2）本方含有水蛭有毒，不宜过量久长期使用，出血性疾病者慎用。

五加皮汤

【处方来源】《医宗金鉴》卷八十八。

【原文药物组成】当归（酒洗）3钱，没药3钱，五加皮3钱，皮消3钱，青皮3钱，川椒3钱，香附子3钱，丁香1钱，麝香1分，老葱3根，地骨皮1钱，丹皮2钱。

【原文用法】水煎滚，熏洗患处。

【原文主治】两额骨跌打损伤破皮，二目及面浮虚肿。

【处方解析】本方为跌打损伤、瘀血肿痛、皮肤破损所设。方中当归辛甘温通，补血活血，化瘀行气，疗伤止痛；没药辛香走窜，苦泄温通，行气通滞消肿，活血散瘀止痛；牡丹皮辛苦性寒，清热凉血，活血散瘀，疗伤止痛；麝香辛温走窜，活血化瘀，通经活络，疗伤止痛，四药相合，针对外伤肿痛的主要病机，共为君药。香附子（香附）、青皮理气解郁，调畅气血，消肿止痛；丁香、川椒（蜀椒）辛温芳香，温中散寒，行气止痛；老葱（葱白）辛散温通，宣通阳气，温散寒凝，以消面目虚浮。地骨皮泻热凉血，消肿止痛；皮消（芒硝）苦寒，清火消肿，泄热通肠，二药与丹皮（牡丹皮）合用，均有凉血消肿之功，且可防止温燥伤阴之弊；五加皮辛散苦燥，既能祛风除湿，利水消肿，又能补益肝肾，补助正气，均为佐药。以上诸药合用，共奏活血祛瘀、行气止痛、利水消肿之功。

【推荐用量用法】当归（酒）9g，没药（醋）5g，五加皮9g，芒硝9g（冲服），青皮9g，蜀椒6g，香附6g，丁香3g，麝香（人工麝香）0.1g（冲服），葱白三根，地骨皮6g，牡丹皮9g。水煎服，1日1剂，1日2次。

【临床应用】

跌打损伤：症见两额骨皮损，局部肿痛，二目及面浮虚肿，青紫，如针刺，舌质紫黯，脉象弦涩；头部软组织损伤见上述证候者。

若瘀血阻络、肿痛较甚者，可加延胡索、鸡血藤、刘寄奴、苏木、骨碎补等以行气活血、疗伤止痛；若皮肤破损者，可加乳香、血竭、儿茶、白芷、冰片等以去腐生肌，敛疮收口。

【禁忌】 孕妇禁用。

【使用注意】

（1）运动员慎用。

（2）本方含有芒硝，不宜与硫黄、三棱同用。

（3）本方含有丁香，不宜与郁金同用。

（4）本方含有没药，胃弱者慎用。

（5）皮肤破损应先止血、清洁创口，局部消毒后，再行药物治疗。

通便散

【处方来源】《外科集腋》卷八。

【原文药物组成】 朱砂1两，芦荟1两，麝香2钱。

【原文用法】 每服3丸，酒送下。

【原文主治】 打伤数日之后，大小便不通。

【处方解析】 此方为外伤瘀血与心肝火热搏结所致外伤肿痛，二便不通而设。麝香辛香走窜，行血中之瘀滞，开通经络，疗伤止痛。芦荟苦寒降泄，主清肝火以清热除烦，兼清大肠实热以泻热通便。朱砂甘寒泄降，主清心火，宁心安神，且心与小肠相表里，可用于心火移热于小肠，小便淋漓涩痛，三药合用，既能化瘀通经，疗伤止痛，又能清泄瘀热，通利二便。

【推荐用量用法】 朱砂、芦荟打粉，与麝香（人工麝香）按照5:5:1的比例，共研，混合均匀，黄酒送服，1次2g，1日2次。

【临床应用】

伤后二便不通： 因外伤瘀血与心肝火热搏结所致。症见外伤局部肿胀疼痛，兼见烦躁易怒，心神不安，大便秘结，小便淋涩疼痛，舌红有瘀斑，脉数。

外伤疼痛较重者，可加红花、桃仁、血竭、苏木、骨碎补、延胡索、川楝子、徐长卿等以行气活血、疗伤止痛；大便干结、肝火偏盛者，可加大黄、芒硝、枳实、厚朴、决明子、龙胆草、黄芩等以清肝降火，泄热通肠；

若心火炽盛，小便淋涩甚者，可加灯心草、栀子、生地黄、木通、通草、竹叶、车前子、石韦等以清心降火，利尿通淋。

【禁忌】孕妇禁用。

【使用注意】

1.运动员慎用。

2.妇女经期慎用。

3.本方含朱砂，有毒，不宜长期使用，肝肾功能不全者慎用。

麝香接骨胶囊

【标准来源】《中华人民共和国卫生部药品标准：中药成方制剂》（第五册）。

【药物组成】赤芍、麻黄（蜜制）、牛膝、当归、没药、黄瓜子、血竭、朱砂、土鳖虫、续断、红花、川芎、儿茶、硼砂、马钱子（炙）、三七、骨碎补（烫）、桂枝、苏木、乳香（炙）、自然铜（煅）、麝香。

【用法用量】口服，1次5粒，1日3次。

【功能主治】散瘀止痛，续筋接骨。用于跌打损伤，筋伤骨折，瘀血凝结，闪腰岔气。

【处方解析】本方为跌打损伤，筋骨折伤，瘀血肿痛所设。方中三七活血化瘀，消肿定痛，为治疗伤科化瘀止痛要药；牛膝滋补肝肾，强筋壮骨，化瘀止痛，二药合用，共为治疗跌打损伤，筋骨折伤的主药。麝香、乳香、没药、血竭、儿茶能活血化瘀，疗伤止痛；当归、赤芍、川芎、红花、苏木养血活血，祛瘀止痛；马钱子、麻黄、桂枝功能温通经脉，通络止痛；朱砂重镇安神；硼砂化腐生肌；骨碎补、续断、黄瓜子、土鳖虫、自然铜能滋补肝肾，疗伤止痛，续筋接骨。诸药合用，共奏散瘀止痛、续筋接骨之功。

【推荐用量用法】赤芍6g，麻黄（蜜制）6g，牛膝9g，当归9g，没药5g，黄瓜子，血竭（研末）1g（冲服），朱砂0.1g（冲服），土鳖虫6g，续断9g，红花6g，川芎9g，儿茶1g（包煎），硼砂1g（冲服），马钱子（炙）0.1g（冲服），三七1g（冲服），骨碎补（烫）6g，桂枝9g，苏木6g，乳香（炙）5g，自然铜（煅）6g（先煎），麝香（人工麝香）0.1g。水煎服，1日1剂，1日2次。

【临床应用】

1. 跌打损伤：伤后局部肿痛、青紫，如针刺，活动受限，舌质紫黯，脉象弦涩；软组织损伤等见上述证候者。

若肿痛较重者，可加延胡索、姜黄、徐长卿以行气活血、疗伤止痛。

2. 骨折筋伤：伤后局部肿胀，疼痛，有瘀斑，活动受限，舌质红或有瘀斑、苔黄；骨折等见上述证候者。

骨折初期，可加大黄、芒硝、牡丹皮、生地黄、桃仁、三棱、莪术、姜黄以清热凉血，散瘀消肿；骨折后期，可加黄芪、熟地黄、白芍、杜仲、五加皮、桑寄生等以益气养血、补精填髓。

3. 闪腰岔气：伤后出现腰部持续性剧烈疼痛，腰部坚硬，腰肌紧张，仰俯转侧均感困难；腰部扭挫伤见上述证候者。

【药品禁忌】孕妇禁用。

【使用注意】

（1）运动员慎服。

（2）本方含有马钱子、朱砂有毒之品，不宜多服久服及生用，肝肾不全者慎用。

（3）本方含有麻黄，高血压患者慎用。

（4）本方含有乳香、没药，脾胃虚弱者慎用。

（5）本方含有赤芍，不宜与藜芦同用。

一粒止痛丸

【标准来源】《中华人民共和国卫生部药品标准：中药成方制剂》（第十七册）。

【药物组成】披麻草、重楼、乳香、没药、金铁锁、麝香。

【功能主治】清热解毒，活血止痛。用于刀枪伤、跌打伤所致的疼痛，妇女经痛及部分晚期恶性肿瘤疼痛等症。

【用法用量】痛时口服，1次1粒，每隔4小时服1次。

【处方解析】方中披麻草辛温，长于止血、止痛、通窍。重楼清热解毒，消肿止痛。麝香芳香走窜，通络消肿。乳香、没药行气活血，消肿止痛。金铁锁有散瘀止痛，解毒消肿的功效。以上诸药合用，共奏清热解毒、活血止痛之功。

【推荐用量用法】披麻草（研末）0.03g（冲服），重楼 9g，麝香（人工麝香）0.1g（冲服），乳香 5g，没药 5g，金铁锁（研末）0.1g（冲服）。水煎服，1 日 1 剂，1 日 2 次。

【临床应用】

1. 跌打损伤：多因跌打损伤、瘀血阻滞所致。症见伤处青红紫斑，如针刺。肿闷胀，不敢触摸，活动受限。舌质紫黯，脉象弦涩；软组织损伤见上述证候者。

瘀阻甚者，可加三七、苏木、血竭、骨碎补、自然铜、续断、土鳖虫等以活血疗伤。

2. 痛经：多因冲任失调，瘀血闭阻所致。症见经前或经期小腹胀痛拒按，胸胁、乳房胀痛，经行不畅，经色紫黯有块，块下痛减，舌紫黯或有瘀点，脉弦或弦涩有力；原发性痛经，子宫内膜异位症，子宫腺肌病，慢性盆腔炎，卵巢囊肿等见上述证候者。

若气滞血瘀，腹痛剧烈者，可加柴胡、香附、川楝子、延胡索、蒲黄、五灵脂、郁金、牡丹皮、赤芍等以行气活血，调经止痛。

3. 肿瘤疼痛：多因热毒积聚，气血瘀滞所致。症见胸腹疼痛，痛有定处，或有肿块，面色晦黯，舌质紫黯或有瘀斑、瘀点，脉沉涩；癌性疼痛见上述证候者。

热毒瘀阻疼痛者，可加白花蛇舌草、半枝莲、白英、山慈菇、龙葵等以清热解毒，消癥止痛；肿块坚硬疼痛者，可加三棱、莪术、水蛭、土鳖虫、牡蛎、海藻、昆布、浙贝母、玄参、瓦楞子等以软坚散结，消肿止痛。

【药品禁忌】孕妇禁用。

【使用注意】

（1）运动员慎服。

（2）本方含有披麻草、金铁锁，有毒，不宜过量久服。

（3）心血管病患者慎服。

（4）不可与洋地黄类药物同服。

回生第一丹

【标准来源】《中华人民共和国卫生部药品标准：中药成方制剂》（第四册）。

【药物组成】土鳖虫、当归、乳香（醋炙）、血竭、自然铜（煅醋淬）、麝香、朱砂。

【功能主治】活血散瘀，消肿止痛。用于跌打损伤，闪腰岔气，伤筋动骨，皮肤青肿，血瘀疼痛。

【用法用量】用温黄酒或温开水送服。1次1瓶，1日2～3次。

【处方解析】方中土鳖虫味咸性寒，入血分，性善走窜，活血力强，善破血逐瘀，消肿止痛，续筋接骨，为伤科疗伤常用药，故为君药。当归味甘而辛，能活血补血，通经止痛，为用治跌打损伤、瘀血作痛的常用药；乳香辛香走窜，苦泄温通，既能行气通滞，散瘀止痛，又能活血消痈，去腐生肌，为外伤科要药，二药共为臣药。自然铜辛散性平，主入肝经血分，能活血散瘀，续筋接骨，通经止痛，长于促进骨折的愈合，为伤科要药；血竭品味咸入血分，能活血散瘀，消肿止痛，为伤科要药；朱砂镇心安神，解毒消肿，共为佐药。麝香善于活血祛瘀、消肿止痛，亦为伤科要药，且可引诸药直达病所，故为佐使药。以上诸药合用，共奏活血疗伤，消肿止痛之功。

【推荐剂用量用法】土鳖虫10g，当归12g，乳香（醋炙）5g，血竭（石粉）1g（冲服），自然铜（煅醋淬）9g（先煎），麝香（人工麝香）0.1g（冲服），朱砂0.1g（冲服）。水煎服，1日1剂，1日2次。

【临床应用】

1. 跌打损伤： 因外伤骨折，瘀血阻滞所致。症见伤处青红紫斑，痛如针刺，肿闷胀，不敢触摸，活动受限，舌质紫黯，脉象弦涩；软组织损伤，挫伤见上述证候者。

若气滞血瘀者，可加柴胡、木香、陈皮、枳壳、香附、川楝子、延胡索、川芎等以行气活血止痛。

2. 闪腰岔气： 因局部跌打损伤，瘀血阻滞，经络不通所致。症见腰痛，活动受限或胸胁胀痛，痛呈走窜，胸闷气急，呼吸说话时有牵掣痛；急性腰扭伤见上述证候者。

若气滞血瘀者，可加柴胡、木香、陈皮、枳壳、香附、川楝子、延胡索、杜仲、桑寄生、牛膝等以行气活血止痛。

3. 骨折筋伤： 因外力撞击所致。症见伤处剧烈疼痛，肢体畸形，活动受限。肿胀疼痛，青紫斑块，舌红或暗，脉象弦或弦数；骨折，脱臼见上述证候者。

若骨折后期，肝肾不足者，可加熟地黄、淫羊藿、骨碎补、续断、甜瓜子、阿胶、牛膝等滋补肝肾，接筋续骨。

【药品禁忌】孕妇禁用。

【使用注意】

（1）运动员慎服。

（2）本方含有朱砂，有毒，不宜过量久服，肝肾功能不全者慎用。

（3）骨折、脱臼应先复位后，再行药物治疗。

第十五章 外科类含有麝香的成方临证举隅

一、痈疽

五香去大黄加人参黄芪犀角汤

【处方来源】《外科精要》卷上。

【原文药物组成】木香 5 钱，沉香 5 钱，乳香 5 钱，丁香 5 钱，粉草 4 钱，人参 4 钱，黄芪 1 两，犀角末 2 钱，麝香 1 钱。

【原文用法】每次 4 钱，水煎服。

【原文主治】痈疽。

【处方解析】本方为感染毒邪，气血壅塞不通，正虚毒盛，痈疽中期所设。方中人参甘温，大补元气，益气生血；黄芪甘温，补气养血，能托毒排脓，生肌敛疮，二药合用，能补气生血，以开气血生化之源，共成扶正祛邪、脱毒排脓、生肌敛疮之效，故为君药。乳香辛香走窜，苦泄温通，能行气通滞，散瘀止痛，活血消痈，去腐生肌；麝香辛香走窜，可行血中之瘀滞，开经络之壅遏，能活血散结，消肿止痛，二药合用，辅助君药增强活血通经，散结消痈，去腐生肌之功，共为臣药。木香、沉香、丁香，与参芪同用，健脾和中，开气血生化之源，且辛香走窜，行气通滞，活血消痈，有佐助之功。犀角（现用水牛角代替）苦寒，能清热凉血，泻火解毒，佐助君药托毒消疮，与诸辛香温燥之品同用，防止温燥伤阴，有佐助佐制之能。粉草（生甘草）能解毒消痈，调和药性，故为佐使药。诸品同用，共奏补中益气、托毒排脓、行气活血、消肿止痛之功。

【推荐用量用法】木香 6g，沉香 5g（后下），乳香 5g，丁香 3g，生甘草 12g，人参 12g（另煎），黄芪 30g，水牛角 6g，麝香（人工麝香）0.1g（冲服）。水煎服，1 日 1 剂，1 日 2 次。

【临床应用】

痈疽：因毒邪炽盛，正气不足，正虚毒盛，凝滞气血所致。中期症见痈肿红肿热痛，质软脓成，不易溃破；体表化脓性疾病见上述证候者。

若热毒炽盛，可配伍金银花、连翘、紫花地丁、野菊花等；若脓成不溃胀痛者，加白芷、薏苡仁、冬瓜仁排脓消肿。

【禁忌】孕妇禁用。

【使用注意】

（1）运动员慎用。

（2）本方含有丁香，不宜与郁金同用。

（3）本方含有人参，不宜与五灵脂、藜芦同用。

（4）本方含有乳香，胃弱者慎用。

（5）饮食宜清淡，忌食辛辣、油腻、海鲜发物及炙煿之品。

五香连翘汤

【处方来源】《普济方》卷二八二。

【原文药物组成】木香 7 钱半，沉香 7 钱半，丁香半两，乳香（另研）半两，麝香 7 钱半，连翘 7 钱半，大黄（剉，炒）半两，独活 7 钱半，桑白皮（无好者宁缺之）7 钱半，黄芪 7 钱半，升麻 7 钱半，木通 7 钱半，甘草半两。

【原文用法】上㕮咀。每服 4 钱，水 1 大盏，煎至 8 分，去滓，温服。

【原文主治】疽作 2 日后。

【处方解析】本方为外感毒邪，内郁化火，凝滞气血，热毒痰瘀互阻之痈疽初起，身体虚弱者而设。方中连翘苦寒，能疏散风热，清热解毒，消痈散结，为"疮家圣药"；升麻辛甘微寒，能发表退热，清热解毒消疮；大黄，苦寒沉降，能清热利湿，凉血解毒，化瘀消痈，攻逐痰实，泻热通肠；木通味苦气寒，性通利而清降，《名医别录》谓其"散痈肿诸结不消，及金疮、恶疮、鼠瘘"，《日华子本草》谓其"破积聚血块，排脓，治疮疖，止痛"，能清热泻火，通利血脉，消痈排脓；桑白皮味甘性寒，清热泻火，行水消肿；独活辛散苦燥，能祛风除湿，通络止痛，张元素谓其"散痈疽败血"，以上六药合用，针对热毒痰瘀互结的主要病机，能疏散风热，清热解毒，活血散结，消痈止痛。乳香辛散通泄，既入血分，又入气分，能行血中气滞，宣通脏腑气血，透达经络，《本草纲目》谓其"消痈疽诸毒"，《本草汇言》谓其"活血祛风，舒筋止痛"，能活血消痈，伸筋止痛；沉香、丁香辛香走窜，陶弘景谓二药"疗风水毒肿，去恶气"，可收畅通气血，有消痈止痛之功；木香芳香气烈，能通理三焦，《本草经集注》谓其"疗毒肿，消恶气"，善行胃肠气滞，除心腹气满；麝香辛香行散，能活血散结，消肿止痛，五种香药同用，调畅气血，活血消痈，行气止痛。生黄芪甘微温，能益气扶正，托毒外出。生甘草清热解毒，调和药性。诸药合用，共奏疏散风热、清热解毒、行气活血、托毒外出、消肿止痛之功。

【推荐用量用法】木香6g，沉香5g（后下），丁香3g，乳香5g，麝香（人工麝香）0.1g（冲服），连翘15g，大黄15g（后下），独活10g，桑白皮10g，黄芪15g，升麻10g，木通6g，甘草6g。水煎服，1日1剂，1日2次。

【临床应用】

痈疽：多由外感毒邪，内郁化火，凝滞气血，热毒痰瘀互阻之痈疽初起，体质虚弱者；化脓性皮肤病见上述证候者。

若痈疽初起、伴发热恶寒、头痛者，可加金银花、防风、荆芥、白芷等以解表散邪。

【禁忌】孕妇禁用。

【使用注意】

（1）运动员慎用。

（2）哺乳期妇女慎用。

（3）本方含有丁香，不宜与郁金同用。

（4）本方含有甘草，不宜与海藻、京大戟、红芽大戟、甘遂、芫花同用。

（5）本方含有乳香，胃弱者慎用。

（6）饮食宜清淡，忌食辛辣、油腻、海鲜发物及炙煿之品。

五香连翘汤

【处方来源】《外科精义》卷下。

【原文药物组成】沉香1两，藿香叶1两，木香1两，丁香1两，麝香（五味为粗末，另研）1分，连翘1两，射干1两，独活1两，升麻1两，甘草（炙）1两，寄生草1两，大黄1两5钱。

【原文用法】每服 5 钱，水 1 盏半，煎至 1 盏，去滓，食前温服。取利为效，未效则再服。

【原文主治】人年 40 以前，气血盛多，患疮疽，大小便秘者。

【处方解析】本方为皮肤感染火热疮毒，壅滞气血，化为脓腐所致痈疽而设。方中大黄苦寒沉降，能清热泻火，凉血解毒，活血消痈，荡涤胃肠，使火热疮毒由大便而下；连翘苦寒，外可疏散风热，内可清热解毒，长于清心火，解疮毒，又能消散痈肿结聚，为"疮家圣药"，二药相合，针对火热疮毒的主要病机，故共为君药。升麻辛甘微寒，能发表退热，清热解毒；射干苦寒降泄，《神农本草经》谓其"散结气"，《本草经疏》谓其"泄热散结消肿痛"，有清热解毒，散结消肿之功，二药相伍，辅助君药增强清热解毒，散结消肿之功，故共为臣药。木香辛行苦泄，通理三焦，行气止痛；麝香辛香走窜，芳香化浊，活血通经，消肿止痛；沉香辛香走窜，行气止痛；丁香辛香走窜，行气通滞；藿香叶发散表邪，芳香化浊，五香合用，佐助君药增强行气活血，散结消痈，芳香化浊，消肿止痛之功，共为佐药。独活、寄生草（桑寄生）既能祛风除湿，又能通络消肿，有佐助之功，亦为佐药。甘草清热解毒，调和药性，为佐使药。诸药合用，共奏清热泻火、凉血解毒、行气活血、散结消痈、消肿止痛之功。

【推荐用量用法】沉香 5g（后下），藿香叶 1 两，木香 6g，丁香 3g，麝香（人工麝香）0.1g（冲服），连翘 15g，射干 10g，独活 10g，升麻 10g，甘草（炙）6g，桑寄生 15g，大黄 15g（后下）。水煎服，1 日 1 剂，1 日 2 次。

【临床应用】

痈疽：多由皮肤感染火热疮毒，壅滞气血，化为脓腐所致。症见局部红肿热痛，溃破渗出流脓，伴有口干口苦，大便干燥，小便黄赤，舌红苔黄，脉数；化脓性皮肤病见上述证候者。

若焮红赤肿、疼痛较甚者，可加金银花、野菊花、紫花地丁、蒲公英、重楼、赤芍、牡丹皮、板蓝根、大青叶等以清热解毒，凉血消肿；若脓出不畅、红肿热痛不消者，可加黄芪、当归、皂角刺、白芷、天花粉、薏苡仁、冬瓜仁、桃仁以益气养血、托毒排脓。

【禁忌】孕妇禁用。

【使用注意】

（1）运动员慎用。

（2）哺乳期妇女慎用。

（3）本方含有丁香，不宜与郁金同用。

（4）本方含有甘草，不宜与海藻、京大戟、红芽大戟、甘遂、芫花同用。

（5）饮食宜清淡，忌食辛辣、油腻、海鲜发物及炙煿之品。

小五香汤

【处方来源】《医学正传》卷六引《疮疡集》。

【原文药物组成】木香2钱，沉香2钱，乳香2钱，藿香2钱，连翘2钱，麝香（另研）少许。

【原文用法】上为细末。每服2钱，水1盏，煎7分，温服。

【原文主治】痈疽。

【处方解析】本方为皮肤感染火热疮毒，壅滞气血，化为脓腐而设。方中连翘苦寒，外可疏散风热，内可清热解毒，长于清心火，解疮毒，能消散痈肿结聚，为"疮家圣药"，是为君药。木香辛行苦泄，通理三焦，行气止痛；乳香辛散通泄，能行血中气滞，宣通脏腑气血，透达经络，长于止痛，又能活血消痈，去腐生肌；麝香辛香走窜，活血通经，消肿止痛；沉香辛香走窜，行气止痛；藿香发散表邪，化湿消肿，五种香药同用，能辅助连翘增强行气活血，消肿止痛之功。诸药合用，共奏清热解毒、行气活血、散结消痈之功。

【推荐用量用法】木香6g，沉香5g（后下），乳香6g，藿香6g，连翘6g，麝香（人工麝香）0.1g（冲服）。水煎服，1日1剂，1日2次。

【临床应用】

痈疽：多由皮肤感染火热疮毒，壅滞气血，化为脓腐所致。症见局部红肿热痛，溃破渗出流脓，伴有口干口苦，大便干燥，小便黄赤，舌红苔黄，脉数；化脓性皮肤病见上述证候者。

若焮红赤肿、疼痛较甚者，可加金银花、野菊花、紫花地丁、蒲公英、赤芍、牡丹皮等以清热解毒，凉血消肿；若脓出不畅、红肿热痛不消者，可加黄芪、当归、皂角刺、白芷、天花粉以益气养血、托毒排脓；若大便干结、腹痛便秘者，可加大黄、芒硝、决明子、郁李仁等以泄热通肠，引火下行。

【禁忌】孕妇禁用。

【使用注意】

（1）运动员慎用。

（2）本方含有乳香，胃弱者慎用。

（3）饮食宜清淡，忌食辛辣、油腻、海鲜发物及炙煿之品。

沉香散

【处方来源】《太平圣惠方》卷六十四。

【原文药物组成】沉香 1 两，木香 1 两，丁香 1 两，熏陆香 1 两，麝香（细研）1 分，大黄（剉碎，微炒）2 两。

【原文用法】上为粗散。每服 4 钱，以水 1 中盏，煎至 6 分，去滓，不拘时候温服。

【原文主治】毒肿入腹，心闷腹胀，不欲饮食。

【处方解析】《诸病源候论》："毒肿者，是风邪厉毒之气，客入肌肉，搏于血气，积聚所成。""毒肿入腹，与前毒肿不殊，但言肿热渐盛，入腹故也。毒入腹之候，先令人敕蔷恶寒，心烦闷而呕逆，气急而腹满，如此者杀人"。毒肿为风毒结肿于皮肤肌肉之证，毒肿入腹以发热，疼痛，心烦闷而呕逆，气急而腹满为特征。本方为风毒结肿于皮肤肌肉，内传脏腑所致的痈疽肿痛而设。方中重用川大黄（大黄）苦寒沉降，荡涤胃肠，使火热疮毒由大便而下，有清热泻火，凉血解毒，活血消痈之功，故为君药。麝香芳香通窍，辛香行散，有良好的活血散结，消痈止痛之功；熏陆香（乳香）辛香走窜，苦泄温通，既能行气通滞、散瘀止痛，又能活血消痈、去腐生肌，二药相伍，辅助君药增强行气活血，散结消痈之功，共为臣药。沉香辛香走窜，行气止痛，陶弘景言"疗恶核毒肿"，且味苦质重，能降气止呕；丁香辛香行散，理气止痛，降逆止呕、止呃；木香辛行苦泄，能通理三焦，尤善行脾胃之气滞，功能行气止痛，健脾消食，三药合用，有调畅脾胃升降之能，以除心闷腹胀，不欲饮食之症，共为佐药。以上诸药合用，共奏清热解毒、活血消痈、理气和中之功。

【推荐用量用法】沉香 5g（后下），木香 6g，丁香 3g，乳香 5g，麝香（人工麝香）0.1g（冲服），大黄（炒）15g（后下），水煎服，1 日 1 剂，1 日 2 次。

【临床应用】

痈疽：本方为风毒结肿于皮肤肌肉，内传脏腑所致的痈疽肿痛。症见疮疡红肿热痛，溃破渗出流脓，心烦，呕逆，气急，腹满，口干口苦，大便干燥，小便黄赤，舌红、苔黄，脉数；化脓性皮肤病见上述证候者。

若敕啬恶寒、高热神昏者，可加金银花、连翘、石膏、知母、黄连、黄芩、栀子、板蓝根、生地黄、水牛角、牡丹皮、赤芍等清热泻火，凉血解毒；若疮疡溃后、排脓不畅者，可加生黄芪、当归尾、牡丹皮、薏苡仁、冬瓜仁、败酱草、桃仁、皂角刺等以托毒排脓，消肿生肌。

【禁忌】孕妇禁用。

【使用注意】

（1）运动员慎用。

（2）本方含有丁香，不宜与郁金同用。

（3）本方含有乳香，胃弱者慎用。

（4）饮食宜清淡，忌食辛辣、油腻、海鲜发物及炙煿之品。

点舌丸

【标准来源】《中华人民共和国卫生部药品标准：中药成方制剂》（第十七册）。

【药物组成】西红花、红花、雄黄、蟾酥（制）、乳香（制）、没药（制）、血竭、沉香、硼砂、蒲公英、大黄、葶苈子、穿山甲（制）、牛黄、麝香、珍珠、熊胆、蜈蚣、金银花、朱砂、冰片。

【用法与用量】口服，1次2丸，1日3次，小儿酌减。

【功能主治】清热解毒，消肿止痛。用于各种疮疡初起，无名肿毒，疔疮发背、乳痈肿痛等症。

【处方解析】方中冰片辛、苦，微寒，有清热解毒，消肿止痛的功效；牛黄味苦气凉，清热解毒，消肿止痛；麝香辛香走窜，活血散结，消肿止痛；蟾酥味辛气温，解毒消肿止痛，四药均善清热解毒，消肿止痛，共为君药。金银花、蒲公英、大黄清热解毒，凉血消肿，散结止痛；熊胆（熊胆粉）、朱砂清热解毒，消肿止痛；硼砂清热消痰，解毒消肿；雄黄燥湿祛痰，解毒疗疮；葶苈子行水消肿，以上八药，助君药清热解毒，化痰散结，消肿止痛，为臣药。红花、西红花、沉香、乳香、没药、血竭、穿山甲、蜈蚣行气活血，消肿止痛；珍珠收敛生肌，解毒去腐，共为佐药。以上诸药合用，共奏清热解毒、化痰散结、消肿止痛之功。

【推荐用量用法】西红花3g，红花6g，雄黄0.05g（冲服），蟾酥（制）

0.03g，乳香（制）5g，没药（制）5g，血竭（研末）1g（冲服），沉香4.5g（后下），硼砂1g（冲服），蒲公英10g，大黄10g（后下），葶苈子10g，穿山甲（制）10g，牛黄0.1g（冲服），麝香0.1g（冲服），珍珠粉0.1g（冲服），熊胆粉0.5g（冲服），蜈蚣3g，金银花10g，冰片0.3g（冲服）。儿童根据体重酌减。水煎服，1日1剂，1日2次。

【临床应用】

1. 痈肿疮疡：多因热毒内壅，凝滞气血所致。症见局部皮肤红肿热痛或溃破渗液，伴口干口苦，尿黄便干，或见恶寒发热。舌红苔黄，脉数；化脓性皮肤炎见上述证候者。

若热毒壅盛者，可加紫花地丁、紫背天葵、重楼、野菊花、败酱草、白花蛇舌草等清热解毒。

2. 疔疮：多因热毒壅盛，凝滞气血所致。症见局部皮肤有粟粒样小疮或脓头，或麻或痒，红肿热痛，伴口苦咽干或痛，尿黄便干，舌红苔黄，脉数；急性化脓性感染见上述证候者。

若血热毒盛者，可加赤芍、牡丹皮、水牛角粉、黄芩、栀子、大青叶、板蓝根等清热凉血，泻火解毒。

3. 背疽：多因热毒壅盛，凝滞气血于背部所致。症见背部肿块色红灼热，根脚收束，上有粟粒样脓头，疮面腐烂，流脓黄稠；发热，口渴，大便干燥，小便黄赤，舌红、苔黄，脉弦数；背部急性化脓性蜂窝织炎见上述证候者。

4. 乳痈：多因热毒壅盛，凝滞气血于乳房所致。症见乳房局部肿胀疼痛，皮肤焮红灼热；可伴发热，口渴饮冷，面红，大便秘结，小便短赤，舌红、苔黄干，脉数或滑数；急性乳腺炎见上述证候者。

若肝胃蕴热、结块较硬者，可加柴胡、黄芩、漏芦、赤芍、丹参、桃仁、路路通、天花粉、皂角刺等疏肝活血，化痰散结。

【药品禁忌】孕妇禁用。

【使用注意】

（1）运动员慎服。

（2）本方含有雄黄、蟾酥、蜈蚣，有毒，不宜过量久服。

（3）体弱者慎服。

（4）服药期间，忌食膏粱厚味，油腻不化之食。

二、附骨疽

五香连翘汤

【处方来源】《圣济总录》卷一二八。

【原文药物组成】木香3分，沉香（剉）半两，鸡舌香半两，乳香（研）半两，麝香（研）1分，连翘3分，大黄（剉，微炒）1两半，独活（去芦头）3分，射干3分，桑寄生（剉，炒）半两，升麻（剉）半两，甘草（炙，剉）半两。

【原文用法】上药除研者外，为粗末，再入麝香、乳香同研拌匀。每服5钱匕，水1盏半，煎，至8分，下竹沥半合，滤去滓，空心温服。快利为度，未利再服。

【原文主治】附骨痈，结核脓水肿痛，心腹气满。

【处方解析】附骨痈，是痈疽之发于骨关节者。本方为毒邪内侵，凝滞气血，热毒痰瘀互阻之附骨痈而设。方中重用大黄苦寒沉降，能清热利湿，凉血解毒，化瘀消痈，攻逐痰实，泻热通肠，为治疗热毒痰瘀互阻，大便秘结，附骨痈之要药；连翘苦寒，能疏散风热，清热解毒，消痈散结，为"疮家圣药"；升麻辛甘微寒，发表退热，清热解毒消疮；射干苦寒降泄，能清热解毒，消痰散结，疮痈热毒；竹沥性寒滑利，能清热降火，滑痰利窍；独活辛散苦燥，能祛风除湿，通络止痛，张元素谓其"散痈疽败血"；以上六药合用，针对热毒痰瘀互阻的主要病机，能清热解毒，化痰散结，活血消肿，消痈止痛。乳香辛散通泄，既入血分，又入气分，能行血中气滞，宣通脏腑气血，透达经络，《本草纲目》谓其"消痈疽诸毒"，《本草汇言》谓其"活血祛风，舒筋止痛"，能活血消痈，伸筋止痛；沉香、鸡舌香（母丁香）辛香走窜，陶弘景谓二药"疗风水毒肿，去恶气"，可收畅通气血，有消痈止痛之功；木香芳香气烈，能通理三焦，《本草经集注》谓其"疗毒肿，消恶气"，善行胃肠气滞，除心腹气满；麝香辛香行散，能活血散结，消肿止痛，五种香药同用，调畅气血，活血消痈，行气止痛，除恶气，疗毒肿。桑寄生甘平质润，祛风湿，补肝肾，强筋骨，扶正祛邪，以防邪毒内侵蚀骨。炙甘草缓急止痛，调和药性。诸药合用，共奏清热解毒、行气活血、化痰散结、消肿止痛之功。

【推荐用量用法】木香6g，沉香5g（后下），母丁香3g，乳香5g，麝香

（人工麝香）0.1g（冲服），连翘9g，大黄15g（后下），独活9g，射干9g，桑寄生15g，升麻15g，炙甘草15g，竹沥30mL（冲服）。水煎服，1日1剂，1日2次。

【临床应用】

附骨疽：多由毒邪内侵，凝滞气血，热毒痰瘀互阻所致。症见局部红、肿、热、痛、溃脓和功能障碍明显，常伴寒战、发热、食欲不振，大便秘结、小便短赤，甚至烦躁不安，恶心呕吐，舌质红、苔黄腻，脉滑数；化脓性骨髓炎见上述证候者。

若湿邪较重、肿胀偏盛者，可加黄柏、苍术、牛膝、茯苓、薏苡仁、防己等以清热利湿消肿；若热毒炽盛、高热不退、疼痛剧烈、内已酿脓者，可加黄芩、黄连、黄柏、栀子、白芷、浙贝母、当归尾、皂角刺等以清热解毒排脓消痈；若脓毒蚀骨、脓水淋漓不尽、久不收口者，可加人参、黄芪、白术、茯苓、当归、川芎、白芍、白芷、皂角刺、桔梗、芙蓉花等以益气托毒、排毒敛疮。

【禁忌】孕妇禁用。

【使用注意】

（1）运动员慎用。

（2）哺乳期妇女慎用。

（3）本方含有鸡舌香，不宜与郁金同用。

（4）本方含有甘草，不宜与海藻、京大戟、红芽大戟、甘遂、芫花同用。

（5）本方含有乳香，胃弱者慎用。

（6）饮食宜清淡，忌食辛辣、油腻、海鲜发物及炙煿之品。

三、脱　疽

抗栓胶囊

【标准来源】《中华人民共和国卫生部药品标准：中药成方制剂》（第十七册）。

【药物组成】当归尾、丹参、僵蚕（麸炒）、壁虎、土鳖虫、蜈蚣、水蛭、蜂房、地龙、马钱子（制）、麝香、蟾酥（酒制）、甘草、土茯苓、延胡索（醋制）、骨碎补（制）、乌梢蛇（酒制）、虻虫（去翅）、穿山甲（沙烫）。

【用法用量】口服，1次5~8粒，1日3次。

【功能主治】活血化瘀，抗栓通脉。用于血栓闭塞性脉管炎瘀血阻络证。对脑血栓、心肌梗死，血栓性静脉炎等亦有较好的辅助治疗作用。

【处方解析】方中麝香辛香走窜，善开窍醒神，活血通经，解毒消肿止痛，为治疗脱疽、中风、胸痹、筋瘤的要药。延胡索、当归尾、丹参、骨碎补、土鳖虫、水蛭、虻虫、穿山甲行气活血，破血消癥，通经活络，消肿止痛。地龙、蜈蚣、僵蚕、乌梢蛇、壁虎息风止痉，搜风通络，解毒消肿。蟾酥、土茯苓解毒利湿，消肿止痛。马钱子通经活络，解毒散结，消肿止痛；蜂房祛风攻毒，杀虫止痛。甘草调和诸药。以上诸药合用，共奏活血行气、通经活络、解毒散结、消肿止痛之功。

【推荐用量用法】当归10g，丹参10g，僵蚕（麸炒）10g，壁虎3g，土鳖虫3g，蜈蚣3g，水蛭3g，蜂房5g，地龙10g，马钱子（制）0.1g，麝香（人工麝香）0.1g（冲服），蟾酥（酒制）0.03g（冲服），甘草6g，土茯苓10g，延胡索（醋制）10g，骨碎补（制）10g，乌梢蛇（酒制）10g，虻虫（去翅）3g，穿山甲（沙烫）10g。水煎服，1日1剂，1日2次。

【临床应用】

1.脱疽：多因气血瘀滞，经络阻塞所致。症见患趾（指）酸胀疼痛加重，夜难入寐，步履艰难，患趾（指）皮色暗红或紫黯，下垂更甚，皮肤发凉干燥，肌肉萎缩，趺阳脉搏动消失，舌暗红或有瘀斑、苔薄白，脉弦涩；血栓闭塞性脉管炎见上述证候者。

感染发热疼痛较甚者，可加金银花、连翘、蒲公英、黄柏、玄参、生地黄、赤芍、牡丹皮、牛膝等以凉血解毒，消肿止痛。

2.中风：多因气血瘀滞，经络阻塞所致。症见半身不遂，口舌歪斜，舌强言謇或不语，偏身麻木，头晕目眩，舌质暗淡、舌苔薄白或白腻，脉弦滑；脑梗死见上述证候者。

若语言謇涩者，可加石菖蒲、郁金、远志、大贝母、胆南星以化痰解语。

3.胸痹：多因气血瘀滞，心脉痹阻所致。症见胸疼痛剧烈，如刺如绞，痛有定处，甚则心痛彻背，背痛彻心，或痛引肩背，伴有胸闷，日久不愈，可因暴怒而加重，舌质暗红，或紫黯、有瘀斑、舌下瘀筋、苔薄，脉涩或结、代、促；冠状动脉粥样硬化性心脏病，心绞痛见上述证候者。

若兼肝阳上亢、眩晕头痛者，可加天麻、钩藤、白蒺藜、杜仲、牛膝、石决明、珍珠、龙骨、牡蛎等以平肝潜阳、息风止痛。

4.脉痹: 多因气血瘀滞,筋脉阻塞所致。症见青筋盘曲,状如蚯蚓,瘤体小如豆粒,大如拳头,正常皮色,或呈暗红或紫蓝色,肿胀疼痛,舌有瘀点,脉细涩;血栓性浅、深静脉炎见上述证候者。

若血热毒盛、肿痛甚者,可加金银花、连翘、生地黄、牡丹皮、赤芍、玄参、甘草、黄柏、苍术、牛膝、薏苡仁等以解毒清营,利湿消肿。

【药品禁忌】孕妇禁用。

【使用注意】

(1)运动员慎服。

(2)出血性脑血管疾病急性期禁用。

(3)本方含有马钱子、蟾酥、壁虎、土鳖虫、蜈蚣、水蛭,有毒,不宜过量久服。

(4)本方含有甘草,不宜与海藻、京大戟、红芽大戟、甘遂、芫花同用。

(5)脾胃虚弱、体弱者慎服。

四、疔　疮

雄麝汤

【处方来源】《医学正传》卷六。

【原文药物组成】雄黄(另研)1钱,朱砂(另研)1钱,真绿豆粉2钱,麝香(另研)1钱,乳香(另研)1钱,白芷2钱,茜草根2钱,紫花地丁草2钱,牡蛎1钱,僵蚕1钱,牛蒡子(炒)1钱,大黄1钱,金银花1钱,青木香1钱,栀子1钱,荆芥穗1钱,朴消1钱,甘草1钱,胡桃(去壳膜)2个。

【原文用法】上药白芷以后14味细切,用无灰酒1碗浸少时,擂细,又加水1碗,同煎至1碗,去滓及浊脚,入前雄黄等5味调匀,作1服,更审患处经络分野,依东垣引经泻火药加之尤妙。

【原文主治】疔肿。

【处方解析】本方为外感染毒,脏腑蕴热,气血凝滞、火毒结聚的疔肿而设。方中荆芥穗能祛风解表,透散邪气,宣通壅结,有解表消疮之功;金银花甘寒,既能疏散风热,又能清热解毒,消散痈肿,为治痈肿疔疮之要药;炒牛蒡子辛苦性寒,升浮之中又有清降之性,能外散风热,内解疮毒;

白芷能解表散邪，消肿排脓，四药合用，外散表邪，内消疔毒，为解表消疮的常用配伍。栀子苦寒清降，能清泻三焦火邪，有清热泻火，凉血解毒消痈之功；紫花地丁草（紫花地丁）苦泄辛散，寒能清热，入心肝血分，能清热解毒，凉血消肿，消痈散结，尤善治疔毒；大黄苦寒沉降，能清热凉血，解毒化瘀消疮，且可泄热通肠，下排火毒；朴消（芒硝）泻下通便，润燥软坚，散结消肿，与大黄相伍增强泄热通肠，排毒消疮之功；绿豆甘凉清热，解毒消疮，利尿引火毒下行；朱砂甘寒，清心降火，清热解毒，宜于火毒疔肿；雄黄解毒杀虫，燥湿祛痰，消痈去腐，七药同用，清热解毒，凉血祛瘀，散结消肿，通利二便，引火下行，共成清热解毒消疮之功。青木香（已经被禁用，多用木香代替）芳香气烈，能通理三焦，行气止痛；乳香辛香走窜，能活血祛瘀，去腐生肌，消肿止痛；茜草根苦寒入血分，清热凉血，祛瘀消肿；麝香辛香行散，活血散结，消肿止痛；牡蛎咸寒质重，软坚散结消痈；僵蚕味辛能散，咸能软坚，化痰软坚，散结消痈，六药合用，调畅气血，散结消肿，活血消痈，去腐生肌。胡桃（胡桃仁）甘温质润，通命门，利三焦，益气养血，与以上解毒消疔攻伐之品同用，以防耗伤正气，攻补兼施。甘草清热解毒，调和药性。诸药合用，共奏解表散邪、清热解毒、祛瘀散结、消肿疗疔之效。

【推荐用量用法】雄黄0.05g（冲服），朱砂0.1g（冲服），绿豆15g，麝香（人工麝香）0.1g（冲服），乳香5g，白芷10g，茜草10g，紫花地丁15g，牡蛎30g（先煎），僵蚕10g，牛蒡子（炒）10g，大黄10g（后下），金银花15g，木香6g，栀子10g，荆芥穗10g，芒硝6g（冲服），甘草6g，胡桃仁9g。水煎服，1日1剂，1日2次。

【临床应用】

疔疮：多由外感及染毒，或脏腑蕴热，蕴蒸肌肤，以致气血凝滞、火毒结聚而成。症见疮形小，根深，坚硬如钉，肿痛灼热，伴发热口渴，便秘溲赤，舌红、苔黄、脉数；颜面部、手足部急性化脓性感染见上述证候者。

若壮热口渴者，加生石膏、知母、天花粉、芦根以清热泻火，除烦止渴；若脓成不溃者，加白芷、皂角刺、芙蓉花、当归尾以促脓成破溃；若火毒入营，寒战高热，头痛口渴，舌红紫黯，脉细数者，可加水牛角、生地黄、牡丹皮、赤芍、板蓝根等以清热凉血解毒。

【禁忌】孕妇禁用。

【使用注意】

（1）运动员慎用。

（2）本方含有芒硝，不宜与硫黄、三棱同用。

（3）本方含有甘草，不宜与海藻、京大戟、红芽大戟、甘遂、芫花同用。

（4）本方含有朱砂、雄黄有毒之品，不宜长期服用，肝肾功能不全者慎用。

（5）本方含有乳香，胃弱者慎用。

（6）饮食宜清淡，忌食辛辣、油腻、海鲜发物及炙煿之品。

梅花点舌丸

【标准来源】《中华人民共和国药典》一部（2020年版）。

【药物组成】牛黄、人工麝香、蟾酥（制）、熊胆粉、冰片、硼砂、雄黄、葶苈子、乳香（制）、没药（制）、血竭、珍珠、沉香、朱砂。

【用法用量】丸剂：口服。1次3丸，1日1～2次。外用：用醋化开，敷于患处。胶囊剂：口服。1次1粒，1日1～2次。外用：将胶囊内容物用醋化开，敷于患处。片剂：口服。1次3片，1日1～2次。

【功能主治】清热解毒，消肿止痛。用于火毒内盛所致的疔疮痈肿初起、咽喉牙龈肿痛、口舌生疮。

【处方解析】方中冰片辛、苦，微寒，有清热解毒，消肿止痛的功效；牛黄味苦气凉，清热解毒，消肿止痛；麝香辛香走窜，活血散结、消肿止痛；蟾酥味辛气温，解毒消肿止痛，四药均善清热解毒，消肿止痛，共为君药。熊胆、朱砂清热解毒，消肿止痛；硼砂清热消痰，解毒利咽；雄黄燥湿祛痰，解毒疗疮；葶苈子泻肺行水，化痰利咽，以上五药，助君药清热解毒，化痰利咽，消肿止痛，为臣药。沉香、乳香、没药、血竭行气活血，消肿止痛；珍珠收敛生肌，解毒去腐，共为佐药。以上诸药合用，共奏清热解毒、消肿止痛、化痰利咽之功。

【推荐用量用法】牛黄0.1g（冲服），人工麝香0.1g（冲服），蟾酥（制）0.03g，熊胆粉0.5g（冲服），冰片0.3g（冲服），硼砂1g（冲服），雄黄0.05g（冲服），葶苈子10g（包煎），乳香（制）5g，没药（制）5g，血竭（研末）1g（冲服），珍珠粉0.1g（冲服），沉香4.5g（后下），朱砂0.1g（冲服）。儿童根据体重酌减。水煎服，1日1剂，1日2次。

【临床应用】

1.疔疮痈肿：多因火毒炽盛，凝滞气血所致。症见局部皮肤焮红赤肿，疼痛，发热，口渴，尿赤便干，舌红、苔黄，脉数；急性化脓性皮肤感染见上述证候者。

若红肿热痛甚者，可加金银花、连翘、蒲公英、紫花地丁、重楼、玄参、牡丹皮、赤芍、大青叶、板蓝根等以清热凉血，消肿止痛。

2. 喉痹： 多因火毒炽盛，凝滞气血所致。症见咽喉肿痛，吞咽不利，口干喜饮，发热，尿赤便干，舌红、苔黄，脉数；急性咽炎见上述证候者。

若风热上攻者，可加金银花、连翘、薄荷、蝉蜕、牛蒡子、山豆根、板蓝根等以疏散风热，解毒利咽。

3. 牙宣： 多因火毒炽盛，凝滞气血所致。症见牙龈红肿疼痛，出血溢脓，烦渴多饮，口臭，大便秘结，舌红、苔黄，脉数；急、慢性牙周炎见上述证候者。

若胃火炽盛者，可加黄连、升麻、生石膏、知母、牛膝等以清胃泻火，消肿止痛；若阴虚火旺者，可加玄参、麦冬、生地黄、知母、黄柏、牛膝等以滋阴降火，消肿止痛。

4. 口舌生疮： 多因火毒炽盛，凝滞气血所致。症见口腔溃烂，舌根、舌下溃点或溃面色黄，周边红肿灼痛，进食痛甚，心烦，失眠，便秘，舌红、苔黄，脉数；口腔溃疡见上述证候者。

若心火炽盛、舌糜肿痛者，可加木通、栀子、生地黄、淡竹叶、牛膝、甘草梢等清心利尿。

【禁忌】 孕妇禁用。

【使用注意】

（1）运动员慎服。

（2）本方含朱砂、雄黄、蟾酥，有毒，不宜过量或长期服用，肝肾功能不全者慎用。

（3）体弱者慎服。

（4）服药期间，忌食膏粱厚味，油腻不化之食。

五、乳 痈

连翘汤

【处方来源】《杂病源流犀烛》卷二十七。

【原文药物组成】大黄 1 钱，连翘 7 分，射干 7 分，升麻 7 分，独活 7 分，桑寄生 7 分，沉香 7 分，木香 7 分，藿香 7 分，丁香 7 分，甘草 7 分，麝香 3 分。

【原文用法】水煎服。以利为度。

【原文主治】妒乳，引热坚结肿痛，手不可近，大渴引饮者。

【处方解析】妒乳，即吹奶、乳痈。本方为肝胃蕴热，乳汁郁滞，凝滞气血，热盛肉腐化为乳痈而设。方中大黄苦寒沉降，能清泻肝胃郁热，凉血解毒，活血消痈，荡涤胃肠，并"以下代清"，使肝胃郁热从大便而出，为治疗乳痈的要药；连翘苦寒，外可疏散风热，内可清热解毒，长于清心火，解疮毒，又能消散痈肿结聚，为"疮家圣药"，二药相合，针对肝胃蕴热，气血凝滞的主要病机，故共为君药。升麻辛甘微寒，能发表退热，清热解毒；射干苦寒降泄，《神农本草经》谓其"散结气"，《本草经疏》谓其"泄热散结消肿痛"，有清热解毒、散结消肿之功，二药相伍，辅助君药增强疏散风热，清热解毒，散结消肿之功，故共为臣药。木香辛行苦泄，通理三焦，行气止痛；麝香辛香走窜，芳香化浊，活血通经，消肿止痛；沉香辛香走窜，行气止痛；丁香辛香走窜，行气通滞；藿香发散表邪，芳香化湿，五香合用，佐助君药增强行气活血，散结消癥，芳香化浊，消肿止痛，共为佐药。独活、桑寄生既能祛风除湿，又能通络消肿，有佐助之功，亦为佐药。甘草清热解毒，调和药性，为佐使药。诸药合用，共奏清泻肝胃郁热、凉血解毒、行气活血、散结消痈、消肿止痛之功。

【推荐用量用法】大黄 15g（后下），连翘 10g，射干 10g，升麻 10g，独活 10g，桑寄生 10g，沉香 5g（后下），木香 6g，藿香 10g，丁香 3g，甘草 6g，麝香（人工麝香）0.1g（冲服）。水煎服，1 日 1 剂，1 日 2 次。

【临床应用】

乳痈：多因肝胃蕴热，乳汁郁滞，凝滞气血，热盛肉腐所致。症见乳房部结块、肿胀疼痛，皮色不变或微红，乳汁排泄不畅，伴有发热、口渴、便秘，舌红、苔薄黄，弦脉数；急性乳腺炎见上述证候者。

若乳汁壅滞者，可加漏芦、王不留行、路路通、鹿角霜等以通经下乳；若结块增大、焮红赤肿者，可加金银花、野菊花、紫花地丁、蒲公英、赤芍等以清热解毒，凉血消肿；若脓出不畅、红肿热痛不消者，可加黄芪、当归、皂角刺、白芷、天花粉以益气养血、托毒排脓。

【禁忌】孕妇禁用。

【使用注意】

（1）运动员慎用。

（2）本方含有丁香，不宜与郁金同用。

（3）本方含有甘草，不宜与海藻、京大戟、红芽大戟、甘遂、芫花同用。

（4）饮食宜清淡，忌食辛辣、油腻、海鲜发物及炙煿之品。

六、肚　痈

铁埽丸

【处方来源】《疡科纲要》引朱阆仙方。

【原文药物组成】莎根香附子1两5钱，生玄胡索（勿炒）1两5钱，草乌1两，广木香1两，桃仁1两，川厚朴8钱，陈皮8钱，青皮8钱，乳香6钱，没药（去油净）6钱，原麝香3钱。

【原文用法】上药各为细末，煎糯米浓浆为丸，每丸重1钱许，每料作100大丸，辰砂为衣。每服1~2丸，临服打碎为小块，温陈酒吞服，勿嚼细；不能饮者，砂仁汤送下。

【原文主治】脘痛腹痛，痞结坚块，将为肚痈、肠痈。

【处方解析】本方为饮食不节、七情内伤、情志郁结、食积痰聚、凝滞气血发为肚痈、肠痈初起者而设。方中香附子（香附）辛香行散，味苦疏泄，主入肝经，能疏肝解郁，理气活血，通经止痛，为气中之血药；玄胡索（延胡索）辛散温通，既能活血，又能行气，且止痛作用显著，为活血行气止痛要药，为血中之气药，二药合用，能调畅气血，消肿止痛，共为君药。桃仁味苦通泄，入心肝血分，既能活血祛瘀以消痈，又能润肠通便以泄瘀，为治肚痈、肠痈的常用药；乳香、没药辛香走窜，既能行气通滞，散瘀止痛，又能活血消痈，去腐生肌；原麝香（麝香）辛香行散，活血散结，消肿止痛，四药合用，能活血祛瘀，消痈排脓，散结止痛，共为臣药。陈皮辛行苦燥，入肺、脾经，能健脾理气，燥湿化痰；青皮性猛入肝，善疏肝破气，消积化滞，散结止痛；广木香（木香）芳香气烈，通理三焦，尤善行气止痛；川厚朴（厚朴）苦燥辛散，能燥湿消痰，行气消积，四药合用，能疏肝理脾，消积导滞，燥湿化痰，散结止痛，共为佐药。草乌辛苦大热，功能温通经脉，消肿止痛，与诸辛温行散之品合用，用于肚痛、肠痈初起，有火郁发之的用意，实为特色，亦为佐药。辰砂（朱砂）甘寒质重，既能清热解毒，又能镇心安神，亦为佐药。诸药合用，共奏疏肝理气、消积导滞、活血止痛、散结消痈之功。

【推荐用量用法】香附 10g，延胡索 10g，草乌（制）10g（先煎），木香 6g，桃仁 10g，厚朴 10g，陈皮 10g，青皮 10g，乳香（醋）5g，没药（醋）5g，麝香（人工麝香）0.1g（冲服），朱砂 0.1g（冲服）。水煎服，1 日 1 剂，1 日 2 次。

【临床应用】

1. 肚痛：即腹皮痛，生于腹部皮里膜外，因饮食不节，七情内伤，火郁而成。初起患部隐痛，后渐肿起于皮外，或漫肿坚硬，肉色不变；舌红、苔薄黄，脉弦数；腹壁化脓性感染初起见上述证候者。

若高热烦渴、局部化脓、红肿较甚者，可加黄芩、黄连、栀子以清热泻火，蒲公英、金银花、连翘、紫花地丁、白芷、皂角刺等以解毒消痈排脓。

2. 肠痈：痈疽之发肠部者，多因饮食失节，暴怒忧思，跌仆奔走，使肠胃部运化功能失职，湿热邪毒内壅于肠而发。症见转移性右下腹痛，呈持续性、进行性加剧，右下腹皮挛急、拒按不明显，舌红苔黄，脉弦数；单纯性阑尾炎初起见上述证候者。

若湿热火毒壅盛、口干口渴、大便秘结、腹痛较甚者，可加大黄、芒硝、牡丹皮、赤芍、薏苡仁、冬瓜仁等。

【禁忌】孕妇禁用。

【使用注意】

（1）运动员慎用。

（2）本方为肚痛、肠痈初起，气滞血瘀肿痛轻症所设，重症者不宜，须配以手术治疗，以确保安全。

（3）本方含有草乌、朱砂有毒之品，不宜长期使用，肝肾功能不全者慎用。

（4）本方含有草乌，不宜与半夏、瓜蒌、天花粉、川贝母、浙贝母、白蔹、水牛角同用。

（5）本方含有乳香、没药，胃弱者慎用。

（6）饮食宜清淡，忌食辛辣、油腻、海鲜发物及炙煿之品。

七、瘰疬

追毒神异汤

【处方来源】《古今医统大全》卷八十。

【原文药物组成】辰砂1钱，血竭1钱，麝香1分（共研末），大黄半两，大甘草半两。

【原文用法】上分一半为末，一半咀，河水1盏煎，临卧调末药服，滓再煎服。

【原文主治】瘰疬热盛，脉有力者。

【处方解析】本方为痰火凝结，集于项下，累累如贯珠之瘰疬而设。方中大黄苦寒泄降，能清热凉血解毒，活血散结消癥，且能化湿浊，破痰实，消瘰肿，故为君药。麝香辛香行散，贯通经络，能活血散结，消肿止痛；血竭味咸入血分，主归心、肝经，能活血消肿，祛瘀化腐，敛疮生肌，二药合用，辅助君药增强活血散结消肿，化腐敛疮生肌之功，共为臣药。辰砂（朱砂）性微寒，能清热解毒，镇心安神，有佐助之能。大甘草（甘草）生用药性偏凉，能清解热毒消疮，又可调和药性，故为佐使药。诸药合用，共奏清热解毒、活血祛痰、消肿止痛之功。

【推荐用量用法】朱砂0.1g（冲服），血竭（研末）2g（冲服），麝香（人工麝香）0.1g（冲服），大黄15g，甘草15g。水煎服，1日1剂，1日2次。

【临床应用】

瘰疬：多因痰火凝结，热盛肉腐所致。症见颈部淋巴结肿大如串珠状，质硬，伴有烦躁，午后低热，口苦咽干，小便黄溲灼热，大便干结，舌红、苔黄，脉弦数有力；颈部淋巴结结核见上述证候者。

若肝郁火旺、烦躁易怒者，可配伍柴胡、赤芍、黄芩、龙胆草、夏枯草、决明子、连翘等；若痰热壅盛者，可加浙贝母、玄参、胆南星、竹茹、海藻、昆布等。

【禁忌】孕妇禁用。

【使用注意】

（1）运动员慎用。

（2）本方含有朱砂有毒之品，不宜长期服用，肝肾功能不全者慎用。

（3）本方含有甘草，不宜与海藻、京大戟、红芽大戟、甘遂、芫花同用。

（4）饮食宜清淡，忌食辛辣、油腻、海鲜发物及炙煿之品。

五香连翘汤

【处方来源】《卫生宝鉴》卷十三。

【原文药物组成】沉香1钱，乳香1钱，生甘草1钱，木香1钱，连翘3钱，射干3钱，升麻3钱，独活3钱，桑寄生3钱，木通3钱，丁香半两，大黄1两，麝香1钱半。

【原文用法】上㕮咀。每服4钱，水2盏，煎至1盏，去滓，空心热服。

【原文主治】瘰疬、痈疽、恶肿，诸疮肿初觉1~2日便厥逆，喉咽塞，发寒热。

【处方解析】本方为毒邪内侵，凝滞气血，热毒痰瘀互阻之瘰疬、痈疽而设。方中重用大黄，苦寒沉降，能清热利湿，凉血解毒，化瘀消痈，攻逐痰实，泻热通肠，为治疗热毒痰瘀互阻，大便秘结，瘰疬、痈疽之要药；连翘苦寒，能疏散风热，清热解毒，消痈散结，为"疮家圣药"；升麻辛甘微寒，能发表退热，清热解毒消疮；射干苦寒降泄，能清热解毒，消痰散结；木通味苦气寒，性通利而清降，《名医别录》谓其"散痈肿诸结不消，及金疮、恶疮、鼠瘘"，《日华子本草》谓其"破积聚血块，排脓，治疮疖，止痛"，能清热泻火，通利血脉，消痈排脓；独活辛散苦燥，祛风除湿，通络止痛，张元素谓"散痈疽败血"，以上六药合用，针对热毒痰瘀互结的主要病机，能清热解毒，活血消痈，化痰散结，消肿止痛。乳香辛散通泄，既入血分，又入气分，能行血中气滞，宣通脏腑气血，透达经络，《本草纲目》谓其"消痈疽诸毒"，《本草汇言》谓其"活血祛风，舒筋止痛"，能活血消痈，伸筋止痛；沉香、丁香辛香走窜，陶弘景谓二药"疗恶核毒肿，去恶气"，可收畅通气血，有消痈止痛之功；木香芳香气烈，能通理三焦，《本草经集注》谓其"疗毒肿，消恶气"，善行胃肠气滞，除心腹气满；麝香辛香行散，能活血散结，消肿止痛，五种香药同用，调畅气血，活血消痈，行气止痛。桑寄生甘平质润，祛风湿，补肝肾，强筋骨，扶正祛邪。生甘草清热解毒，调和药性。诸药合用，共奏清热解毒、行气活血、消痈散结、消肿止痛之功。

【推荐用量用法】沉香3g（后下），乳香5g，生甘草3g，木香6g，连翘9g，射干9g，升麻9g，独活9g，桑寄生9g，木通9g，丁香3g，大黄15g

（后下），麝香（人工麝香）0.1g（冲服）。水煎服，1日1剂，1日2次。

【临床应用】

1. 瘰疬：多因痰火凝结，热盛肉腐所致。症见颈部淋巴结肿大如串珠状，质硬，伴有烦躁，午后低热，口苦咽干，小溲黄热，大便干结，甚者高热不退，咽喉肿塞，厥逆神昏，舌红、苔黄，脉弦数；颈部淋巴结结核见上述证候者。

若瘰疬肿痛坚硬者，可加浙贝母、玄参、牡蛎、瓦楞子以化痰散结，加全蝎、蜈蚣增强攻毒、通络止痛之功；若肝郁气滞、心烦易怒者，可加龙胆草、黄芩、夏枯草等以清泄肝火，加柴胡、当归、白芍、香附等以疏肝解郁。

2. 痈疽：由感染毒邪，凝滞气血，毒瘀互阻所致。症见痈肿红肿热痛，脓成不溃，口苦咽干，小溲黄热，大便干结，舌红、苔黄，脉弦数；体表化脓性疾病见上述证候者。

若热毒炽盛，可配伍紫花地丁、野菊花、金银花、蒲公英、黄连、黄芩、栀子等解毒散结；若脓成不溃者，加皂角刺、白芷、芙蓉花、天花粉、桔梗、薏苡仁、冬瓜仁、桃仁等以消肿排脓。

【禁忌】孕妇禁用。

【使用注意】

（1）运动员慎用。

（2）哺乳期妇女慎用。

（3）本方含有甘草，不宜与海藻、京大戟、红芽大戟、甘遂、芫花同用。

（4）本方含有丁香，不宜与郁金同用。

（5）本方含有乳香，胃弱者慎用。

（6）饮食宜清淡，忌食辛辣、油腻、海鲜发物及炙煿之品。

小金丸

【标准来源】《中华人民共和国药典》一部（2020年版）。

【药物组成】人工麝香、草乌（制），乳香（制）、五灵脂（醋炒）、地龙、木鳖子（去壳，去油）、枫香脂、没药（制）、当归（酒），香墨。

【用法用量】丸剂：口服，1次1.2~3g，1日2次；胶囊剂，1次4~10粒，1日2次。小儿酌减。

【功能主治】散结消肿，化瘀止痛。痰气凝滞所致的瘰疬、瘿瘤、乳岩、乳癖，症见肌肤或肌肤下肿块一处或数处，推之能动，或骨及骨关节肿大、皮色不变、肿硬作痛。

【处方解析】方中麝香辛香走窜，温经通络，活血消癥，消肿止痛；制草乌温经散寒，通经止痛；地龙化痰通络，消肿止痛，三药合用针对寒凝气滞，血瘀痰阻所致诸症所设，共为君药。乳香、没药、当归、五灵脂行气活血，散结消癥，消肿止痛，共为臣药。木鳖子散结消肿，攻毒疗疮；枫香脂活血止痛，解毒生肌；香墨止血消肿，共为佐药。以上诸药合用，共奏温经散寒、活血化痰、散结消癥、消肿止痛之功。

【推荐用量用法】人工麝香0.1g（冲服），草乌（制）6g（先煎），乳香（制）5g，五灵脂（醋炒）6g（包煎），地龙10g，木鳖子（去壳去油）1g，枫香脂3g，没药（制）5g，当归（酒）10g，香墨1.5g。儿童根据体重酌减。水煎服，1日1剂，1日2次。

【临床应用】

1. 瘰疬：多因寒凝气滞，血瘀痰阻所致。症见颈项及耳前耳后结核，一个或数个，皮色不变，推之能动，不热不痛者；颈部淋巴结结核见上述证候者。

若气滞痰阻较甚者，可加柴胡、当归、白芍、陈皮、半夏、浙贝母、玄参、牡蛎、海浮石等以行气化痰，散结消肿。

2. 瘿瘤：多因寒凝气滞，血瘀痰阻所致。症见颈部正中皮下肿块，不热不痛，随吞咽上下活动；甲状腺腺瘤，结节性甲状腺肿见上述证候者。

若气滞痰阻较甚者，可加柴胡、白芍、当归、青皮、郁金、牡蛎、瓦楞子、海藻、昆布、海蛤壳、海浮石等以行气化痰，软坚散结。

3. 乳癖：多因寒凝气滞，血瘀痰阻所致。症见乳部肿块，一个或多个，皮色不变，经前疼痛；乳腺增生见上述证候者。

若气滞痰阻较甚者，可加柴胡、香附、青皮、八月札、陈皮、半夏、浙贝母、瓜蒌、玄参、生牡蛎、海藻等以行气化痰、散结消肿。

4. 乳岩：多因寒凝气滞，血瘀痰阻所致。症见乳房局部肿块，皮色不变，质硬，边界不清，情志抑郁，急躁易怒，胸闷胁胀，苔薄白，脉弦；乳腺癌早期见上述证候者。

若气滞痰阻较甚者，可加柴胡、白芍、香附、青皮、郁金、三棱、莪术、当归、土鳖虫、白英、白花蛇舌草等以行气活血，散结消癥。

5. 附骨疽：多因寒凝气滞，血瘀痰阻所致。症见骨及骨关节肿大，皮色不变，肿硬作痛，疼痛彻骨，屈伸不利，活动受限；化脓性关节炎，化脓性骨髓炎见上述证候者。

若疼痛剧烈者，加附子、延胡索、川芎、桃仁、三棱、莪术以散寒行气，活血止痛；若脓肿较重者，加黄芪、薏苡仁、天花粉、皂角刺、穿山甲、白芷以托毒排脓。

【药品禁忌】孕妇禁用。

【使用注意】

（1）运动员慎服。

（2）本方含有草乌、木鳖子，有毒，不宜过量久服，肝肾功能不全者慎用。

（3）脾胃虚弱者、疮疡阳证者慎用。

（4）服药期间，忌食膏粱厚味，油腻不化之食。

八、寒　疝

桃仁丸

【处方来源】《太平圣惠方》卷四十八。

【原文药物组成】桃仁（汤浸，去皮尖双仁，麸炒微黄）1分，没药1分，安息香1分，乳香1分，麝香（细研）1分，木香1分，吴茱萸（汤浸7遍，焙干微炒）1分，桂心1分。

【原文用法】每服20丸，以暖酒嚼下，不拘时候。

【原文主治】心疝，心腹痛，四肢逆冷，面色青黑。

【处方解析】《素问·脉要精微论》云："病名心疝，少腹当有形也。"《诸病源候论·卷之二十·疝诸病·诸疝候》曰："疝者，痛也。或少腹痛，不得大小便；或手足厥冷，绕脐痛，白汗出；或冷气逆上抢心腹，令心痛；或里急而腹痛。此诸候非一，故云诸疝也。"《诸病源候论》卷二十："疝者，痛也。由阴气积于内，寒气不散，上冲于心，故使心痛，谓之心疝也。"本方为寒凝、气滞、血瘀所致的疝气腹痛而设。方中吴茱萸辛散苦泄，性热祛寒，主入肝经，既散肝经之寒邪，又疏肝气之郁滞，为治肝寒气滞、疝气疼痛之要药；桂心（肉桂）甘热助阳以补虚，辛热散寒以止痛，善去痼冷沉寒，亦为寒疝腹痛之常用之品，二药相配，能暖肝散寒，温经止痛，主治寒疝腹痛，故为君药。乳香、没药辛香走窜，苦泄温通，既入血分，又入气分，能行气活血，通络止痛；木香辛行苦泄温通，芳香气烈，通理三焦，能行气止痛；桃仁甘苦，苦能泄降导下以破瘀，甘能和畅气血以生新，能活血祛瘀，四药合用，调畅气血，辅助君药增强活血破瘀，行气止痛之功，共为臣药。安息香辛香苦泄，归心脾经，能开窍醒神，行气活血，止痛；麝香辛香温通，走窜之性甚烈，能开窍醒神，活血通经，通窍止痛，二药合用，能够增强温通经脉，通窍止痛，共为佐药。诸药合用，共奏暖肝散寒、行气活血、温经止痛之功。

【推荐用量用法】桃仁（炒）5g，没药5g，安息香（研粉）0.5g（冲服），乳香5g，麝香（人工麝香）0.1g（冲服），木香5g，吴茱萸（制）5g，肉桂5g（后下）。水煎服，1日1剂，1日2次。

【临床应用】

寒疝腹痛：多因寒凝、气滞、血瘀所致。症见心痛如锥刺，少腹有隆起之状，甚则四肢逆冷，口唇青紫，或自觉有气由少腹部上冲于心胸，舌质紫黯或见瘀斑、苔白，脉沉弦；腹股沟疝见上述证候者。

若寒凝气滞较重者，可加丁香、小茴香、葫芦巴、橘核、荔枝核、延胡索、川楝子、香附、乌药等暖肝散寒，行气止痛。

【禁忌】孕妇禁用。

【使用注意】

（1）运动员慎服。

（2）湿热下注所致的睾丸红肿热痛慎用。

（3）若伴有睾丸肿物或阴囊溃破者需配合外科治疗。

（4）本方含有肉桂，不宜与赤石脂同用。

（5）本方含有乳香、没药，胃弱者慎用。

九、缩　阳

起阳汤

【处方来源】《嵩崖尊生》卷十三。

【原文药物组成】附子（炮）1钱，皂角（酥炙，去皮弦）1钱，干姜

（炒）2分半，甘草2分半，麝香1分。

【原文用法】水煎服。

【原文主治】寒证，阳物缩入腹内。

【处方解析】本方为阴寒内盛、肾阳不足、痰瘀互阻所致的缩阳而设。方中附子味辛大热，《本草正义》记载附子："凡三焦经络，诸脏诸腑，果有真寒，无不可治。"有补火助阳，温暖下元，散寒止痛之功，善治下焦阴寒，寒滞肝脉，疝气疼痛，用为君药。干姜辛热，长于固守中焦，能温中散寒止痛，素有"附子无姜不热"之说，能协同附子增强补火助阳，散寒止痛之效，故为臣药。皂角辛温，《本草崇原》谓其"治疝气并睾丸肿痛"，为疝气肿痛的常用药物，有化痰散结，消肿止痛之功；麝香芳香走窜，活血通脉，消肿止痛，二者均有佐助之能，故为佐药。甘草既能缓急止痛，又能调和诸药，还能解附子之毒，用为佐使药。诸品同用，共奏温肾散寒、化痰散结、通经止痛之功。

【推荐用量用法】附子（制）9g（先煎），大皂角1g，干姜（炒）6g，甘草6g，麝香（人工麝香）0.1（冲服）。水煎服，1日1剂，1日2次。

【临床应用】

缩阳：《灵枢·经筋》云："阴器不用，伤于内则不起，伤于寒则缩入。""足厥阴之筋……上循阴股，结于阴器。络诸筋……伤于寒则阴缩入。"《诸病源候论·虚劳阴伤肿缩候》曰："众筋会于阴器，邪客于厥阴少阴之经，与冷气相搏，则阴肿痛而挛缩。"因阴寒内盛、肾阳不足、筋脉失养所致。症见自感阴茎、阴囊及睾丸内缩，会阴部发麻、发凉、疼痛、抽搐感，少腹拘急窜痛，痛引脐腹，或伴精神紧张、惊恐不安、胸闷、心悸，舌淡苔薄，脉弦；缩阳症见上述证候者。

冷痛显著者，可加延胡索、川楝子、肉桂、乌药、当归等温经散寒止痛；气滞胀痛者，可加小茴香、吴茱萸、沉香、槟榔、乌药、香附等以行气止痛。

【禁忌】孕妇及咯血、吐血患者忌服。

【使用注意】

（1）运动员慎用。

（2）本方含有附子，不宜与半夏、瓜蒌、天花粉、川贝母、浙贝母、白蔹、白及等同用。

（3）湿热下注睾丸红肿胀痛者不宜使用。

（4）服药期间忌食生冷食物。

十、恶　肉

五香连翘汤

【处方来源】《肘后备急方》卷五。

【原文药物组成】木香 2 两，沉香 2 两，鸡舌香 2 两，麝香半两，熏陆 1 两，射干 2 两，紫葛 2 两，升麻 2 两，独活 2 两，寄生 2 两，甘草（炙）2 两，连翘 2 两，大黄 3 两，淡竹沥 3 升。

【原文用法】以水 9 升，煮减半，纳竹沥，取 3 升，分 3 次服。

【原文主治】恶肉、恶脉、恶核瘰疬，风结肿气痛。

【处方解析】本方为毒邪内侵，凝滞气血，热毒痰瘀互阻之恶肉、恶脉、瘰疬而设。方中重用大黄，苦寒沉降，能清热利湿，凉血解毒，化瘀消痈，攻逐痰实，泻热通肠，为治疗热毒痰瘀互阻，大便秘结，恶脉、瘰疬之要药；连翘苦寒，能疏散风热，清热解毒，消痈散结，为"疮家圣药"；升麻辛甘微寒，能发表退热，清热解毒消疮；紫葛甘苦性寒，能清热解毒，散瘀通络，用于痈肿恶疮；射干苦寒降泄，能清热解毒，消痰散结；竹沥性寒滑利，能清热降火，滑痰利窍；独活辛散苦燥，能祛风除湿，通络止痛，张元素谓"散痈疽败血"，以上七药合用，针对热毒痰瘀互结的主要病机，能清热解毒，活血消痈，化痰散结，消肿止痛。熏陆（乳香）辛散通泄，既入血分，又入气分，能行血中气滞，宣通脏腑气血，透达经络，《本草纲目》谓其"消痈疽诸毒"，《本草汇言》谓其"活血祛风，舒筋止痛"，能活血消痈，伸筋止痛；沉香、鸡舌香（母丁香）辛香走窜，陶弘景谓二药"疗风水毒肿，去恶气"，可收畅通气血，消痈止痛之功；木香芳香气烈，能通理三焦，《本草经集注》谓其"疗毒肿，消恶气"，善行胃肠气滞，除心腹气满；麝香辛香行散，能活血散结，消肿止痛，五种香药同用，调畅气血，活血消痈，行气止痛。寄生（桑寄生）甘平质润，祛风湿，补肝肾，强筋骨，扶正祛邪。炙甘草缓急止痛，调和药性。诸药合用，共奏清热解毒，行气活血，消痈散结，消肿止痛之功。

【推荐用量用法】木香 6g，沉香 5g（后下），母丁香 3g，麝香（人工麝香）0.1g（冲服），乳香 5g，射干 10g，紫葛 15g，升麻 10g，独活 10g，桑寄生 15g，甘草（炙）6g，连翘 15g，大黄 15g，淡竹沥 30mL（冲服）。水煎服，1 日 1 剂，1 日 2 次。

【临床应用】

1. 恶肉：多因毒邪内侵，凝滞气血，热毒痰瘀互阻所致。症见身上突然生出肉赘（《诸病源候论》），形状如赤小豆，或如牛马乳头，或如鸡冠（《肘后方》），突起皮面，不痛不痒；结缔组织增生症等见上述证候者。

若痰瘀凝滞较甚者，可加当归、丹参、三七、血竭、乳香、没药、三棱、莪术、法半夏、天南星、浙贝母、鳖甲、牡蛎等以活血化瘀，化痰散结。

2. 恶脉：多由春冬之恶风邪毒侵袭入脉络，凝滞气血，热毒痰瘀互阻所致。症见局部疼痛，发热发红，局部有硬索状物，甚者可见赤脉隆起，如蚯蚓状，伴有胸闷纳呆，或微恶寒发热，口渴不欲饮，小便短赤，舌苔黄腻或舌有瘀点瘀斑，脉数或涩；血栓性浅静脉炎及其继发性静脉曲张见上述证候者。

若湿热肿胀较重者，加苍术、黄柏、牛膝、薏苡仁、防己、木通以清利湿热消肿；若瘀血阻络偏重、肢体疼痛者，加鸡血藤、牛膝、当归、桃仁、地龙、蜈蚣、全蝎等以活血化瘀，散结止痛。

3. 瘰疬：多因肝郁化火，炼液成痰，凝滞气血，热毒痰瘀互阻所致。症见颈部淋巴结肿大如串珠状，质硬，伴有烦躁，午后低热，口苦咽干，小溲黄热，大便干结，舌红、苔黄，脉弦数有力；颈部淋巴结结核见上述证候者。

若瘰疬肿痛坚硬者，可加浙贝母、玄参、牡蛎、瓦楞子以化痰散结，加全蝎、蜈蚣增强攻毒、通络止痛之功；若肝郁气滞、心烦易怒者，可加龙胆、黄芩、夏枯草等以清肝火，加柴胡、当归、白芍、香附等以疏肝解郁。

【禁忌】孕妇禁用。

【使用注意】

（1）运动员慎用。

（2）哺乳期妇女慎用。

（3）本方含有鸡舌香（母丁香），不宜与郁金同用。

（4）本方含有甘草，不宜与海藻、京大戟、红芽大戟、甘遂、芫花同用。

（5）本方含有乳香，胃弱者慎用。

（6）饮食宜清淡，忌食辛辣、油腻、海鲜发物及炙煿之品。

第十六章　五官科类含有麝香的成方临证举隅

一、喉　痹

龙脑破毒散

【**处方来源**】《御药院方》卷九。

【**原文药物组成**】盆消（研细）4两，白僵蚕（微炒，去嘴，为末）8钱，生甘草（生，为末）8钱，青黛8钱，马勃（为末）3钱，蒲黄半两，脑子1钱，麝香1钱。

【**原文用法**】如有病证，每用药1钱，用新汲水少半盏调匀，细细呷咽。若是诸般舌胀，用药半钱，以指蘸药，擦在舌上下，咽津如是。小儿1钱作4~5服，亦如前法用，并不拘时候。

【**原文主治**】急慢喉痹，咽喉肿塞不通。

【**处方解析**】本方为邪毒传里所致喉痹而设。方中盆消（芒硝）咸寒，泻下通便，润燥软坚，清火消肿，《证类本草》言其可"通经脉"，故为君药。青黛清热解毒，凉血定惊；马勃清热解毒，清肺利咽；脑子（冰片）通窍醒神，清热解毒，三药合同，助君药清火消肿，开窍散结之力，故为臣药。麝香芳香走窜，活血化瘀，开窍通咽喉；蒲黄既能活血化瘀，又善凉血不留瘀，二药合用，活血化瘀，开窍利咽，故为佐药。白僵蚕（僵蚕）搜风开痹，活络通经，化痰散结，善治喉痹，故为佐使药。甘草清热解毒，调和诸药，为使药。以上诸药合用，共奏清热解毒、开窍利咽、消肿止痛之功。

【**推荐用量用法**】芒硝9g(冲服)，僵蚕（炒)9g，生甘草9g，青黛3g(冲服)，马勃6g，蒲黄9g(包煎)，冰片0.3g(冲服)，麝香（人工麝香)0.1g(冲服)。水煎服，1日1剂，1日2次。

【临床应用】

喉痹：多因外感疫毒，邪热搏结，上攻咽喉所致。症见咽部疼痛较剧，吞咽困难，兼见高热，头痛，口渴喜饮，口气臭秽，大便燥结，小便短赤，舌质红、苔黄，脉洪数；急、慢性咽炎见上述证候者。

若咳嗽痰黄者，可加射干、山豆根、瓜蒌仁、浙贝母、黄芩、桔梗以清化痰热；若大便秘结者，可加大黄、芦荟、枳实、全瓜蒌以通腑泄热；若口渴咽干者，可加天花粉、芦根、玄参、麦冬、白茅根以生津利咽；若高热甚者，可加生石膏、知母、栀子、大青叶、牡丹皮以清热泻火。

【禁忌】孕妇禁用。

【使用注意】

（1）运动员慎用。

（2）哺乳期妇女慎用。

（3）本方含有芒硝，不宜与硫黄、三棱同用。

（4）本方含有甘草，不宜与海藻，京大戟，红芽大戟，甘遂，芫花同用。

（5）忌食辛辣、油腻、海鲜发物。

五香饮

【处方来源】《圣济总录》卷一二二。

【原文药物组成】沉香1两，木香1两，鸡舌香1两，熏陆香1两，麝香（研）3分，连翘2两。

【原文用法】上药除五香各捣研为末外，粗捣筛。每服3钱匕，水1盏半，煎至1盏，去滓，入五香末1钱半匕，再煎至8分，不拘时候温服。

【原文主治】咽喉肿痛。一切恶疮瘰疬结核，无首尾及诸疮肿。

【处方解析】本方为肺胃热盛，邪热搏结咽喉的喉痹以及痰火凝结，热盛肉腐的瘰疬而设。方中连翘苦寒，外可疏散风热，内可清热解毒，长于清心火，解疮毒，又能消散痈肿结聚，为"疮家圣药"。沉香辛香走窜，行气止痛，《名医别录》："疗风水毒肿，去恶气。"陶弘景谓其"疗恶核毒肿"。木香辛行苦泄，通理三焦，行气止痛，《本草经集注》"疗毒肿，消恶气"。鸡舌香（母丁香）辛香行散，理气止痛，《名医别录》"疗风水毒肿。去恶气，疗霍乱心痛"。陶弘景谓其"疗恶核毒肿"。熏陆香（乳香）辛散通泄，既入血分，又入气分，能行血中气滞，宣通脏腑气血，透达经络，长于止痛，又能活血消痈，去腐生肌。《名医别录》谓其"疗风瘾疹痒毒"，《本草纲目》谓其"消痈疽诸毒"。麝香功能开窍醒神，活血散结，消肿止痛，《神农本草经》谓其"主辟恶气"，《名医别录》谓其"疗中恶"，《本草正》谓其"除一切恶疮痔漏肿痛，脓水腐肉，面酐斑疹"。诸药合用，共奏清热解毒、活血散结、去腐生肌、消肿止痛之功。

【推荐用量用法】沉香 5g（后下），木香 6g，母丁香 3g，乳香 5g，麝香（人工麝香）0.1g（冲服），连翘 15g。水煎服，1 日 1 剂，1 日 2 次。

【临床应用】

1. 喉痹：多由热盛传里，肺胃热盛，邪热搏结，上攻咽喉所致。症见咽部疼痛较剧，吞咽困难，兼见高热，头痛，口渴喜饮，口气臭秽，大便燥结，小便短赤，舌质红、苔黄，脉洪数；急性咽炎见上述证候者。

咳嗽痰黄者，加射干、牛蒡子、瓜蒌仁、夏枯草以止咳化痰；热甚者，加水牛角、大青叶以清热泻火。

2. 瘰疬：多因痰火凝结，热盛肉腐所致。症见颈部淋巴结肿大如串珠状，质硬，伴有烦躁，午后低热，口苦咽干，小溲黄热，大便干结，舌红、苔黄，脉弦数有力；颈部淋巴结结核见上述证候者。

肿痛甚者，可加山慈菇、全蝎、蜈蚣增强攻毒、通络止痛之功；痰热壅盛，可加浙贝母、牡蛎、玄参化痰散结。

【禁忌】孕妇禁用。

【使用注意】

（1）运动员慎用。

（2）本方含有鸡舌香（母丁香），不宜与郁金同用。

（3）本方含有陆香（乳香），胃弱者慎用。

（4）饮食宜清淡，忌食辛辣、油腻、海鲜发物及炙煿之品。

银荷汤

【处方来源】《外科全生集》卷四。

【原文药物组成】连翘 1 钱，黄芩 1 钱，防风 1 钱，荆芥 1 钱，麝香 1 钱，银花 1 钱半，薄荷 8 分，黄连 5 分，甘草 5 分。

【原文用法】水煎服。

【原文主治】缠喉风及一切喉证。

【处方解析】本方为邪毒热盛所致喉证而设。方中银花（金银花）、连翘芳香清凉，既能辛凉透邪，又能辟秽解毒，消肿散结，针对邪毒热盛的主要病机，共为君药。防风疏风通络，行气活血；荆芥祛风胜湿，解热发汗利咽，薄荷辛凉解表，清利咽喉，三药相伍，增强君药解表透毒消痈之力，故为臣药。黄芩、黄连均清热燥湿，解毒泻火，黄芩善清肺火，黄连善清胃火，咽喉为肺胃门户，二药相配，清降肺胃实火；麝香辛香开窍，活血化瘀，消肿止痛，亦为佐药。甘草清热解毒，调和诸药，引药入经，为佐使药。以上诸药合用，共奏清热解毒、开窍利咽、消肿止痛之功。

【推荐用量用法】连翘 15g，黄芩 9g，防风 9g，荆芥 9g，麝香（人工麝香）0.1g（冲服），金银花 15g，薄荷 6g（后下），黄连 4.5g，甘草 9g。水煎服，1 日 1 剂，1 日 2 次。

【临床应用】

1. 急喉痹：多因外感疫毒，或肺胃热盛，邪热搏结，上攻咽喉所致。症见咽部疼痛较剧，吞咽困难，兼见高热，头痛，口渴喜饮，口气臭秽，大便燥结，小便短赤，舌质红、苔黄，脉洪数；急性咽炎见上述证候者。

若高热不退者，可加生石膏、知母、栀子、大青叶、板蓝根以清热泻火，凉血解毒；若大便秘结者，可加大黄、芦荟、枳实、瓜蒌仁以通腑泄热；若口渴咽干者，可加天花粉、芦根、玄参、麦冬、白茅根以生津利咽。

2. 乳蛾：多因外邪侵袭，邪毒积聚喉核所致。症见喉核一侧或两侧红赤肿起，表面有黄白脓点，状如乳蛾，咽痛剧烈，连及耳根，吞咽困难，舌质红、苔薄黄，脉数；急性扁桃体炎见上述证候者。

若肺经风热较重者，加蝉蜕、牛蒡子、桔梗、淡豆豉等疏散风热；若肺胃热盛者，加大黄、芒硝、枳实、栀子、山豆根、板蓝根等通腑泄热，解毒利咽；若兼阴虚咽干者，加玄参、麦冬、生地黄、牡丹皮等养阴清肺。

缠喉风，是指咽喉红肿疼痛，或肿疼连及胸前，项强而喉颈如蛇缠绕之状的病证（《圣济总录》），多由脏腑积热，邪毒内侵，风痰上涌所致（《疮疡经验全书》）。属于急性喉梗塞范畴，因病情危重，多采取综合的急救措施，故不推荐采用本方。

【禁忌】孕妇禁用。

【使用注意】

（1）运动员慎用。

（2）本方含有甘草，不宜与海藻、京大戟、红芽大戟、甘遂、芫花同用。

（3）忌食辛辣、油腻、海鲜发物。

喉药散

【标准来源】《中华人民共和国卫生部药品标准：中药成方制剂》（第九册）。

【药物组成】人中白（水漂）、儿茶、青黛、寒水石、硼砂（煅制）、山奈、射干、黄连、钟乳石、朱砂、冰片、麝香、牛黄、甘草。

【用法用量】口服，1次0.2g，小儿减半；吹喷于患处。

【功能主治】清热疏风，化痰散结，消肿止痛。用于喉痹及乳蛾之发热，咽喉肿痛，吞咽不利，咽干灼热等；急性咽炎、急性充血性扁桃体炎见有上述证候者。

【处方解析】方中黄连苦寒，清热燥湿，泻火解毒，利咽消肿；青黛咸寒，清热泻火，凉血解毒，利咽消肿；射干清热解毒，消痰利咽；寒水石清泻胃火，消肿利咽；牛黄味苦气凉，清热解毒，消肿止痛，以上五药合用，清热泻火，凉血解毒，消肿利咽。麝香辛香走窜，解毒消肿，止痛利咽；朱砂清热解毒，消肿止痛；冰片清热泻火，消肿止痛；硼砂清热消痰，解毒消肿，以上四药合用，芳香开窍，清火化痰，解毒利咽。人中白咸寒，《本草纲目》言其"降火消瘀血，治咽喉口齿生疮"，有清热降火，活血化瘀，消肿利咽的功效；儿茶活血消肿止痛；山奈行气止痛；《神农本草经》言钟乳石"主咳逆上气""利九窍"，有止咳利咽之效，四药同用，清热降火，行气活血，消肿利咽。甘草清热解毒，调和诸药。以上诸药合用，共奏清热解毒、化痰散结、消肿利咽之功。

【推荐用量用法】人中白3g，儿茶3g（包煎）、青黛3g（包煎）、寒水石20g（先煎）、硼砂（煅制）3g（冲服）、山奈10g、射干10g、黄连6g、钟乳石10g（先煎）、朱砂0.1g，冰片0.3g（冲服），麝香（人工麝香）0.1g（冲服），牛黄0.1g（冲服），甘草3g。儿童根据体重酌减。水煎服，1日1剂，1日2次。

【临床应用】

1. 喉痹：多因肺胃火盛所致。症见咽部红肿疼痛，吞咽困难，有异物感，口燥咽干，痰涎不出，咳嗽声哑，舌尖红、苔薄黄，脉浮数；急性咽炎见上述证候者。

兼见风热表证者，可加金银花、连翘、薄荷、牛蒡子、蝉蜕等疏散风热，消肿利咽；若热毒炽盛者，可加黄芩、黄连、栀子、射干、板蓝根、马勃、大青叶等以清热泻火。

2. 乳蛾： 多因肺胃火盛所致。症见喉核一侧或两侧红赤肿起，表面有黄白脓点，状如乳蛾，咽痛剧烈，连及耳根，吞咽困难，舌质红、苔薄黄，脉数；急性扁桃体炎见上述证候者。

兼见风热表证者，可加荆芥、薄荷、金银花、连翘、牛蒡子、马勃、蝉蜕、桔梗等疏散风热，消肿利咽；若热毒炽盛者，可加黄芩、栀子、大黄、玄参、蒲公英、板蓝根、大青叶等以清热泻火。

【药品禁忌】 孕妇禁用。

【使用注意】

（1）运动员慎服。

（2）脾胃虚寒者慎服。

牛黄噙化丸

【标准来源】《中华人民共和国卫生部药品标准：中药成方制剂》（第十五册）。

【药物组成】 柿霜、硼砂、黄连、雄黄、金果榄、冰片、牛黄、人工麝香、绿豆粉。

【用法用量】 口服，1次1丸，随时噙化。

【功能主治】 清热解毒，止痛。用于咽喉肿痛，口燥咽干，痰涎不出，咳嗽声哑。

【处方解析】 方中牛黄苦凉，清热解毒，消肿利咽。黄连苦寒，清热泻火，解毒消肿，利咽止痛。金果榄苦寒，清热解毒，利咽止痛。麝香辛香走窜，活血通经，消肿止痛。冰片清热泻火，消肿止痛。硼砂清热消痰，解毒消肿。雄黄解毒消肿。柿霜甘凉，清热生津利咽。绿豆甘寒，清热解毒，利水消肿。诸药合用，共奏清热泻火、解毒消肿、利咽止痛之功。

【推荐用量用法】 柿霜3g（冲服），硼砂0.3g（冲服），黄连5g，雄黄0.05g（冲服），金果榄9g，冰片0.3g（冲服），牛黄0.1g（冲服），人工麝香0.1g（冲服），绿豆15g。儿童根据体重酌减。水煎服，1日1剂，1日2次。

【临床应用】

喉痹： 多因肺胃火盛所致。症见咽部红肿疼痛，吞咽困难，有异物感，口燥咽干，痰涎不出，咳嗽声哑，舌尖红、苔薄黄，脉浮数；急性咽炎见上述证候者。

兼见风热表证者，可加金银花、连翘、薄荷、牛蒡子、蝉蜕等疏散风热，消肿利咽；若热毒炽盛者，可加黄芩、栀子、射干、升麻、玄参、板蓝根、马勃、大青叶等以清热泻火。

【药品禁忌】孕妇禁用。

【使用注意】

（1）运动员慎服。

（2）本方含有雄黄，有毒，不宜过量久服。

（3）脾胃虚寒者慎用。

二、阳毒咽痛

犀角元参汤

【处方来源】《伤寒全生集》卷四。

【原文药物组成】犀角、玄参、甘草、桔梗、升麻、黄芩、黄连、石膏、连翘、黄柏、山栀、薄荷、麝香。

【原文用法】水煎服。

【原文主治】阳毒咽痛。

【处方解析】阳毒咽痛，是指感受疫毒，面赤发斑，咽痛唾脓血者。本方为外感疫毒，肺胃火盛，气血两燔，阳毒咽痛发斑而设。方中石膏辛甘大寒，入肺、胃经，善阳明清气分实热，能清热泻火，除烦止渴；黄芩苦寒，主清肺火；黄连主清胃火；黄柏善清下焦肾火；山栀（栀子）善清三焦火热毒邪，五药相合，主清肺胃气分实热，有清热泻火，除烦止渴，解毒消肿之功。犀角（现水牛角代用）咸寒，善清血分实热，能清热凉血，解毒消斑；玄参味苦咸寒，能清热凉血，滋阴降火，解毒散结，消斑利咽，二药相伍，能凉血消斑，解毒利咽。升麻疏风解表，解毒利咽；连翘疏散风热，清热解毒，散结消肿；薄荷凉散风热，清利头目，利咽消肿；桔梗辛开苦降，宣肺化痰，利咽消肿，四药相合，功能透散邪热，解毒利咽。麝香辛香走窜，活血通经，开窍利咽，消肿止痛。甘草清热解毒，调和药性。诸药合用，共奏清热泻火、凉血解毒、利咽化斑之功。

【推荐用量用法】水牛角浓缩粉 2g（冲服），玄参 12g，黄芩 9g，黄连 6g，黄柏 12g，升麻 9g，连翘 15g，麝香（人工麝香）0.1g（冲服），栀子 9g，薄荷 6g（后下），桔梗 9g，甘草 6g。水煎服，1 日 1 剂，1 日 2 次。

【临床应用】

阳毒咽痛：因外感疫毒，肺胃热盛，气血两燔，阳毒咽痛所致。症见面赤斑斑如锦纹，咽痛吐脓血，高热，口渴，舌红绛，苔黄燥，脉数；丹毒，腮腺炎，急性扁桃体炎，淋巴结炎，猩红热等见上述证候者。

若血热炽盛、发斑发疹者，可加板蓝根、大青叶、绵马贯众、生地黄、紫草、赤芍、牡丹皮等以清热凉血消斑；若咽喉肿痛甚者，可加射干、山豆根、马勃、牛蒡子、板蓝根、赤芍、牡丹皮等以凉血消肿利咽。

【禁忌】孕妇禁用。

【使用注意】

（1）运动员慎用。

（2）本方含有甘草，不宜与海藻，京大戟，红芽大戟，甘遂，芫花同用。

（3）本方含有玄参，不宜与藜芦同用。

（4）忌食辛辣、油腻、海鲜发物。

三、白 喉

加减三黄二香散

【处方来源】《疫喉浅论》。

【原文药物组成】锦纹大黄 5 钱，生蒲黄 4 钱，川黄柏（共生研细末）3 钱，原麝香 3 分，上梅片 3 分。

【原文用法】用茶清调敷，或用白蜜融化敷之亦可。如红肿热甚，用大青叶汁或芭蕉根汁调敷均可。

【原文主治】疫喉初起，项外漫肿。

【处方解析】疫喉，指由于感受时行疫疠之邪而引起的喉科急性传染病。包括白喉和烂喉丹痧。本方为外感疫毒初起所致白喉、烂喉丹痧而设。大黄苦寒泄降，清热泻火，凉血解毒，逐瘀消肿，泻热通肠，荡涤疫毒，故为君药。川黄柏（黄柏）苦寒，清热泻火，燥湿解毒，滋阴降火，故为臣药。蒲黄甘平，归心肝二经血分，能活血散瘀，消肿止痛；原麝香（麝香）辛香走窜，能芳香通窍，活血化瘀，消肿止痛；上梅片（冰片）开窍醒神，清热止痛，是为佐使药。以上诸药合用，共奏清热泻火、凉血消肿、解毒利咽之功。

【推荐用量用法】大黄 9g（后下），蒲黄 9g（包煎），黄柏 12g，麝香（人工麝香）0.1g（冲服），冰片 0.3g（冲服）。水煎服，1 日 1 剂，1 日 2 次。

【临床应用】

1. 白喉：多因外感疫毒，邪热搏结，上攻咽喉所致。症见咽部疼痛较剧，吞咽困难，咽、喉、鼻部黏膜充血、肿胀并有不易脱落的灰白色假膜形成，兼见高热，头痛，口渴喜饮，口气臭秽，大便燥结，小便短赤，舌质红、苔黄，脉洪数；白喉杆菌所引起的急性呼吸道传染病见上述证候者。

表邪未解、恶寒发热者，可加金银花、连翘、薄荷、牛蒡子、葛根、蝉蜕等以发散表邪；火毒炽盛、咽喉红肿者，首选土牛膝专解白喉疫毒，酌加黄芩、黄连、栀子、龙胆、山豆根、大青叶、板蓝根、马勃、僵蚕；疫毒伤阴者，咽干舌燥不欲饮，可见生地黄、玄参、麦冬、浙贝母、知母、天花粉等以滋阴降火解毒，生津止渴润喉。

2. 烂喉痧：多因外感疫毒，邪热搏结，上攻咽喉所致。症见发热、咽喉肿痛或伴腐烂，全身布有弥漫性猩红色皮疹，疹后脱屑脱皮，舌质红、苔薄白或薄黄，脉浮数有力；猩红热见上述证候者。

表邪未解、恶寒发热者，可加金银花、连翘、浮萍、淡豆豉、薄荷、牛蒡子、葛根、蝉蜕等以发散表邪；火毒炽盛、咽喉红肿者，可加土牛膝根、板蓝根、马勃、山豆根等以清咽解毒；颈部淋巴结肿痛者，可加夏枯草、紫花地丁、土贝母等以清热化痰软坚。

【禁忌】孕妇禁用。

【使用注意】

（1）运动员慎用。

（2）哺乳期妇女慎用。

（3）忌食辛辣、油腻、海鲜发物。

四、舌下痰包

天花散

【处方来源】《喉科秘诀》卷下。

【原文药物组成】花粉1钱，薄荷1钱，干葛1钱，防风1钱，僵蚕1钱、朱砂1钱，老竺黄1钱，黄连1钱，甘草1钱，郁金1钱，硼砂1钱，冰片1分，麝香5厘。

【原文用法】上为细末。薄荷、灯心汤调服，含之亦妙。

【原文主治】口舌烂，或舌下肿大有核，破出黄痰，既愈而复发者。

【处方解析】本方为痰火凝结，瘀血阻络所致的舌下痰包所设。方中黄连苦寒泄降，既能清热燥湿，又能泻火解毒，善清胃火、心火，是治疗痰火凝结，舌下痰包之要药；老竺黄（天竺黄）甘寒，善清心肝之火，常用治痰火郁结；郁金辛散苦泄性寒，能清心凉血，行气解郁，活血止痛，三药合用，清热燥湿，化痰散结，活血消肿，针对舌下痰包的主要病机，共为君药。朱砂甘寒质重，清心泻火，解毒消肿止痛；硼砂甘咸性凉，清热消痰，解毒化腐。冰片苦寒归心经，清热止痛，泻火解毒；麝香辛香行散，有良好的活血散结，消肿止痛作用，四药合用，辅助君药增强清热泻火，化痰散结，活血消肿止痛之功，共为臣药。薄荷轻扬升浮、芳香通窍，善疏散上焦风热，清利口腔；防风辛散祛风解表，胜湿止痛；僵蚕辛散，能祛风止痛，化痰散结；干葛（葛根）甘凉清热，能鼓舞脾胃清阳，有生津止渴之功；花粉（天花粉）甘苦微寒，能清热泻火解毒，消肿排脓疗疮，生津止渴，五药合用，能清热泻火，生津止渴，化痰散结，消肿止痛，有佐助之功。灯心（灯心草）甘淡性寒，主清心火，清热利尿，导热下行；甘草清解热毒，祛痰，调和药性，舌为心之苗，二药合用可引药入心经。故为佐使药。诸药合用，共奏清热燥湿、化痰散结、活血消肿之功。

【推荐用量用法】天花粉15g，薄荷6g（后下），葛根15g，防风10g，僵蚕10g，朱砂0.1g（冲服），天竺黄9g，黄连5g，甘草6g，郁金10g，硼砂3g（冲服），冰片0.3g（冲服），麝香（人工麝香）0.1g（冲服），灯心草3g。水煎服，1日2次。

【临床应用】

舌下痰包：乃痰饮乘火流行，凝注舌下，结如匏肿所致。症见匏肿绵软不硬，有碍言语，作痛不安，用利剪刀，当包剪破，流出黄痰，若鸡子清，稠黏难断，口干思饮，溲赤便秘；舌下腺囊肿，口腔黏液腺囊肿等见上述证候者。

若痰包为淡黄色、内含物为棕黄色、湿热较重者，可配伍龙胆、黄芩、栀子、苦参等；若胞肿较甚色紫者，可配伍赤芍、桃仁、红花、牡丹皮等；若包块较硬者，可配伍生牡蛎、大贝母、玄参、瓦楞子等。

【禁忌】孕妇禁用。

【使用注意】

（1）运动员慎用。

（2）本方含有郁金，不宜与丁香、母丁香同用。

（3）本方含有甘草，不宜与海藻、京大戟、红大戟、甘遂、芫花同用。

（4）本方含有朱砂有毒之品，不宜长期服用，肝肾功能不全者慎用。

（5）饮食宜清淡，忌食辛辣、油腻、海鲜发物及炙煿之品。

五、暴风客热

菟丝子丸

【处方来源】《魏氏家藏方》卷九。

【原文药物组成】菟丝子（洗净，酒浸，烂研成饼）1两，车前子（微炒）1两，香白芷1两，细辛1两，人参（去芦）半两，麝香（别研）1两。

【原文用法】上为细末，炼蜜为丸，如梧桐子大。每服30丸，1日3次，不拘时候。

【原文主治】主眼暴赤。

【处方解析】本方为肝火上炎，风热上攻，散于血脉，攻冲眼目，暴赤眼肿所设。方中车前子善于清肝泻火，明目止痛，为治肝火上攻，暴赤眼肿的要药，故为君药。香白芷（白芷）辛香走窜，祛风止痛，散结消肿，活血排脓；细辛芳香透达，宣泄郁滞，上达巅顶，通利目窍，善于祛风散邪，通窍止痛，二药合用，辅助君药增强祛风散邪，活血排脓，消肿止痛之功，共为臣药。麝香辛香行散，贯通经络，具有活血散结消肿，通经止痛之功，有佐助之能。佐以菟丝子滋补肝肾、益精养血而明目。人参健脾益肾，生津养血。诸药合用，共奏疏风清热、清肝泻火、益精明目之功。

【推荐用量用法】菟丝子6g，车前子15g（包煎），白芷10g，细辛3g，人参3g，麝香（人工麝香）0.1g（冲服）。水煎服，1日1剂，1日2次。

【临床应用】

暴风客热：俗称"眼暴赤""火眼"，多因风热上攻，肝火上炎，散于血

脉，攻冲眼目所致。症见暴赤眼肿，眼目涩痛，刺痒交错，怕热畏光，泪热
眵结，白睛赤肿；急性卡他性结膜炎，过敏性结膜炎见上述证候者。

若风热较重者，出现咽痛、口干、头痛者，可配伍金银花、连翘、蝉
蜕、菊花、桑叶、薄荷、野菊花等；若肝火上攻较甚者，可去人参、菟丝
子，加龙胆草、黄芩、栀子、赤芍、柴胡等；若大便秘结者，可配伍大黄、
决明子、芦荟等。

【禁忌】孕妇禁用。

【使用注意】

（1）运动员慎用。

（2）本方含有人参，细辛，不宜与五灵脂，藜芦同用。

（3）饮食宜清淡，忌食辛辣、油腻、海鲜发物及炙煿之品。

参考文献

宋兴超，杨福合，邢秀梅.中国麝科动物的种类、分布、价值及其保护对策［J］.特种经济动植物，2008（9）：5-7.

李林海.我国麝类动物养殖产业现状及对策研究［D］.北京：北京林业大学，2012.

吴民耀，王念，惠董娜，等.林麝保护的现状及研究进展［J］.重庆理工大学学报（自然科学版），2011，25（1）：34-39.

宋兴超，杨福合，邢秀梅.中国麝科动物的种类、分布、价值及其保护对策［J］.特种经济动植物，2008（9）：5-7.

吴昌国.中医历代药论选［M］.北京：中国中医药出版社，2008.

周文杰，李宁，谢兴文，等.天然麝香的化学成分及药理研究进展［J］.时珍国医国药，2022，33（1）：185-188.

王岚，王翰，刘海萍，等.麝香的研究现状［J］.资源开发与市场，2016，32（1）：77-81.

吴分宏，李静，岳碧松.麝香的药理、临床应用及质控研究进展［C］.四川省动物学会第八次会员代表大会暨第九次学术年会论文集.2004:77.

王永生，崔健，张英华，等.麝香的药理研究进展［J］.长春中医药大学学报，1992，8（1）：49-51.

叶启智，陈健忠.麝香的临床应用和药理研究进展［J］.广西中医药，1990（3）：41-42，44.

黄正良.麝香的药理作用及临床应用研究［J］.中成药研究，1987，（5）：23-26.

黄丽，朱彩霞，林柳青，等.不同开窍药对神经中枢系统兴奋：镇静作用的影响［J］.中医学报，2020，35（7）：1501-1504.

李仪奎，胡月娟，徐军，等.麝香对中枢耐缺氧能力的影响［J］，中草药，1985，16（3）：19-21.

郭纳琬，孙悦平，邵燕，等.麝香和麝香酮毒性及其强心作用的研究.药学学报.1980，15（6）：281-281.

Kimura M. 麝香中新的蛋白激酶活化剂及其对豚鼠心肌强心作用的研究［J］.国外医学：植物药分册，1992，14（1）：57-57.

齐娜，段文娟，李雅婧，等.麝香酮药理作用的研究进展［J］.世界科学技术：中医药现代化，2020，22（8）：3042-3047.

蒋振亚，李常度，周东，等.麝香对大鼠实验性脑缺血神经元损伤的保护作用［J］.中国中医药科技，2001，8（2）：96-99.

李保英.麝香对小鼠脑损伤的影响［J］.国外医学：中医中药分册，1996，18（5）：33-33.

朱秀媛，徐桂芳，程雨时，等.麝香的药理研究 II，麝香及其有效成分的抗炎作用［J］.药学学报，1988，23（6）：406-409.

朱秀媛.王文杰，徐桂芳，等.麝香的药理研究 II，麝香抗炎作用原理［J］.中国医学科学院学报，1989，11（1）：52-56.

王树荣，杨武.麝香对离体家兔肾髓质环氧酶活性的影响［J］.中药药理与临床，1988，4（3）：31-32.

王文杰，白金叶，程桂芳，等.麝香糖蛋白成分对白三烯 B4 激活大鼠中性白细胞功能的影响［J］.中国中药杂志，1998，23（4）：238-240.

王文杰，白金叶，朱秀媛.等.麝香糖蛋白成分对趋化三肽激活的大鼠中性白细胞功能的影响［J］.中国医学科学院学报，1997，19（3）：222-222.

姜海瑞，徐宏发，王晓黎，等.麝的生物学研究现状分析［J］.生物学通报，2007（6）：4-6.

宋兴超，杨福合，邢秀梅.中国麝科动物的种类、分布、价值及其保护对策［J］.特种经济动植物，2008（9）：5-7.

唐先武.人工麝香：让自然美人间香［N］.科技日报，2016-11-02（004）.

仲海亮.应用新政策促进麝资源保护与可持续利用［J］.中国中医药信息杂志，2009，16（3）：6-7.

朱秀媛，高益民，李世芬.人工麝香的研制［J］.中成药，1996（7）：38-41.

朱秀媛.人工麝香的药理研究［J］.医学研究通讯，1999（2）：20.

章菽.人工麝香研制及产业化成果概述［J］.中国医学科学院学报，2014，36（6）：581-582.

郭经.人工麝香研究进展［J］.中国医学科学院学报，2014，36（6）：577-580.

毛静远，吴永健，史大卓.中成药治疗冠心病临床应用指南（2020 年）［J］.中西医结合心脑血管病杂志，2021，19（9）：1409-1435.

附录 I

中医病名索引

（二）妇科

（三）儿科

（四）外科

（五）骨科

附录 II

西医病症名索引

附录 Ⅲ

麝香药性历代本草文献一览表

年代	著作名称	药性	功效主治	禁忌
东汉	《神农本草经》	辛，温	主辟恶气，杀鬼精物，温疟，蛊毒，痫痉，去三虫，久服除邪，不梦寤厌寐	
南朝	《名医别录》	无毒	主治诸凶邪鬼气，中恶，心腹暴痛胀急，痞满，风毒，妇人产难，堕胎，去面䵟，目中肤翳	
	《本草经集注》	味辛，温，无毒	主辟恶气，杀鬼精物，温疟，蛊毒，痫痉，堕胎，去三虫，去面䵟，风毒，妇人产难，目中肤翳。久服除恶，亦辟恶。以真者一子，伯香，置头间枕之，辟恶梦及尸疰鬼气	
唐代	《药性论》	苦，辛	除百邪魅，鬼疰，心痛，小儿惊痫客忤，镇心安神。以当门子一粒，丹砂相似，细研，熟水灌下，止小便利。能蚀一切痈疮脓。入十香丸，令人百毛九窍皆香，疗鬼疰腹痛	忌食大蒜
	《新修本草》	辛，温，无毒	主辟恶气，杀鬼精物，温疟，蛊毒，痫痉，去三虫，疗诸凶邪鬼气，中恶，心腹暴痛胀急，痞满，风毒，妇人产难，堕胎，去面䵟，目中肤翳。久服除邪，不梦寤厌寐。麝香疗蛇毒	
	《食疗本草》		辟诸毒热，敷蛇毒，除怪惊魄怔。除百病，治一切恶气疰病	
五代	《日华子本草》		辟邪气，杀鬼毒蛊气，疟疾，催生，堕胎，杀脏腑虫，制蛇虫咬，沙虫溪瘴毒，吐风痰，内子宫，暖水藏，止冷带疾	

续表

年代	著作名称	药性	功效主治	禁忌
北宋	《开宝本草》	辛，温，无毒	疗诸凶邪鬼气，中恶，心腹暴痛胀急，痃满，风毒，妇人产难，堕胎，去面黵，目中肤翳	
	《证类本草》	辛，温，无毒	主辟恶气，杀鬼精物，温疟蛊毒，痫痓，去三虫，疗诸凶邪鬼气，中恶，心腹暴痛，胀急痃满，风毒，妇人产难，坠胎，去面黵，目中肤翳。久服除邪，不梦寤魇寐	
元代	《增广和剂局方药性总论》	味辛，温，无毒	主辟恶气，杀鬼精物，温疟，蛊毒，痫痓，去三虫，疗诸凶邪鬼气，中恶，心腹暴痛，胀急痃满，风毒，妇人产难，堕胎，去面黵，目中肤翳。镇心安神。小儿惊痫客忤，镇心安神。能蚀一切痈疮脓。日华子云：辟邪气，杀鬼毒蛊气，疟疾，催生，堕胎，杀脏腑虫，制蛇蚕咬，沙虱溪瘴毒。纳子宫，暖水脏，吐风痰。沙虱溪瘴毒。纳子宫。止冷带疾。《药性论》云：臣。禁食大蒜。味苦辛。除百邪魅。止小便利，熟水灌下。以当门子一粒，丹砂相似，细研，堕胎，催生，疟疾	
	《汤液本草》	温，辛，无毒	《本草》云：主辟恶气，杀鬼精物，疗温疟，蛊毒痫痓，去三尸虫。疗诸凶邪鬼气，中恶心腹暴痛，胀急痃满，风毒，妇人产难，堕胎	
明代	《本草品汇精要》	味辛性温散。气之厚者，阳也，臭香	麝香（出《神农本经》）主辟恶气，疗诸凶邪鬼气，中恶，心腹暴痛胀急，痃满，风毒，妇人产难，堕胎。辟邪秽通关窍。制雷公云：凡使麝香并用子日开之不用苦细研筛用之也。治（疗）祛蛇毒，辟恶及尸注鬼气。《药性论》云：除百邪魅，鬼疰，心腹痛，小儿惊痫客忤，镇心安神，吐蛇毒，制蛇蚕咬。《日华子》云：催生，杀脏腑虫，沙虱，溪瘴毒。《别录》云：除百病一切恶气。合治：止小便利，纳子宫，暖水脏，止冷带疾。合墨研书额上去邪魇平除。合醋研服治中恶客忤暴死末，合乳汁汁服疗中水气已服药末。解蛇毒	妊娠不可服，忌大蒜

续表

年代	著作名称	药性	功效主治	禁忌
	《本草蒙筌》	味辛，气温。无毒	勿近火日，磁钵细擂。辟蛇虺，诛蛔虫。蛊疰痫总却；杀鬼精，驱疫疹，胀急痞满咸消。催生堕胎，通磁利窍。除恍惚惊怖，镇心安神；疗痈肿疮疽，蚀脓逐血。吐风痰不梦寤寐魇寐，点目疾去微腥。肉似獐肉微腥。麝膜泪膨。食之不畏虺蛇毒	惟忌葫蒜，亦宜知之
明代	《本草纲目》	辛，温，无毒	李鹏飞曰：麝香不可近鼻，有白虫入脑，患癞。久带其香透关，令人成异疾。原文主治：辟恶气，杀鬼精物，去三虫蛊毒，温疟痫。久服，除邪，不梦寤寐魇寐（《神农本草经》）。疗诸凶邪鬼气，中恶，心腹暴痛，胀急痞满，风毒，目中肤翳，妇人产难堕胎。通神仙（《名医别录》）。佩服及置枕间，辟恶梦，及尸疰鬼气。又疗蛇毒（弘景。《抱朴子》云：入山辟蛇，以麝香丸着足爪中有效。因麝啖蛇，故以厌之也）。治蛇，蚕咬，沙虱溪瘴毒，杀脏腑虫，治诸疰疾，吐风痰，疗一切虚损恶病。纳子宫，暖水脏，止冷带下（《日华》）。熟水研服一粒，治小儿惊痫客忤（《药性》）。又云：入十香丸，通诸药。不闻香臭，积聚癥瘕（时珍）。疗鼻窒，不闻香臭，积聚癥瘕（时珍）。发明：李杲曰：麝香入脾治内病。凡风病在骨髓者宜用之，使风邪得出。若在肌肉用之，反引风入骨，如油入面之不能出也。朱震亨曰：五脏之风，不可用麝香以泻卫气。口鼻出血，乃阴盛阳虚，有升无降，当补阴抑阳，不可用脑，麝轻扬飞窜之剂。妇人以血为主，凡血海虚而寒热盗汗者，宜补养之；不可用麝香之散，琥珀之燥。而他药亦有效也。时珍曰：严氏言风病必先用麝香，而丹溪谓风病，血病必不可用，盖麝香走窜，能通诸窍之不利，开经络之壅遏。若经络不利为引以开之，诸气，诸血，诸痛，非不可用也，但不可过耳。《济生方》治食瓜果成积作胀者用之，治饮酒成消渴者用之，云果得麝则坏，酒得麝则败，此得用麝之理者也	大蒜

续表

年代	著作名称	药性	功效主治	禁忌
明代	《本草原始》	辛，温，无毒	辟恶气，杀鬼精邪物，去三虫蛊毒，温疟惊痫，久服除痫，不梦寤魇魅。疗诸凶邪鬼气，中恶，心腹暴痛，胀急痞满，风毒，去面䵟，辟人产难，堕胎。佩服及置枕间，辟恶梦，及尸疰鬼气。又疗蛇毒，沙虫，溪瘴毒，杀脏腑虫，治疟疾，吐风痰，疗一切虚损恶病。纳子宫，暖水脏，止冷带下。熟水研服一粒，治小儿惊痫客忤，镇心安神，止小便利。又能蚀一切痈疮脓水。消瓜果食积，治中风，中气，痰厥，积聚癥瘕。《神农本草经》上品	
	《药性解》	味辛，性温，无毒，入十二经	主恶气，鬼邪，蛇啮蛊毒，惊悸痈疽，中恶心腹暴痛胀满，目中翳膜泪出，风毒温疟痫痉，通关利窍，杀虫堕胎，催生堕胎。按：麝香为诸香之最，其气透入骨髓，故于经络无所不入。然辛香之剂，必能耗损真元，用雷公云：凡使多有伪者，不如不用。其香有三等：一名遗香，乃是子脐闭也。二名脐香，价与珍珠同也。自于石上用蹄尖剔出，诸处一里草木不生，并焦黄，人舍取得此香，见心血在脾上，结作一个干血块，采得甚堪用。三名结香，被大兽捕逐，惊思坠死，被人收得擘破，干血块，不堪入药。凡使麝香勿近火日，磁钵中细研任用	
	《本草汇言》	气味俱厚，可升可降，入足太阴、手少阴经	开经络，通诸窍，透肌骨。李时珍曰：辟蛇虫诸毒之药也。方岳明曰：此药辛香走窜，能自内达外。凡毫毛肌肉，骨节诸药，以此立开，郁滞不通者，故《圣惠方》入汤科用，彻脓血，去死肌；人眼科用，散瘀血；人妇人科用，下难产，落胎孕；入婴儿科用，定镇痫，吐风痰。以达于病所，推陈而致新也。方氏曰：虽清气散邪之药，如中恶邪气，痞块癥瘕诸证。盖取此辛香劳烈，借其气以开通，开通之后，不可复用。凡气血两虚中风证，小儿慢脾惊风，与夫阴气滞诸窍，气节诸窍，气虚痰结，血虚眩晕，心虚惊悸，痰涎壅塞一时暂以开通，发热吐血，血虚目䀲，肝虚目昏，新肉将长之时，麝香概勿轻用，气厥，产后血晕，中虚痞胀诸证；或痈疽脓血已泄，中虚痞胀诸证	忌大蒜

续表

年代	著作名称	药性	功效主治	禁忌
	《景岳全书·本草正》	味苦辛，性温	能开诸窍，通经络，透肌骨，解酒毒，吐风痰，消积聚癥瘕，散诸恶浊气，除心腹暴痛胀急，杀鬼物邪气魔寐，脏腑虫积，蛇虫毒，蛊毒，瘴毒，沙虱毒，及妇人难产，尤善堕胎。用热水研服一粒，治小儿惊痫客忤，镇心安神。若鼠咬虫咬成疮，但置些许于火炭上，有油滚出而成焦黑炭之。若麝香封之则愈。欲辨真假，但以麝香封之本体，木类也，是即假疼者，肉类也，此即香之本体。若燃火而化白灰者。	
明代	《神农本草经疏》	味辛温无毒	主辟恶气，杀鬼精物，温疟，蛊毒，痫痉，去三虫，疗诸凶邪鬼气，中恶心腹暴痛，胀急痞满，风毒，妇人难产，堕胎，去面䵟，目中肤翳，久服除邪，不梦寤魇寐，通神仙（忌大蒜）疏：陶弘景云：麝常食柏叶，又啖蛇，予以为其香必非因啖蛇蛇而结。苏颂乃云：夏月食蛇多，至寒则香满。人春脐内急痛，自以爪剔出。陶云：五月得香，往往有蛇皮骨。岂非食蛇遍一年，而皮骨尚不化者乎？不知麝乃山兽，如柏叶之类，故其香气聚于脐，而结成是香；或遇蛇亦啖，但不结香耳。如必啖蛇蛇多而后有香，则此药必大毒难近之物，气温无毒那？甄权言苦辛，其香芳烈，为通关利药之上药。凡邪气着人，淹伏不起，辛香走窜，自内达外，则毫毛骨节俱开，邪从此而出，故主辟恶气，杀鬼精物凶邪，蛊疰，温疟，中恶，心腹暴痛，胀急痞满，风毒诸证也。其主痫痉，及目中肤翳，苦辛能杀虫，故主去三虫。不梦寤魇寐，通神仙者，辛香能辟除恶气而通神明，故有是功能也。《日华子》云：纳子宫，暖水脏，止冷带疾。主小儿惊痫客忤，蚀一切痈疽脓水，中气，中恶，疫瘵搐搦，兼人肯药，敷药，皆取通窍开经络，透肌骨之功耳	忌大蒜

续表

年代	著作名称	药性	功效主治	禁忌
			主治参互：同犀角、牛黄、琥珀、龙齿、远志、丹砂、铅丹、金箔、菖蒲、真珠、茯神、天竺黄，治心气虚怯，惊邪癫痫；或梦寐纷纭，红白痢等证，大人中恶惊悸，及小儿急惊，为末，灌之即醒。《济生方》：中风不省。用麝香二钱，研末，入清油二两，和匀，灌之即苏。又方：食诸果成积伤脾，作胀气急。用麝香一钱，生桂末一两，饭和丸，绿豆大。大人十五丸，小儿七丸，白汤下。盖果果得麝即落，木得桂即痛彻故也。夏子益《奇疾方》：口内肉球，根如线，五寸余，如钗股，吐出乃能食物，捻之则痛彻心者。麝香一钱，研水服之，日三自消。《续千金方》：催生易产。麝香一钱，水研服之，妙。并治蚕咬成疮。东垣云：凡风病在骨髓者，用之使风邪得出，内透骨药，诚得其宜。若在肌肉，用之反引风入骨，犹如引贼入室矣。凡似中风，小儿慢脾风，发热，盗汗，自汗，气虚眩晕，虚汗痰喘，血虚羸弱，血虚目昏，心虚惊悸，肝虚痰搐，产后血晕，胎前气厥，诸证之属于虚者，法当补益，概勿施用。即如不得已借其开通关窍者，亦宜少少用之，勿令过剂。亦省开通之后，虚者随即补益，不可复用矣	孕妇不宜佩戴，劳怯人亦忌之。李廷飞云：不可近鼻，有白虫入脑。患癞久者，其香透关，令人成异疾
明代	《本草征要》	味辛，性温，无毒。入心经。	微研。作外治，用途甚广；若内服，多入丸丹。开窍通经，救卒中之内闭，催生堕胎，消僵肿之疽瘰，内透骨髓，走窜飞扬，外彻皮毛。东垣云："搜骨髓，走窜飞扬，证属虚者，概勿施用，必不得已亦宜少用"。李时珍谓其疗鼻窒不闻香臭	忌大蒜。怯人及孕妇不宜佩戴

续表

年代	著作名称	药性	功效主治	禁忌
明代	《本草通玄》	辛温	通经络，开诸窍，透肌骨，辟鬼邪，去三虫，攻风疾，祛恶梦，堕胎孕。止惊痫。时珍曰：严氏言风病必先用麝香，丹溪谓风寒血病必不可用，皆非通论矣。愚按麝香走窜，通诸窍之壅塞，开经络之壅滞。若诸风、诸气、诸血、诸痛、痫痉等病，经络壅滞，孔窍不利者，安得不用以开之，通之耶？非不可用也，但不可过耳	
	《本草乘雅半偈》	辛温，无毒	（《本经》上品）即全真后身尚保中黄八极，为未命元神。主辟恶气，杀鬼精物，去三虫、蛊毒、温疟、惊痫。久服除邪，不梦寤魇寐。修治：向日开之，但微研，不必苦细研；如欲细甚，入醇酒少许，不损香气。缪仲淳先生云：邪气着人，则淹伏不起。其香芳烈走窜，以达病所，关机药穴，莫不开通。先人云：射有丹穴，的即中黄，脐为身蒂，形藏都通。参曰：射主中的，的即中黄，香结于斯，当人脾藏；中黄，正脾主之宫位耳。气味辛温，性专开发，一派生阳，全得甲力，脾之用药也。以中黄建立，以中黄建立脾之阳，通达肌骨，透达肌骨，若三虫蛊毒，杀鬼精物，但发露殆尽，仅可施诸脾土之阳，不可投诸敦浓宁谧者耳	
清代	《本草崇原》	气味辛温，无毒	主辟恶气，杀鬼精物，去三虫蛊毒，温疟，惊痫。久服除邪，不梦寤魇寐。麝香独出于精也。香之神异者也，气味辛散行。主辟恶气者，其臭馨香也。去三虫蛊毒者，辛温香窜，故故治温疟、蛊毒。惊痫者，心气昏迷，痰涎壅滞，故治惊痫，不梦寤魇寐。麝香辛温通药，痰涎壅滞。凡香皆生于草木，而麝则香生于精物，杀鬼精物也。其臭后寒，先热后寒，其臭馨香。麝则香生于肾，故久服则腑脏机关通利，故治惊痫，不梦寤魇寐	

续表

年代	著作名称	药性	功效主治	禁忌
清代	《本草述》	气辛，温，无毒	主治：通诸窍，开经络，透肌骨，纳子宫，暖水脏，止冷带下，杀脏腑虫，（时珍）及妇人产难，（《名医别录》）能蚀一切痈疽脓水（《日华子》）。愚按：麝香之用，其要在能通诸窍一语。然不开其壅，散其结，通其闭，则何处着，别亦何处行之。盖凡病干为壅为结散结通闭，不得其一药以疗之。实用之为开关夺命丹，活命金丹，其功更在龙脑，牛黄之先也。即此推之，则如所谓治诸证用之开经络，透肌骨，希雍所云：关机窍穴莫不开通，乃是姿物写照耳，谓不当其病而可漫然投之乎？况病属阴虚，可投之以增剧乎？虽然，即虚而病干壅结闭者，亦必藉之为先导，但贵中节而止耳。希雍曰：麝香，其性能射，善芽透开畅，凡心中风，小儿慢脾风，与天阴阳虚渴，发热吐血，适可中节而投，虚昏晕，气虚痰弱，血虚痿弱，心虚惊悸，肝虚痫痉，产后血晕，胎前气厥诸证之属于虚者，法当补益，概勿施用。即如不得已，欲借其开通关夺药于一时，亦宜少少用之，勿令过剂，苏省开通之后不可复用矣。孕妇不宜带其香透关少许，不损香气，令人成异疾	孕妇不宜佩戴，劳怯人亦忌之。季廷飞云：不可近鼻，有白虫人脑患癫。久带其香透关，令人成异疾
	《本草择要纲目》	辛温无毒	辟恶气，去三虫蛊毒及惊怖恍惚，疗鼻窒不通，解酒毒，消瓜果食积，治中风中气中恶痰厥，积聚癥瘕，又疗蛇虫溪瘴毒。盖麝香走窜，能通诸窍之不利，开经络之壅遏，凡诸风诸气诸痛诸痹，有升无降，口鼻出血，乃阴盛阳虚，用之令阴阳不得补，阴不得抑，妇人以血为主，凡血海虚而寒热盛益汗者宜补养之，不可用之以过散其液	不可近鼻，有白虫人脑患癫。久带其香透关，令人成异疾

续表

年代	著作名称	药性	功效主治	禁忌
清代	《本草新编》	味辛，气温，无毒	辟蛇虺，逐蛔虫，虫蛊痫狂，杀鬼精，疔痈肿恶疮，殴疫瘴，胀急痞满咸消，催生堕胎，通关利窍，除忧惚惊怖，镇心安神。或问麝香能消水果之伤，点目去膜止泪。亦外治居多，内治甚少也。或问麝香能消水果之虫者，生虫于未有不生虫者也。胸中未有不生虫者也，思虫则必多食果矣，初食果而快，久食果而闷。前人用麝香，而食果之病痊，遂疑麝香之能消果也，谁知是杀虫之效哉（［批］解前人之惑）。或问近人治风症，多用麝香以透彻内外，而吾子不谈，岂治风非牛欤？曰：风病不同，有人于骨髓者，有人于皮肉者，有人于脏腑者。未可一概用麝香而走窜之也。盖风入于骨髓者，不得已而用麝香，使攻邪之药直入在脏腑之外。其余风邪不过在脏腑之外、肌肉之间，使亦用麝香引风入骨，反致变生大病而不可救药矣。至于世人不知亦忌，妄用麝香，以治风病，而前人用之，岂皆非欤？曰：前人用麝香以治风症者，不过借其香窜之气，以引入经络，开其所闭之关，而其所闭之关，以致引风入骨，使风之不出，无风而成风症也。近人不知前人立方本意，为可憎耳	小儿，慢急、慢惊之感
	《本草备要》	宣，通窍药。辛温香窜	开经络，通诸窍，透肌骨，暖水脏。治卒中诸风，诸气、诸血、诸痛，痰厥惊痫（严用和云：中风不醒者，以麝香清油灌之，先通其关。东垣曰：风病在骨髓者宜之，反引风入骨，如油入面。时珍曰：严氏言风病必先用，但不可过耳。昂按：据李氏之言，似乃以严说为长。《广利方》中恶客忤垂死，麝香一钱，醋和灌之。麝香治果积，酒积，肉积，醋和灌之。坏果败酒，故治果积，酒积（东垣曰：麝香入脾治肉，牛黄入肝治筋，冰片入肾治骨）。忌蒜，不可近鼻，防虫入脑，入脑则自啮出其香，为生香尤难得。其香聚处，草木不黄。市人或捣荔枝核伪之）	忌蒜，不可近鼻，防虫入脑，虫入脑

续表

年代	著作名称	药性	功效主治	禁忌
清代	《本草易读》	辛，苦，温，香，无毒	微细用，不必甚细。当门子良。令人多杂荔枝核之核伪之，不可不知。通药走络，治疟疾而解魇寐，催生堕胎，除瘕破症。解恶气而杀鬼精，蚀诸般痈疽肿毒酸水。治一切中风中恶，息心腹之疼痛，开豁气之厥逆，平麝物之咬味，疗鼻塞之暴痛。杀虫最能，除毒水效	
	《本经逢原》	辛温无毒	《神农本草经》辟恶气，杀鬼精物，去三虫，蛊毒，温疟，惊痫。发明：麝香辛温芳烈，为通关利窍之专药。凡邪气着人淹伏不起，则关窍闭塞，辛香走窜自内达外，从此而出。故《神农本草经》有辟恶气，杀鬼精物，去三虫蛊毒诸治也。其主温疟惊痫者，丹溪谓风病必先用麝香，借其气以达病所也。严氏言，风病必先用麝香，皆非通论。盖麝香走窜入筋，能通诸病经络之壅闭，诸血，惊痫，癥瘕，诸痛，孔窍不利，开经络之壅闭，以开通之。惟中风表证未除而误用之，引邪入犯，如油入面莫之能出，引邪入麝，辰砂人面莫之能出，隔纸压成薄片，以致疯痛疾。盖果得麝得坏，少许亥患处，为之切戒。而救苦丹，治壅肿结块，方用硫黄，治食瓜果成积作胀者皆用之。及饮酒成消渴者皆用之。酒得麝则败，此得用麝之理也。《济生方》	不可犯火。妊妇禁用，力能堕胎
	《神农本草经百种录》	味辛，温	主辟恶气，香气盛，则秽气除。杀鬼精物，杀鬼精气之所生。去三虫，虫皆湿秽之所生，故亦能除之。久服，除邪，不梦寤魇寐，魔寐由心气闭塞而成，香气通达则无此患。此以气为治，麝喜食香草，其香气之精，结于脐内，为诸香之冠。香者气之正，正气盛，则自能除邪辟秽也。温疟，香散邪风。蛊毒，痫，香能杀虫	
	《药性切用》	辛温	辛温香窜，为内透骨髓，外彻毫窍药之药。能治果积，酒积，杀虫，堕胎，研用，当门子尤妙	

续表

年代	著作名称	药性	功效主治	禁忌
	《本草从新》	宣，通药。辛温	辛温香窜，开经络，通诸药，透肌骨。治卒中诸风，诸气诸血诸痛，痰厥惊痫（《严用和济生方》云：中风不醒者，以麝香清油灌之，先通其关。唐德宗示贞元广利方，中恶客忤垂死，麝香一钱，醋和灌之）。癥瘕痹症，鼻塞耳聋，目翳阴冷，辟邪解毒，杀虫堕胎，坏果败酒，治果积酒积。东垣曰：麝香入脾治肉，牛黄入肝治筋，冰片入肾治骨，内透骨髓，外彻皮毛。东垣云：搜骨髓之风，误用之反引风入骨。丹溪云：五脏之风，忌用麝香以泻卫气。故证属虚者，既勿施用，亦宜少用。凡使用当门子，尤妙（麝见人捕之，则自剔出其香聚处，草木皆黄，市人或搀荔枝核伪之）	劳怯人及孕妇忌，不宜佩戴，忌蒜。不可近鼻，防虫入脑
	《得配本草》	苦、辛，温，人足太阴经	利骨髓之伏痰，搜至阴之积热。通关窍，开经络，透肌骨，杀虫解毒，祛风止痛，消食积，解酒渴，疗一切癥瘕痃痞，除惊痫客忤，辟恶气尸疰，安心神，当门子尤妙。微研用。怪症：口肉吐出肉球，有根如线长五六寸，不能食物，捻之痛彻于心。用麝香末一钱水调下，三日自消	忌大蒜。孕妇禁。风邪在肌肉者，用之反引邪人胃。阴盛阳虚，有升无降者，禁用。久带其香透关，令人成异疾

续表

年代	著作名称	药性	功效主治	禁忌
清代	《本草求真》	专入经络肌肉	逐风逐湿，开关利窍（专入经络肌肉）。辛温窜烈，故必用此辛香自内达外，而邪始从外出，是以邪鬼精魅，僵仆昏塞，登时眼翻手握，三虫诸毒，皆能治也。诸风诸气闭之关窍，用以开关利窍，方可用耳。如严用和所谓中风宜用，必其脉症俱实，风在骨髓者宜用，若风在肌肉用之，宁堪用乎？东垣云：风在骨髓，若髓在肌肉用，是为骨髓入骨，若风在肌肉用之。为引风入人面，如油入面。至于妇人难产堕胎，点此即效。药之辛香，服之即发。目疾内翳，点之即发。然冰片，贴肉即冷，须于火炭上有油滚出而成焦黑者，此即肉类属真。若假则化烈，人里与肉而不冷耳。欲辨真假，白灰而为木类也（果曰：麝香人脾而剔其香为生香。当门子为尤妙（麝见人捕而剔其香为生香。	忌蒜
	《神农本草经读》	味辛，温，无毒	主辟恶气，杀鬼精物，去诸虫蛇毒，蛇虫，其香在脐，为诸香之冠，天地之正气也，故能辟恶而杀毒，以治温症。而治麝之脐，当熟麝之颈，心气闭塞，则无此患矣。温疟惊痫，久服除邪，不梦寤魇寐，参：麝食柏叶，香草及香草及麝逐气之顷，心药凝痰，而治惊痫，驱募原邪气，令闭者不闭，塞者不塞，之香气最盛。	孕女忌之
	《药笼小品》		麝之脐也。西产为上，川产次之。能开通十二经气闭，走窜之品，凡丹药通气用之，取其开窍药通气也。善败瓜果，亦能堕胎。	不可近鼻，防虫入脑

续表

年代	著作名称	药性	功效主治	禁忌
清代	《本草述钩元》	味苦辛，气温	通诸药，开经络，透肌骨。治中风中气中恶，痰厥惊痫，积聚癥瘕，及妇人产难；纳子宫，暖水脏，止冷带下。杀脏腑虫能蚀一切痈疽脓也。济生："治食瓜果成积作胀服者，及饮酒成消渴者。"以果得麝则坏，酒得麝则败也。同屋角牛、黄晓珀、真珠、茯神、天竺黄、白薇、白敛、朱砂、铅丹、金箔、菖蒲、大人中恶等证。治心气虚怯，惊邪癫痫，或梦魇纷纭，鬼交鬼挂，及小儿急惊神。同白芷、红白药子、雄黄、没药、冰片为末。数一切痈疽疔肿。有缪氏云：诸证之属于虚者，概弗施用（芳香剂中当门子，能泄卫气，捻之如血块，拓之如桃花瓣，燥生津，得已，借以开通开药，亦宜少用。取之属于通开药，毛在其囊中者，为胜。凡使勿近火日，微始真，然多伪造。虽欲完固，但破看一片，研，不必苦细。人醇酒少许，则不损香气	忌大蒜。孕妇不宜佩戴。劳怯人亦忌之。真鼻。有白虫人脑患癞。久带其香透关，令人成异疾
	《本草分经》	辛温	辛温香窜，开经络通诸药，内透骨髓外彻皮毛，搜风，治诸风，诸气，诸血，果积，酒积，辟邪解毒杀虫，风在肌肉者误用之，反引风入骨，用当门子尤胜	
	《本草撮要》	味辛温，入足太阴经	功专开窍。得肉桂消瓜果诸积。得盐酒烧酒，为末淬酒服，产妇败血裹子难产效	忌蒜。防虫入人脑，慎勿近鼻
	《本草便读》	辛温香苦	能开窍以搜邪，惊痫风痰。治卒中之内闭。其所居之处，远近草木皆香。然其地草木枝叶不茂。瓜果尽消酒毒解。肿疡焕散蛊邪除（麝其形似獐，小而色黑。辛温香即其脐也。辟恶除邪，无所不到。凡一切诸中无论脏腑经络属属邪闭者，皆可用之。用之者亦取其能开毛窍，有辛窜走窜之功耳）外证消肿毒	

续表

年代	著作名称	药性	功效主治	禁忌
近代	《饮片新参》	香苦温	开心窍，通神明，行血气，止痛	
当代	《全国中草药汇编》	辛，温	功能开窍醒神，活血通经，消肿止痛。主治热病神昏，中风痰厥，气郁暴厥，中恶昏迷，经闭，癥瘕，难产死胎，心腹暴痛，痈肿瘰疬，咽喉肿痛，跌仆伤痛，痹痛麻木	
	《中药大辞典》	辛，温。归心、肝、脾经	功能开窍醒神，活血散结，消肿止痛。主治热病神昏，中风痰厥，气郁暴厥，中恶昏迷，血瘀经闭，癥瘕积聚，心腹急痛，跌打损伤，痹痛麻木，痈疽恶疮，喉痹，口疮，牙疳，脓耳	孕妇忌用
	《中华本草》	辛，温。归心、肝、脾经	功能开窍醒神，活血散结，止痛消肿。主治热病神昏，中风痰厥，气郁暴厥，中恶昏迷，血瘀经闭，癥瘕积聚，心腹急痛，跌打损伤，痹痛麻木，痈疽恶疮，喉痹，口疮，牙疳，脓耳	虚脱证禁用；孕妇禁用
	《中国药典2020版》	辛，温。归心、脾经	功能开窍醒神，活血通经，消肿止痛。用于热病神昏，中风痰厥，气郁暴厥，中恶昏迷，经闭，癥瘕，难产死胎，胸痹心痛，心腹暴痛，跌仆伤痛，痹痛麻木，痈肿瘰疬，咽喉肿痛	
	《中药学》全国中医药高等教育十四五规划教材	辛，温。归心、脾经	功效：开窍醒神，活血通经，消肿止痛。应用：热病神昏，中风痰厥，气郁暴厥，中恶昏迷，血瘀经闭，癥瘕，胸痹心痛，心腹暴痛，偏正头痛，跌仆伤痛，痹痛麻木，难产死胎，痈肿，瘰疬，咽喉肿痛	

附录Ⅳ

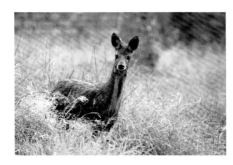
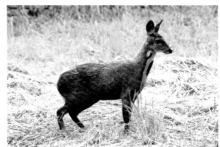

林麝：左公，右母

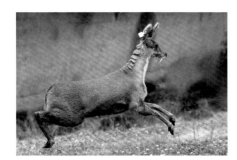
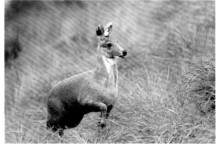

马麝：左公，右母

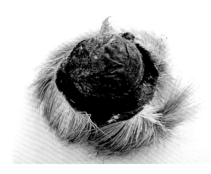
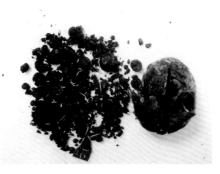

天然麝香：左毛壳麝香，右麝香仁

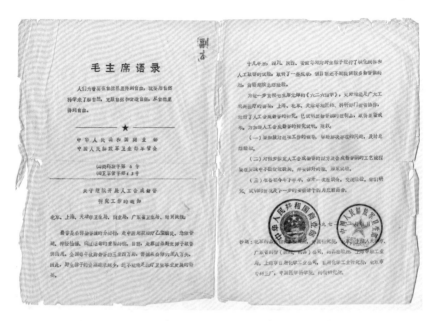

1972年2月4日，中华人民共和国商业部和中国人民解放军卫生部军事管理委员会联合下发《关于继续开展人工合成麝香研究工作的通知》（72商药联字第6号、72卫军管字第43号）

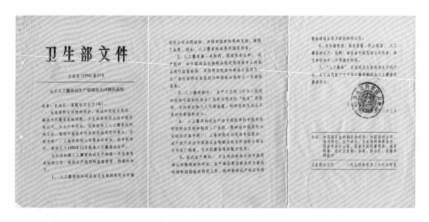

1994年5月23日，卫生部办公厅印发《关于人工麝香试生产管理有关问题的通知》（卫药发（1994）第17号）

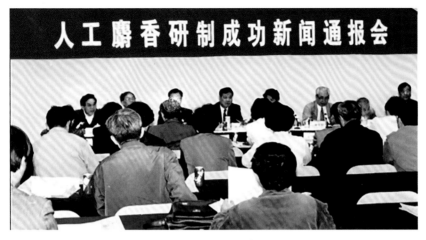

　　1994年10月，卫生部主持召开《人工麝香研制成功新闻通报会》，中央电视台、中央广播电台、新华社等在京30多家新闻单位和地方的20多家新闻单位报道此项消息

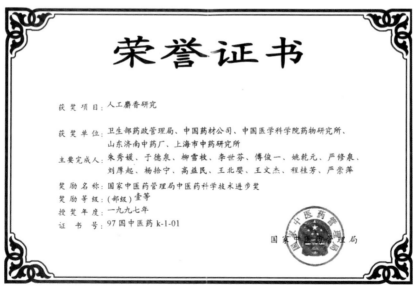

　　"人工麝香研究"获1997年度国家中医药管理局中医药科学技术进步奖一等奖

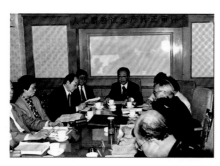

1998年4月22日，在北京兆龙饭店卫生部药政局主持召开《人工麝香试生产转正评审会》。参审专家：王绵之、路之正、吉良晨、王宝琴、陈德昌、姚达木、李连达、于德泉；专家评审会意见（右）：人工麝香试生产转正评审会议专家意见"验证人工麝香可以单独或配方使用，其功能基本与天然麝香相同，建议该品种可由试生产转正"

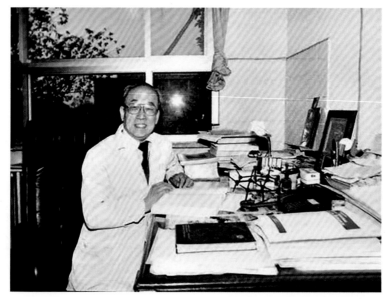

人工麝香主要发明人：于德泉院士工作照

卫生部司（局）文件

卫药中发 [1998] 第257号

关于下发《人工麝香保密工作暂行规定》的通知

各省、自治区、直辖市卫生厅(局)、药品检验所、中国药材公司、中国医学科学院药物研究所、北京协和制药二厂、济南中药厂、上海市中药研究所制药厂：

人工麝香是国家组织的攻关科研成果，属国家机密，具有重要的学术价值和经济效益，受到国内外广泛关注，为加强人工麝香科研成果管理，做好保密工作，现将《人工麝香保密工作暂行规定》印发给你们，请各单位认真贯彻执行。

附件：人工麝香保密工作暂行规定

卫生部科技教育司
一九九八年四月二十七日

抄送：卫生部保密委员会、中国药品生物制品检定所、卫生部药典委员会、卫生部药品审评中心、国家科学技术委员会、国家中医药管理局、国家对外经济贸易部、中国医药保健品进出口公司、中华人民共和国海关总署、各有关部委。

卫生部办公厅　　一九九八年五月十一日印发

行解决。

（二）各研究与生产单位的进修生、实习生、协作人员、未毕业的研究生不得参加直接与配方、工艺技术有关的研究和生产工作。

（三）参加人工麝香以及原料的生产技术关键岗位人员要相对固定。

（四）直接掌握人工麝香配方、工艺、质量标准等技术以及原料生产关键人员的调离、出访、对外交流要进行审核批准。

第五条　人工麝香及原料生产的管理

（一）人工麝香的生产车间（含原料生产、配制）技术关键环节，严禁对外开放，未经批准非生产人员严禁入内。

（二）原料的采购、财务列账不得泄露处方、工艺，要采取保密措施。进入生产环节的原料应按代号名称发放、保管，各车间（岗位）要专人负责。

第六条　人工麝香的产品的管理

（一）人工麝香只能内销，暂不出口，严禁私自携带出境。

（二）严禁向国外研究机构、工商企业提供样品。

第七条　对违犯以上条款规定的人员要依照《中华人民共和国保守国家秘密法》以及有关规定给予党纪、政纪处分，直至追究刑事责任。给国家造成巨大损失的还要追究领导人责任。

人工麝香保密工作暂行规定

第一条　根据《中华人民共和国保守国家秘密法》及《卫生工作中国家秘密及其密级具体范围的规定》，为确保人工麝香在研究、生产、销售等工作环节的安全保密，加强内部管理，严肃保密纪律，特制定本规定。

第二条　人工麝香的保密内容

人工麝香的配方、工艺技术、原料生产工艺技术及与人工麝香配方、工艺有关的研究资料（包括各组成分的药理毒理研究），人工麝香质量标准、生产现场以及原料生产的技术关键岗位（车间）。

第三条　科学研究资料与档案的管理

（一）人工麝香的科学研究资料按机密级管理。

（二）研究人员借阅技术资料档案必须报经主管部门批准后在指定场所借阅。

（三）人工麝香的配方、工艺技术、原料的工艺技术，以及与其保密相关研究资料、论文严禁对外发表交流。

（四）人工麝香配方、工艺技术以及生产车间原始记录应按机密档案要求集中归档管理，不需归档的经有关领导审核，登记后销毁。

第四条　科研人员与生产人员的管理

（一）涉及人工麝香保密内容的人员要与所在单位签定保密协议，列入岗位责任制，并进行考核。有关保密费用自行解决。

第八条　对维护本规定做出贡献的有功人员要给予精神与物质奖励。

第九条　各单位要结合本部门特点制定详细的保密措施或办法。

第十条　本规定自颁布之日起执行。

第十一条　本规定由卫生部负责解释。

1998 年 5 月 11 日，卫生部办公厅《关于下发〈人工麝香保密工作暂行规定〉的通知》（卫药中发 [1998] 第 257 号）

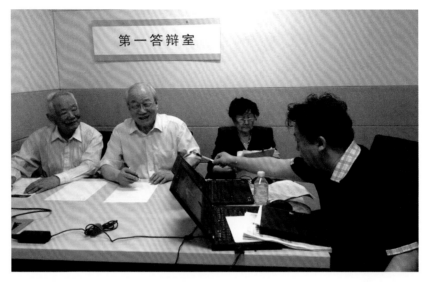

2015 年，北京，国家科技进步奖组织答辩，《人工麝香研制及其产业化》主要负责人于德泉、朱秀媛、高益民、郭经等人进入第一室参与项目答辩工作

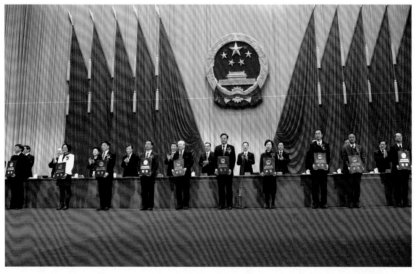

2016 年 1 月 8 日，"人工麝香研制及其产业化"项目获 2015 年度国家科学技术进步奖一等奖，于德泉院士作为"人工麝香研制及其产业化"项目代表在人民大会堂代表接受李克强总理的颁奖

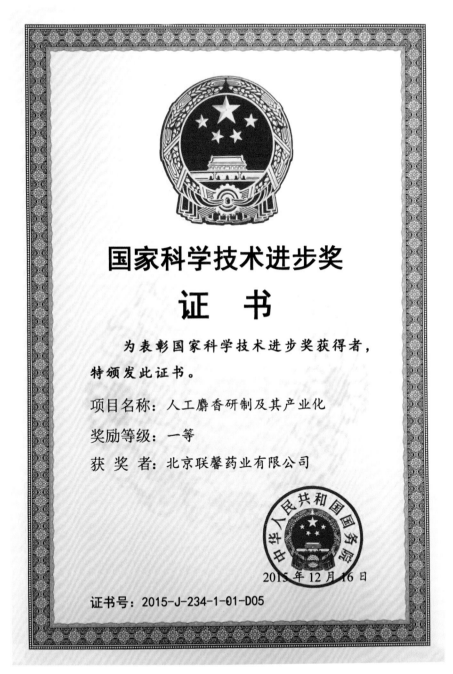

国家科学技术进步奖

证　书

为表彰国家科学技术进步奖获得者，特颁发此证书。

项目名称：人工麝香研制及其产业化

奖励等级：一等

获　奖　者：北京联馨药业有限公司

中华人民共和国国务院

2015 年 12 月 16 日

证书号：2015-J-234-1-01-D05

"人工麝香研制及其产业化"项目获 2015 年度国家科学技术进步奖一等奖证书

北京市药品监督管理局
药品再注册批准通知书

受 理 号：CYZZ2021612京 　　　　　　　　通知书编号：2020R001320

药品名称	药品通用名称： 人工麝香 英文名/拉丁名： 无		
商品名称	————		
主要成分	麝香酮等。		
剂　型	药材	申请事项	境内生产药品再注册
规　格	无	注册分类	中药
药品注册标准编号	中华人民共和国卫生部 部标准（试行）WS-210（Z-32）-93	原药品批准文号	国药准字Z20040042
包装规格	200g/袋×1袋/桶，1000g/袋×1袋/桶。	药品有效期	36 个月
审批结论	经审查，本品符合《药品注册管理办法》的有关规定，同意再注册。		
上市许可持有人	名称：北京联馨药业有限公司 地址：北京市大兴区中关村科技园区大兴生物医药产业基地天贵大街29号		
生产企业	名称：北京联馨药业有限公司 地址：北京市大兴区中关村科技园区大兴生物医药产业基地天贵大街29号		
药品批准文号	国药准字Z20040042	药品批准文号有效期	至2025-09-09
主　送	北京联馨药业有限公司		
抄　送	国家药品监督管理局		
备　注	人工麝香检验方式参照卫生部1994年5月23日《人工麝香试生产管理有关问题的通知》（卫药发〔1994〕第17号）及国家食品药品监督管理局2004年3月4日《药品补充申请批件》（批件号：2004B00752）相关要求执行。		

北京市药品监督管理局

2020年09月10日

人工麝香 2020 年药品再注册批准通知书